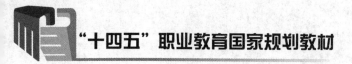

"十四五"职业教育国家规划教材

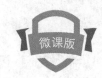

微课版

"十四五"职业教育江苏省规划教材

食品营养与健康

新世纪高职高专教材编审委员会 组编

主　编　吕玉珍　谢　骏

副主编　孙长花　马武生

第二版

U0245295

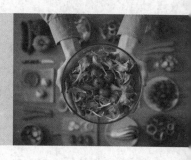

江苏省高等学校
"十三五"重点教材
2017-1-069

大连理工大学出版社

图书在版编目(CIP)数据

食品营养与健康 / 吕玉珍，谢骏主编. -- 2版. --
大连：大连理工大学出版社，2019.1(2023.12重印)
　新世纪高职高专食品类课程规划教材
　ISBN 978-7-5685-1852-9

　Ⅰ. ①食… Ⅱ. ①吕… ②谢… Ⅲ. ①食品营养—关
系—健康—高等职业教育—教材 Ⅳ. ①R151.4

　中国版本图书馆 CIP 数据核字(2019)第 011908 号

大连理工大学出版社出版
地址：大连市软件园路 80 号　邮政编码：116023
发行：0411-84708842　邮购：0411-84708943　传真：0411-84701466
E-mail：dutp@dutp.cn　URL：https://www.dutp.cn
辽宁星海彩色印刷有限公司印刷　　　　大连理工大学出版社发行

幅面尺寸：185mm×260mm　　　印张：19.5　　　字数：496 千字
2015 年 6 月第 1 版　　　　　　　　　　　　2019 年 1 月第 2 版
2023 年 12 月第 9 次印刷

责任编辑：马　双　　　　　　　　　　　责任校对：李　红
　　　　　　　封面设计：张　莹

ISBN 978-7-5685-1852-9　　　　　　　　　定　价：50.80 元

本书如有印装质量问题，请与我社发行部联系更换。

前 言

　　《食品营养与健康》(第二版)是"十四五"职业教育国家规划教材、"十二五"职业教育国家规划教材、"卜四五"职业教育江苏省规划教材,也是新世纪高职高专教材编审委员会组编的食品类课程规划教材之一。

　　本教材围绕"课程思政"目标,以习近平新时代中国特色社会主义思想为指导,坚持知识传授与思政教育的有机融合。围绕专业教学目标和职业素养要求挖掘思政元素,并将其与相应的授课内容相结合,使学生在学习专业知识的同时接受思想政治教育,实现思政教育和专业教育的同频共振,提高学生的职业能力与职业素养。

　　本教材在任务实施部分引用了石油与化工行业普遍"健康、安全与环保"(HSE)管理模式,在实验、实训前通过识别与评价,确定在活动中可能存在的危害,从而采取有效的防范手段、控制措施和应急预案来防止事故的发生或把风险降到最低程度,以保证人员的安全和健康,及时发现和消除安全隐患,防止安全事故的发生,保障各项实验实训环节顺利运行。培养学生团队协作精神和安全环保责任意识,养成良好的实验劳动习惯,形成严谨细致的科学态度和爱岗敬业精神。

　　本教材以培养学生职业能力为主线,以工作过程为导向,以典型工作任务为载体,立足行业岗位要求,参照相关的职业资格标准和行业企业技术标准,遵循高职高专学生成长规律、高职教育规律和行业生产规律进行开发建设。教材内容的选择以满足食品营养与配餐职业岗位所需的职业能力培养为核心,结合中高级食品营养师和营养配餐师等国家职业技能鉴定标准所必需的知识、技能,解构了传统的学科体系课程内容,构建了基于工作过程的行动体系课程内容。既贯彻先进的高职理念,又注意教材的理论完整性,使学生具备一定的可持续发展能力。

　　本教材在编写的过程中,力争广泛吸纳行业、企业专家的智慧,以职业能力培养为主线,按照任务驱动、项目导向教学模式,构建学习任务单元,收集有关营养学的实例,进行案例导入,在每个项目之前说明学生需完成的任务目标,在任务实施前说明应达到的能力目标,每个任务附有学习效果评价,全书以下达任务的形式对学生应掌握的内容进行介绍,使学生理解记忆,拓展学生知识面,增加任务实施内容,便于师生根据实际情况选择训练,实现教、学、做一体化。以高技能为主线,突出培养学生的操作技能为目标,在教材内容的安排上注重学生可持续发展能力和创新能力的培养,将食品营养师、营养配餐师的国家职业技能鉴定标准引入教材,使学生学到的知识、技能满足职业岗位的实际需求,充分体现"必需""实用""够用"的原则。

本教材由扬州市职业大学吕玉珍、谢骏任主编,扬州市职业大学孙长花、马武生任副主编,河北环境工程学院鲁凤娟、鹤壁市疾病预防控制中心裴保河任参编。具体编写分工如下:吕玉珍编写项目六、项目八,附录一;谢骏编写项目一中的任务二、任务五,项目三,项目四;孙长花编写课程导论,项目一中的任务一、任务六,项目五,附录二;马武生编写项目一中的任务三、任务四、任务八,项目二,附录三;鲁凤娟编写项目七;裴保河编写项目一中的任务七;吕玉珍和谢骏提供了本书编写的整体框架和工作任务的基本资料。全书由吕玉珍统稿。

本书采用新形态一体化设计,配套丰富的数字化教学资源,包括微课视频、教学设计、教学PPT、案例素材、习题答案,为课程建设提供了足够的资源,学习者可以通过扫描书中的二维码进行微课视频,丰富了学习手段和形式,提高了学习的兴趣和效率。本书搭建和制作了大规模在线开放课程(MOOC),便于教师搭建自己的"线上线下混合教学"课堂和SPOC,促进教学模式创新和教学质量提升。

本教材可作为高职高专院校食品类相关专业学生的教材,也可作为从事食品营养与配餐人员工作的参考用书。

由于时间仓促和编者水平有限,书中难免有疏漏和不妥之处,恳请广大读者惠予指正,以便及时修订。

编 者
2019 年 1 月

所有意见和建议请发往:dutpgz@163.com
欢迎访问职教数字化服务平台:https://www.dutp.cn/sve/
联系电话:0411-84707492　84706671

目 录

本书数字资源列表

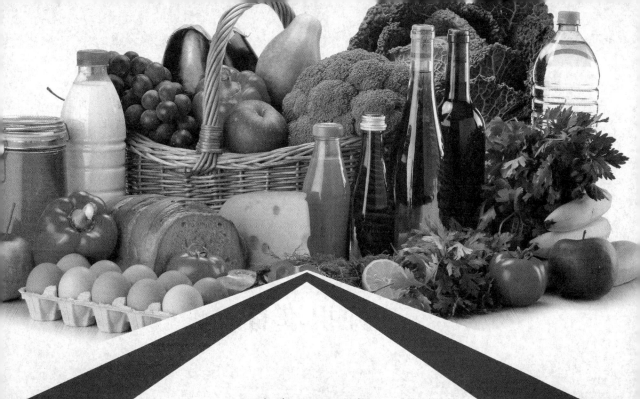

课程导论

思政育人

"到 2030 年，居民营养知识素养明显提高，营养缺乏疾病发生率显著下降，全国人均每日食盐摄入量降低 20%，超重、肥胖人口增长速度明显放缓。"——《"健康中国 2030"规划纲要》

《"健康中国 2030"规划纲要》由中共中央、国务院于 2016 年 10 月 25 日印发并实施，是为推进健康中国建设，提高人民健康水平，根据党的十八届五中全会战略部署制定而成。同时，2017 年，我国提出"健康中国"战略，把人民健康放在优先发展的战略地位。

以国家政策和文件激发学生的专业认同感和使命感，做食品营养与健康的科学知识的宣传和传播者，培养学生的思辨精神，激发学生的科学探究热情。

案例导入

国家卫生和计划生育委员会组织专家编写的《中国居民营养与慢性病状况报告 2015》显示，2012 年，我国 18 岁及以上居民高血压患病率为 25.2%，其中男性为 26.2%，女性为 24.1%。18～44 岁、45～59 岁和 60 岁及以上居民高血压患病率分别为 10.6%、35.7% 和 58.9%，随着年龄增加而显著增加。全国 18 岁及以上成人超重率为 30.1%，肥胖率为 11.9%，比 2002 年上升了 7.3% 和 4.8%，6～17 岁儿童青少年超重率为 9.6%，肥胖率为 6.4%，比 2002 年上升了 5.1% 和 4.3%。糖尿病患病率为 9.9%，约 9 430 万成人患糖尿病。我国居民中高血压、肥胖症、糖尿病等疾病患病率呈逐年上升趋势。

案例分析

这说明我们在享受现代文明给我们带来的便利生活时，一些"现代文明病"也正

食品营养与健康

在逼近我们的生活。"现代文明病"是指肥胖症、糖尿病、高血压、高脂血病和冠心病等相互联系、互相影响的疾病,这是一组与营养有密切关系的富裕型疾病,产生的主要原因是日积月累的不科学的饮食和生活习惯,过去多发生在中老年人身上,而现在,发病年龄却在不断下降,已经成为威胁人类健康的主要"杀手"。营养健康教育专家赵霖教授指出,解决"现代文明病"的根本之策在于,告别不健康的生活方式,平衡膳食,合理运动,并体会"聪明人,投资健康""明白人,储蓄健康""普通人,忽视健康""糊涂人,透支健康"这四句话的含义。

知识准备

"民以食为天",食物是人类赖以生存和发展的物质基础,人类每天都需要合理地摄取食物,以达到人体的营养生理需要和膳食营养供给之间的平衡。随着社会经济的不断发展和人民生活水平的提高,人们对食物的要求也在不断提高,已不满足于最初的饱腹,仅维持自身生存的基本需要,而是逐渐向疾病的防治、促进人体的健康以及通过食物良好的色、香、味、形态、质地来满足人们不同的喜好和要求等方面发展。合理地选择和利用食物,改进膳食结构、增强体质、预防疾病、延缓机体衰老、促进健康已成为人们生活的基本要求。但是,目前我国营养学专业人才严重缺乏,为了广泛普及营养知识,提高全民营养素质,培养专业的食品营养学专业技术人员已成为当前我国食品营养学专业的迫切要求。

一、食品营养学的有关概念及与人类健康的关系

1.食品营养学的基本概念

（1）营养

营养是指人体摄取、消化、吸收和利用食品中营养物质以满足机体生理需要的生物学过程。生理需要包括维持生长发育、代谢等生命活动的需要。据此,

微课

课程导论 食品营养与人体健康

可以认为食品营养学是研究人们"吃"的科学,它研究人们应该"吃什么","如何吃"才能将食物更好地消化、吸收、代谢和利用,保证机体能维持正常的生长发育与健康。"吃什么"即应如何选择食物;"如何吃"则与食品加工密切相关,即应如何对食品尤其是生鲜食品进行适当的加工处理。

（2）营养素

营养素是指食品中具有营养作用的有效成分,是能促进人体生长发育、活动、繁殖以及维持各种生理活动的物质。人类主要通过膳食获得人体所必需的营养素。目前,已知有 $40\sim45$ 种人体必需的营养素,分为七大类,分别为:蛋白质、脂类、碳水化合物、维生素、矿物质、水和膳

食纤维。

（3）食品

食品是指各种供人们食用或者饮用的成品和原料，以及传统意义上被认为既可以是食品又可以是药品的物品，但是不包括以治疗为目的的物品。如大枣、山楂、蜂蜜以及枸杞子、酸枣仁、山药等既是食品又是药品，而人参、当归等不能视为食品。

严格地说，凡是食品，必须含有营养成分，而且能不同程度地为人体所吸收和利用。机体赖以生存的各类营养素，就是通过食品来提供的，即食品是营养素的载体。食品的作用有三个：一是营养作用，即为机体提供各种营养素和维持机体运动所必需的能量，这种作用是主要作用；二是感官作用，即满足人们对食品的不同喜好和要求，主要指食品的色、香、味、形态、质地等引起食欲的作用；三是对身体的生理调节作用，即食品直接或间接与防病、保健有关，强调具有增强机体免疫力，可以调节机体生理节律，具有预防疾病、促进康复或延缓衰老等功能。按食品功能可将食品分为三种类型：一是营养食品，是指为机体提供一定的能量和营养素，满足人体需要的食品；二是强化食品，是指添加营养素的食品；三是功能食品，是指既对人体具有增强机体防御功能，调节生理节律，预防疾病和促进康复等有关生理调节功能的工业化食品。

（4）营养密度

食品的营养密度是指食品中单位能量所含重要营养素（维生素、矿物质、蛋白质）的浓度。通常，乳类和肉类（瘦肉）每千焦所提供的营养素既多又好，故营养密度较高，而肥肉的营养密度则低，因其每千焦所提供的上述营养素很少。再例如，纯糖块主要是提供能量而无维生素、矿物质、蛋白质等营养素，因此无营养密度可谈。

（5）营养价值

食品的营养价值是指食品中所含营养素和能量满足人体营养需要的程度。食品的营养价值的高低取决于食品所含营养素的种类是否齐全，数量多少，相互比例是否适宜，以及是否易于消化吸收等。一般来说，食品中所提供的营养素种类及其含量越接近人体需要，则该食品的营养价值就越高。

食品的营养价值具有相对性。营养价值全面的食品品种较少，如适用于婴儿食用的母乳或配方奶等食品，营养价值全面。大多数食品都只是某些营养素含量高，而另一些营养素含量低，如谷类食品富含碳水化合物、B族维生素，但蛋白质含量少且质量低，脂类含量也少。即使是同一种食品，营养成分也会由于品系、部位、产地、成熟度不同而有较大差异。此外，食品的营养价值还应考虑有些食品中存在着某些抗营养因素，从而影响其他食品中营养素的吸收，如草酸含量高的菠菜影响钙的吸收，鞣酸含量高的茶叶影响铁的吸收，生大豆中有抗胰蛋白酶因子影响蛋白质的消化、吸收。

（6）食品加工和加工食品

食品加工是指食品原料经过不同的处理和调配，制成形态、色泽、风味、质地及营养价值不同的各种食品的过程，由此制成的各种不同的食品统称为加工食品。

食品的烹调加工不仅可使食品变得更加美味可口，还可进一步改善和提高食品的营养值，如食品的热加工，可使食品变得易于消化、吸收，提高其营养价值，而且还可杀灭有害微生物，消除和钝化某些有毒有害的因素，如钝化胰蛋白酶抑制素，消除抗营养因子和抗代谢物，从而提高食品的营养和安全性。然而，在食品加工过程中通常会伴随一定的营养损失，降低其营养价值，若加工不当还会生成一些有毒有害的化合物，甚至生成致癌物。如在用烟熏烤的过程中，食品中所含的油脂、胆固醇、蛋白质、碳水化合物经过环化和聚合，形成大量的多环芳烃，其中的 3,4-苯并芘具有强致癌性,严重危害人体健康。现代食品加工技术应最大限度地保持食品中的营养成分,必要时还可以添加一定的营养素,制成所谓的"强化食品""功能性食品"等,满足不同人群在不同环境条件下对营养的需求。随着生活水平的提高,以及家务劳动的社会化,新的加工食品,如方便食品、快餐食品、婴幼儿食品、模拟食品和宇宙食品等应运而生。

(7)合理营养

合理营养是指通过合理的膳食和科学的烹调加工,能向机体提供足够数量的能量和各种营养素,并保持各营养素之间的数量平衡,以满足人体的正常生理需要,保持人体健康。其核心是营养素要"全面、平衡、适度"。由于各种食品中所含营养素种类和数量有较大差别,因此只有合理地搭配各种食品,科学地安排每日膳食,机体才能获得数量和质量适宜的各种营养素。

2. 食品营养学与人类健康的关系

营养是维持人体生命活动的必要条件,是保证身体健康的物质基础,也是人体康复的重要条件。1992 年,世界卫生组织对影响人类健康的众多因素进行评估,结果表明,遗传因素对健康的影响居首位,为 15%;而膳食营养对健康的作用仅次于遗传,为 13%,远大于医疗的作用(8%)。现代营养学研究表明:食品营养与健康的关系十分密切。合理膳食不仅能够增进健康,还可作为防治疾病的手段。具体如下:

(1)促进生长发育

生长是指细胞的繁殖、增大和细胞间距的增加,表现为全身各部分、各器官、各组织的大小和质量的增加;发育指身体各系统、各器官、各组织功能的完善。影响生长发育的主要因素有营养、运动、疾病、气候、社会环境和遗传因素等。其中营养占有重要地位。人体细胞的主要成分是蛋白质,此外,碳水化合物、脂肪、矿物质和维生素等营养素都是影响其生长发育的重要物质基础。研究表明,人体的身高也与膳食营养有关,现在我国儿童的身高大都超过了父母的身高,就与食品营养质量的提高有关。

(2)防治疾病

衡量营养状况的另一个标准是看压力对人的影响。当一个人与疾病斗争、从事繁重的工作或受到精神上的痛苦时,即可看出压力的影响。营养充足的人通常都能承受这些压力,这是因为补充营养的过程可以帮助机体处于最佳状态。合理营养可以增进健康、保持人的精力旺盛,营养失衡(营养不足或营养过剩)会引起各种疾病。营养失衡一方面与营养摄入不当有关,另一方面也与缺乏营养知识有关。因此,普及营养知识,合理摄取营养,对于防治疾病具有重要意义。

(3)开发智力

营养状况对人类的智力发育有极大的影响,婴幼儿和儿童时期是大脑发育最快的时期,需要提供充足的营养物质,如 DHA(二十二碳六烯酸)、EPA(二十碳五烯酸)、卵磷脂、蛋白质等,其中,特别要注意蛋白质的供应,如果蛋白质摄入不足,就会影响大脑的发育,阻碍智力开发。

(4)促进优生

影响优生的因素之一是遗传,但营养也是一个不容忽视的因素。怀孕初期,孕妇就应注意到先天营养对婴儿体质的重要性。如果孕妇每天合理地摄入营养物质,就能使胎儿正常生长,后天发育良好。

(5)增强机体免疫功能,减少疾病的发生

免疫是机体的一种保护反应,是维持机体生理平衡和稳定的一种功能,如果免疫力低下,则易受各种病菌的侵害而生病。营养不良者的免疫力常低于正常人,他们的吞噬细胞及对细菌攻击的应对能力降低,导致人体特别容易受各种疾病的侵犯。食物中的一些营养物质具有提高免疫力的作用,如维生素 A、维生素 B_2、维生素 E 和维生素 C 等。

(6)促进健康长寿

人体的衰老是自然界的必然过程,长生不老的妙方是没有的,但只要注意均衡摄取营养,就有可能推迟衰老,达到健康长寿的目的。人到了 60 岁,机体逐渐衰老,生理发生衰退,需要针对性地补充营养,避免摄入过多的热量和动物脂肪,预防高血压、心脑血管病、冠心病、糖尿病等疾病的产生。多吃蔬菜、水果等清淡食物,注意营养的合理搭配,以达到延年益寿的目的。

膳食失衡就会导致营养失衡。营养失衡(营养过剩或营养不足)不仅使人的体质衰弱,而且可引起一些想象不到的疾病。与营养失衡有关的人类疾病集中在两个方面:一方面是营养素摄入不足或利用不良所致的营养缺乏,其中主要是微量营养素(包括微量矿物质和维生素)缺乏。目前,全世界约有 20 亿人处于微量营养素缺乏状态,约占全世界总人口的 1/3。另一方面是与营养素摄入过剩和(或)不平衡有关的各种慢性非传染性疾病。世界卫生组织指出,约 1/3 的癌症的发生与膳食有关,而心脑血管病、糖尿病等慢性病与膳食营养的关系更为密切。

各种营养成分与人体健康有着非常密切而复杂的关系,随着营养与健康研究的不断深入,这些成果正为人类的合理膳食、延长寿命和提高生命质量提供科学依据。中国一直流传着"药补不如食补"的习惯,这也正说明了食物营养对人体健康的重要意义。

二、食品营养学的研究任务和研究内容

1.研究任务

食品营养学是研究食品与人体健康关系的一门分支学科,它应使人们在最经济的条件下获得最合理的营养。

今天,人们对食品质量的衡量标准已发生了很大变化,首先考虑的是食品安全、卫生和营养价值,其次是食品的色、香、味、形等感官指标,而后才是食品的功能性。

食品营养学的主要任务是研究食品营养学与人体健康的关系,平衡营养与合理膳食,在全面理解各类食品的营养价值和不同人群对食品的营养要求的基础上,掌握食品营养学的理论和实际技能,学会平衡膳食,并且学会将食品营养价值的综合评定方法及评定结果在营养食品生产、食物资源开发等方面进行应用;通过食物和营养来保证人体健康,增强人体体质,指导人们合理地选择并摄取能量和营养素,满足生理需要,提高人体对疾病和外界有害因素的抵抗力,使机体处于健康的状态;在发展我国食品工业方面,不断地提供具有高营养价值的食品,为调整我国人民的膳食结构、改善营养状况和提高健康水平服务。

2.研究内容

(1)营养素的作用机制和它们之间的相互关系要达到健康的目标,了解人体对能量和营养素的需要;营养素在人体内的生理功能;能量和营养素的摄入量应达到什么水平才能满足机体的生理需要;影响营养素的吸收和利用的因素以及各种营养素在食物中的来源。

(2)不同人群食品的营养,包括的人群有孕妇、乳母、儿童、老年和特殊环境作业人员等,研究不同人群的特殊营养需求以及合理膳食。

（3）各类食品的营养价值及评定，包括动物性食物、植物性食物的营养价值及加工变化。了解各种食品中所含营养素的种类、数量、相互比例及某些食品天然营养成分的不足或缺陷，并通过相应的有效措施来解决抗营养因素问题。

（4）合理的膳食结构和营养调查，包括膳食营养素供给量，国内外膳食结构、营养模式，我国膳食结构改进目标、膳食指南和营养调查等。

（5）营养配餐，这是实现平衡膳食的一种措施，而平衡膳食则通过食谱才能表达出来。目前我国居民正面临着营养不足与营养过剩的双重挑战，要应对此挑战，需要采取多种措施，提倡平衡膳食、合理营养是最根本的解决办法。

（6）营养与疾病的关系，包括营养不足和营养过剩对人体健康的影响。目前，严重威胁人类健康的慢性非传染性疾病大多与不适当的营养素摄入有关，因此，营养与疾病的关系已引起越来越广泛的关注。了解与营养相关的疾病如心血管疾病、糖尿病、肥胖症等的病理生理特点，然后制订出不同时期的营养饮食治疗方案和膳食原则，以达到治疗、辅助治疗或诊断疾病的目的，这也是营养学研究的主要目标。

（7）食品营养学发展方向及途径，包括营养强化食品、功能性食品、食品与健康、食物资源开发利用等。研究和推广营养强化食品可以预防大规模人群的营养缺乏问题，研制和生产各种保健食品以减少某些慢性疾病的发病率，都是行之有效的措施。

三、我国居民食品营养发展概况及今后面临的任务

1. 我国居民食品营养发展概况

随着我国经济迅速发展和社会的进步，市场商品供应不断充实，居民的经济收入不断增加，广大人民群众的营养与健康状况明显改善和提高。我国分别于 1959 年、1982 年、1992 年、2002 年进行了四次全国居民营养健康调查，可根据后三次的调查结果来分析近 30 年来我国城乡居民膳食结构发生的变化和对国民健康水平的影响。

（1）居民营养与健康状况明显改善

①居民膳食质量明显提高　我国城乡居民能量及蛋白质摄入得到基本满足，肉、禽、蛋等动物性食物消费量明显增加，优质蛋白质比例上升，基本消除了蛋白质-能量缺乏性营养不良。城乡居民动物性食物分别由 1992 年的人均每日消费 210 g 和 69 g 上升到 2002 年的 248 g 和 126 g。调查结果还表明，与 1992 年相比，农村居民膳食结构趋向合理，优质蛋白质占蛋白质总量的比例从 17% 增加到 2002 年的 31%，脂肪供能比由 19% 增加到 28%，糖类供能比由 70% 下降到 61%。

②儿童和青少年生长发育水平稳步提高　婴儿平均出生体重达到 3 309 g，低出生体重率降为 3.6%，已达到发达国家水平。2002 年，全国城乡 3～18 岁儿童和青少年各年龄组身高比 1992 年平均增加 3.3 cm。但与城市相比，农村男性身高平均低 4.9 cm，女性身高平均低 4.2 cm。

③居民食盐和酱油摄入量呈下降趋势　部分城市居民食盐摄入量虽接近推荐的 2000 年的膳食标准，为每日 10.9 g，但北方尤其是农村居民为 13～16 g，均高于推荐膳食标准每日 6 g。高的食盐摄入量是我国高血压和心血管疾病发生率较高的重要原因之一，不容忽视。

④居民贫血患病率有所下降　从 1992 年到 2002 年，城市男性由 13.4% 下降到 10.6%；城市女性由 23.3% 下降到 17.0%；农村男性由 15.4% 下降到 12.9%；农村女性由 20.8% 下降到 18.8%。

(2)居民营养与健康问题不容忽视

①城市居民膳食结构不尽合理　畜肉类及油脂摄入过多,谷类食物摄入偏低。2002 年,城市居民每人每日油脂摄入量由 1992 年的 37 g 增加到 44 g,脂肪供能比达到 35%,超过世界卫生组织推荐的 30% 的上限。城市居民谷类食物供能比仅为 47%,明显低于 55%~65% 的合理范围。此外,奶类、豆类制品摄入过低仍是全国普遍存在的问题。

②居民微量营养素和维生素 A 缺乏的现象还普遍存在　我国居民贫血患病率平均为 15.2%;2 岁以内婴幼儿、60 岁以上老人、育龄妇女贫血患病率分别为 24.2%、21.5% 和 20.6%,这与膳食铁的摄入量、膳食铁的种类及吸收率有关。3~12 岁儿童维生素 A 缺乏率为 9.3%,其中城市为 3.0%,农村为 11.2%;成人维生素 A 缺乏率为 45.1%,其中城市为 29.0%,农村为 49.6%。全国城乡钙摄入量仅为 391 mg,相当于推荐摄入量的 41%。我国居民营养不良问题主要以农村和西部地区较突出。

③城乡居民营养不平衡,地区差异较大　城市居民因膳食不平衡或营养过剩导致的疾病迅速增多,如肥胖、高血压、糖尿病等。农村地区一些营养缺乏病依然存在,特别是儿童营养不良在农村地区仍然比较严重,说明农村地区婴儿辅食添加不合理的问题十分突出。

④慢性非传染性疾病患病率上升迅速　高血压患病率有较大幅度升高(我国 18 岁及以上居民高血压患病率为 18.8%,全国患病总人数超过 1.6 亿),糖尿病患病率增加(我国 18 岁及以上居民糖尿病患病率为 2.6%,空腹血糖受损率为 1.9%),超重和肥胖患病率呈明显上升趋势(我国成人超重率为 22.8%,肥胖率为 7.1%,全国患这两种病的总人数分别约为 2 亿和 0.6 亿。大城市成人超重率与肥胖率分别高达 30.0% 和 12.3%,儿童肥胖率已达 8.1%),这两种病容易导致血脂异常,血脂异常尤其值得关注(我国成人血脂异常患病率为 18.6%,全国血脂异常患者总人数约为 1.6 亿)。

人们的膳食营养除与收入水平、市场价格相关外,文化程度和营养知识也对人们的消费行为起决定性作用。有很多上班族不吃早餐、中午吃快餐的饮食习惯对身体健康极其不利;有的家长把麦乳精、巧克力当作高级营养品,还有的给孩子食用人参、蜂王浆作为补品;在农村,有些母亲把自家母鸡产的鸡蛋卖掉,再用卖鸡蛋的钱买些糖果、果冻、膨化食品给孩子吃,却不知鸡蛋是营养最全面的食品,而买来的却是公认的"垃圾食品"。

同样,在我国畅销的可口可乐、百事可乐等碳酸饮料,由于磷酸含量高,长期饮用会对钙的吸收产生不利影响;我国传统的滋补营养品,如人参、蜂王浆、燕窝等,只是对一些身体状况不佳的某些人群起作用,而对其他人群尤其是儿童是不适宜的;牛奶与豆浆相比,豆浆的蛋白质、脂肪含量不仅与牛奶相近,脂肪以不饱和脂肪酸为主,而且豆浆中的低聚糖、大豆异黄酮等对人体尤其是老年人极其有利,所以老年人饮用豆浆的效果好于牛奶。

2. 我国食品营养发展今后面临的任务

目前,我国城乡食物消费正处于温饱型向全面小康型过渡的时期,城乡居民在食物消费过程中存在着明显的二元结构。收入水平不仅影响食物的消费量,也影响食物的消费结构。这个过渡时期是提高我国居民营养健康水平的关键阶段,今后要积极探索符合中国国情的"中国营养改善行动计划",提高全民营养健康水平。

(1)加强食品营养法制建设,完善食品营养标准体系。加快食品营养立法步伐,制定食品管理法规,抓紧建立关于营养师、营养标志、儿童营养方面的法规,把居民营养纳入法制轨道。

(2)加强科技研究,提高食品营养发展的科技水平。加强食物发展各领域的基础研究和技术开发工作,不断增强开发新产品、新技术、新工艺的能力,开展食物、营养与健康的相关研究,培养和造就食品营养科学研究领域的高层人才,吸收发达国家的先进经验,注重引进、消化、吸收国外有关食品营养的先进技术。

(3)实施有关营养改善行动计划。继续规范实施国家营养改善行动计划、国家大豆行动计划、国家学生饮用奶计划等,积极推广学生营养餐,将这些作为国民营养改善的一项重要工作,成立协调机构,制定相关法规,依法加强管理。

(4)开展营养与疾病防治的研究,建立各种病人的临床营养与膳食制度,并建立相应机构,开展儿童、孕妇、老人、特殊生活和不同劳动条件下人群的合理营养与膳食的研究,开展对营养失衡及营养代谢疾病、心血管疾病和肿瘤等的营养性疾病防治。

(5)加强营养监测,建立食品安全保障系统。坚持重点监测与系统监测相结合,监测不同地区不同人群的营养状况。加强食物信息建设,建立我国食物安全与早期预防系统,保障全民食物供给和消费安全。

(6)全面普及营养知识,提高全民营养意识。充分发挥各种新闻媒体的作用,加强营养知识的宣传,提高城乡居民的营养科学知识水平和自我保健意识,引导居民的食物消费方向,提高全民科学、合理膳食的自觉性。加强对中小学生和家长的营养知识教育,把营养健康教育纳入中小学教育内容,提高营养师的社会地位,逐步在医院、幼儿园、学校、企事业单位的公共食堂及餐饮服务业推行营养师制度。

(7)开展各种特殊人群的合理营养与膳食结构研究。推广母乳喂养,纠正儿童偏食、挑食习惯,儿童饮食要适当,科学安排好一日三餐,特别要解决好早餐问题。针对儿童、青少年、妇女、老年人等不同人群生理特点,有针对性地开展宣传教育和指导。

(8)大力培养营养科学的专业人才。我国应加强营养科学专业人才的培养力度,在各医学院校、食品院校设置营养科学专业。通过食品营养立法手段,规范医院、社区、食品工业、饮食行业的营养师制度,为营养科学专业的人才的就业明确方向和领域。

效果评价

通过学习,你是否掌握了营养、营养素、食品、营养密度、营养价值、食品加工和加工食品、合理营养的概念,是否掌握了食品营养学的研究任务和研究内容,是否了解了我国居民食品营养发展概况和今后面临的任务。

考考你

一、名词解释

1.营养　2.营养素　3.营养密度　4.营养价值　5.合理营养

二、填空题

1.食品是指各种供人们食用和饮用的_____和_____。

2.食品的营养密度是指食品中单位能量所含重要营养素_____、_____、_____的浓度。

3.食品的营养价值是指食品中所含_____和_____满足人体营养需要的程度。

4. 食品的作用的三个：一是_____；二是_____；三是_____。

三、选择题

1. 以下食品类别中营养素密度最高的是（　　）。

A. 甜饮料　　　　　　B. 酒类　　　　　　C. 动物油脂　　　　　　D. 绿叶蔬菜

2. 食品中以单位热能为基础所含重要营养素（维生素、矿物质、蛋白质）的浓度被称为（　　）。

A. 营养素密度　　　　B. 热能密度　　　　C. 营养价值　　　　　D. 营养密度

3. 今后一个阶段营养工作者面临的营养问题，不包括（　　）。

A. 营养不良　　　　　B. 营养缺乏　　　　C. 营养不平衡　　　　D. 营养过剩

4. 以下营养素属于"微量元素"的是（　　）。

A. 碳水化合物　　　　B. 脂类　　　　　　C. 维生素　　　　　　D. 蛋白质

5. 不能视为食品的是（　　）。

A. 大枣　　　　　　　B. 蜂蜜　　　　　　C. 人参　　　　　　　D. 枸杞子

四、简答题

1. 人体所需的营养素种类有哪些？

2. 合理膳食对营养健康的作用有哪些？

3. 食品营养与健康研究的主要内容是什么？

五、简述学习本课程对你的个人生活及职业生涯的重要性。

拓展知识

日常饮食的注意事项

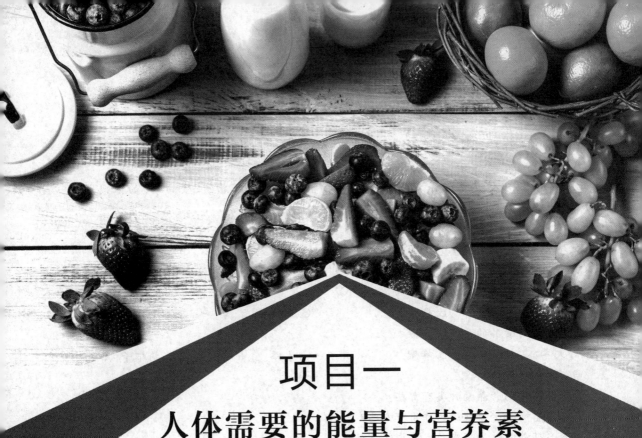

项目一
人体需要的能量与营养素

思政育人

"食不厌精,脍不厌细。食饐而餲,鱼馁而肉败,不食;色恶,不食;臭恶,不食;失饪,不食;不时,不食;割不正,不食;不得其酱,不食。"——《论语》

结合中国传统典籍知识教育,丰富学生的传统文化学识,让学生深刻体会历史悠久、博大精深的中国传统饮食文化,让学生为我国源远流长的优秀文化而自豪,从而培养学生的文化自信,提升学生的文化品位和精神内涵,培养学生的思辨精神,激发学生的科学探究热情。

案例导入

2004年,在安徽阜阳市人民医院小儿科住院部病房里,很多婴幼儿患上一种"怪病"——脸蛋通红发亮、嘴唇青紫、精神萎靡、全身浮肿、头大脸胖、四肢细短,比例明显失调,成了畸形的"大头娃娃"。医院的诊断结果是这些婴幼儿所患的都是营养不良综合征。

案例分析

以上就是"阜阳奶粉事件"。这个事件的罪魁祸首是为他们提供充足"养料"的劣质婴儿奶粉。劣质婴儿奶粉主要是以各种廉价的食品原料,如淀粉、蔗糖等全部或部分替代乳粉,再用奶香精等添加剂进行调香调味制成的,蛋白质含量极低,而且没有按照国家有关标准添加婴儿生长发育所必需的维生素和矿物质。因此,从内在质量的检验结果来看,这种奶粉营养素含量严重不符合国家有关规定,用这样的奶粉喂养婴儿,会严重影响婴儿的生长发育。

　　人类在生命活动过程中需要不断地从外界摄取食物,经过体内消化、吸收,从中获得生命活动所需的营养物质和能量并加以利用,以满足人体正常的生理、生活需要。人体所需的营养素中,蛋白质、脂类和碳水化合物由于需要量多,在膳食中所占的比重大,所以称为宏量营养素;而矿物质、维生素因需要量相对较少,在膳食中所占比重较小,称为微量营养素。近几年研究显示,膳食纤维对人体具有特殊的生理意义,因此把膳食纤维列为第七类营养素。各类营养素互相联系,互相配合,相互作用,有机地完成体内各种生理活动。

　　营养素在体内有三方面的基本功能:一是提供人体所需要的能量,二是构成机体组织,为身体生长发育和更新组织提供所需要的原料,三是提供调节物质,用以调节机体的生理功能。一种营养素可能有几种功能,如蛋白质可构成机体组织,也可提供能量;反之,一种生理功能也可为几类营养素所共有,如产生能量的营养素。营养素过多或不足都会影响人体正常的新陈代谢而损害健康。

任务一　营养与能量平衡的关系

通过本任务的学习,做到:
1. 了解能量与人体健康的关系,掌握能量的计量单位及三大产能营养素的生理能值。
2. 了解影响人体能量消耗的因素,掌握能量的食物来源及人体需要量。

知识准备

　　人体为了维持生命及从事各项体力活动,必须每天都从各种食物中获得能量以满足生长、代谢、维持体温及从事各种体力劳动等的需要。能量是人类赖以生存的物质基础,没有能量就没有生命活动,也就没有人类。

一、能量的作用及来源

1.能量的作用

　　人体不仅在活动(劳动或运动)时需要能量,机体处于安静状态时也需要消耗能量来维持人体正常的体温和体内器官的正常生理活动,如心脏跳动、血液循环、肺的呼吸、肌肉收缩、腺体分泌,以及各种生命活动物质的合成等。

微课
营养与能量平衡的关系

2.能量的来源

　　食物能量的最终来源是太阳能,植物通过光合作用,利用太阳能把二氧化碳、水和其他无机物转变成有机物来提供生命活动所需的能量,动物和人则是通过各种代谢活动将植物的贮能(如淀粉)变成自己的贮能,以维持自身的生命活动。

二、三大产能营养素的生理有效能量

1.能量的计量单位

传统上,营养以千卡(kcal)为单位,国际上通用的能量单位是焦耳(J)。日常应用以千焦(kJ)和兆焦(MJ)作为单位。1 000 焦称为 1 千焦,1 000 千焦称为 1 兆焦。

千焦与千卡的换算关系如下:

1 千卡(kcal)=4.184 千焦(kJ)   1 千焦(kJ)=0.239 千卡(kcal)

2.产能营养素和生理有效能量

食物中提供的营养素是机体能量的来源,食物中的供能营养素在体内经酶的作用进行生物氧化释放出能量。人体所需能量通常来源于碳水化合物、脂肪和蛋白质三大类营养素,故这三者被称为"产能营养素"。每克产能营养素在体内氧化产生的能量值称为"能量系数"。

(1)食物能值

食物能值是产能营养素在体外彻底燃烧时所测得的能值,也称"物理燃烧值",或称"总能值"。每克碳水化合物、脂肪、蛋白质的食物能值分别为:碳水化合物为 17.15 kJ(4.1 kcal)、脂肪为 39.54 kJ(9.45 kcal)、蛋白质为 23.64 kJ(5.65 kcal),除此之外,酒精在体内也可以产生较高的能量,每克酒精在体内可产生能量 29.3 kJ(7 kcal)。

(2)生理能值

理论上,产能营养素在人体内完全氧化产生的能值应等于其食物能值,但是由于三大产能营养素在体内消化吸收不完全及其最终产物不同,所以两种能值是有差别的。三大产能营养素在机体内实际可吸收利用的能值即生理能值。实际上,它们在体内可被吸收利用的生理能值均低于其食物能值,即生理能值<食物能值。其原因有以下两点:

①由于食物在消化吸收过程中不能完全被消化、吸收,正常情况下,碳水化合物、脂肪和蛋白质的消化吸收率分别为 98%、95%和 92%。

②少量蛋白质在体内不能完全氧化,其最终产物除 CO_2 及 H_2O 以外,还有不能再进行分解的尿素、肌酐、尿酸等含氮化合物,随汗液和尿液被排出体外,这些含氮化合物含有的能值平均为 5.44 kJ(1.3 kcal),所以它们在体内氧化供给的可被人体利用的能量比在体外氧化燃烧释放的能量低。

三大产能营养素的生理有效能量见表1-1。

表 1-1   产能营养素的食物能值和生理能值

能量物质	碳水化合物	脂肪	蛋白质	纯酒精
食物能值/kJ（kcal）	17.15(4.1)	39.54(9.45)	23.64(5.65)	29.3(7)
尿中损失量/kJ（kcal）	—	—	5.44(1.30)	微量
吸收率/%	98	95	92	100
生理能值/kJ（kcal）	16.81(4)	37.56(9)	16.74(4)	29.3(7)

　　从表中可以看出,碳水化合物在体内的生理能值为 16.81 kJ(4 kcal),脂肪在体内的生理能值为 37.56 kJ(9 kcal),蛋白质在体内的生理能值为 16.74 kJ(4 kcal)。

　　食品的能量计算公式如下:

　　食品能量(kcal)＝蛋白质×4＋脂肪×9＋碳水化合物×4

　　【例 1-1】某食物含蛋白质 10％、脂肪 15％、碳水化合物(糖)60％,试用能量系数计算 100 g 该食物所含的能量。

　　【例 1-1 分析】食品能量(kcal)＝100 g×10％×4 kcal/g＋100 g×15％×9 g＋100 g×60％×4 kcal/g＝415 kcal。

三、影响人体能量消耗的因素

　　人体的能量需要是指正常人从食物摄取的能量与所消耗部分相平衡的能量。成年人能量的消耗主要由三方面组成:①维持基础代谢;②体力活动;③食物的特殊动力作用。其中最主要的是体力活动所消耗的能量,所占比重较大。对于成长期的儿童还要包括生长发育所需要的能量,而孕妇或乳母的能量需要还应考虑组织的积存和乳汁的分泌等特殊机能的能量需要。

1.基础代谢的能量消耗

　　(1)基础代谢的定义

　　基础代谢是指维持生命最基本活动所必需的能量需要。具体地说,它是机体处于清醒、空腹(进餐后 12～16 h)、静卧状态,环境温度为 18～25 ℃时所需能量的消耗。这包括:维持肌肉的紧张状态和体温、血液循环、呼吸活动,以及与生长有关的腺体分泌和细胞代谢活动等。在基础代谢状态下,单位时间内人体所消耗的能量称为基础代谢率(BMR)。常用单位时间内人体每平方米体表面积所散发的能量表示[kJ/(m² · h)],不同年龄、性别人群的基础代谢率见表 1-2。

表 1-2　　　　　　　　　各年龄段人体基础代谢率　　　　[kJ/(m² · h)]/[kcal/(m² · h)]

年龄/岁	男	女	年龄/岁	男	女
1～	221.8(53.0)	221.8(53.0)	30～	154.0(36.8)	146.9(35.1)
3～	214.6(51.3)	214.2(51.2)	35～	152.7(36.5)	146.9(35.1)
5～	206.3(49.3)	202.5(48.4)	40～	151.9(36.3)	146.0(34.9)
7～	197.9(47.3)	200.0(47.8)	45～	151.5(36.2)	144.3(34.5)
9～	189.1(45.2)	179.3(42.9)	50～	149.8(35.8)	139.7(33.4)
11～	179.9(43.0)	175.7(42.0)	55～	148.1(35.4)	139.3(33.3)
13～	177.0(42.3)	168.5(40.3)	60～	146.0(34.9)	136.8(32.7)
15～	174.9(41.8)	158.8(38.0)	65～	143.9(34.4)	134.7(32.2)
17～	170.7(40.8)	151.9(36.3)	70～	141.4(33.8)	132.6(31.7)
19～	164.4(39.3)	148.5(35.5)	75～	138.9(33.2)	131.0(31.3)
20～	161.5(38.6)	147.7(35.3)	80～	138.1(33.0)	129.3(30.9)
25～	156.9(37.5)	147.3(35.2)			

（2）基础代谢能量消耗的计算

①体表面积计算法　由于基础代谢与体表面积密切相关，而人的体表面积又与体重和身高相关，故在实际工作中，在计算基础代谢能量之前，首先要根据身高和体重求出体表面积，再按体表面积与该年龄的基础代谢率进行计算。计算体表面积（m²）的公式为：

体表面积（m²）＝0.00659×身高（cm）＋0.0126×体重（kg）－0.1603

人体一日基础代谢的能量消耗 BEE（kJ/d）＝体表面积（m²）×BMR［kJ/（m²·h）］×24（h）

【例1-2】某男，40岁，身高175 cm，体重60 kg，试用体表面积计算法计算该男子的基础代谢能量消耗［查表得到：该男子基础代谢率为151.9 kJ/（m²·h）］。

【例1-2分析】根据体表面积计算公式，该男子的体表面积为：

体表面积（m²）＝0.00659×175＋0.0126×60－0.1603＝1.75

已知该男子基础代谢率为151.9 kJ/（m²·h），所以其一日基础代谢的能量消耗为：

BEE（kJ/d）＝1.75×151.9×24＝6379.8

②直接计算法　在临床或现场实际工作中，可根据被测者的身高、体重和年龄直接按照以下公式计算出人体一日基础代谢的能量消耗 BEE。

- 男：BEE（kcal/d）＝66.5＋13.7×体重（kg）＋5.0×身高（cm）－6.8×年龄（y）
- 女：BEE（kcal/d）＝65.51＋9.56×体重（kg）＋1.85×身高（cm）－4.68×年龄（y）

③体重计算法　可按照 WHO（1985年）归纳的简化公式，按体重计算人体一日基础代谢的能量消耗 BEE，见表1-3。

表1-3　　　　按体重计算基础代谢的能量消耗 BEE 的公式

年龄/岁	男		女	
	kcal/d	MJ/d	kcal/d	MJ/d
0～	60.9 W－54	0.255 W－0.226	61.0 W－51	0.255 W－0.214
3～	22.7 W＋495	0.0949 W＋2.07	22.5 W＋499	0.941 W＋2.09
10～	17.5 W＋651	0.0732 W＋2.72	12.2 W＋746	0.0510 W＋3.12
18～	15.3 W＋679	0.064 W＋2.84	14.7 W＋496	0.0615 W＋2.08
30～	11.6 W＋879	0.0485 W＋3.67	8.7 W＋829	0.0364 W＋3.47
＞60	13.5 W＋487	0.0565 W＋2.04	10.5 W＋596	0.0439 W＋2.49

注：W 是用 kg 表示的平均体重。

（3）影响基础代谢率的因素

人体能量的基础代谢率受到很多因素的影响，如体表面积与体型、年龄、性别、内分泌、季节、营养与机能状况等。

①体表面积与体型　不同体型的体表面积不同。在体重相同的情况下，身高越高，体表面积越大者，向外界散发能量越多。所以同等体重下，瘦高者基础代谢率高于矮胖者。此外，平时注重身体锻炼、体格健壮者的基础代谢率高于体格瘦弱者。

②年龄　儿童和青少年正处于生长发育时期，能量的供给除保证正常需要和生长发育对能量的需要外，儿童基础代谢率高。随着年龄的增长，基础代谢率逐渐下降，青壮年期基础代谢率较稳定，40岁后基础代谢率逐渐下降，活动量减少，对于能量的需求也相对减少：通常40～49岁减少5%，50～59岁减少10%，60～69岁减少20%，70岁及以上减少30%。

③性别　通常男性的基础代谢率比女性高 5%～10%,即使相同身高与体重也是如此,原因与女性中瘦体型比例小有关。妇女在妊娠期,其基础代谢率相应增加,这与胎盘、子宫、胎儿发育等有关。

④内分泌　甲状腺、垂体、肾上腺机能亢进,相关激素的分泌旺盛时,基础代谢率增加,而且人的活动时间越长、强度越大,能量消耗越多。

⑤季节　人体基础代谢在寒冷气候中比在温热气候中高。人体安静时能量代谢在 20～30 ℃的环境中最为稳定。当环境温度低于 20 ℃时,代谢率即开始增加,在 10 ℃以下时,代谢率显著增加。这主要是由于人体受寒冷刺激,反射性地引起肌肉紧张性收缩加强引起的。当环境温度超过 30 ℃时,代谢率也会增加。这可能是由于体温升高,酶的活性提高,细胞生化反应速度加快,发汗以及循环呼吸机能加强造成的。中国东北地区居民能量摄取量比华北地区和华南地区分别高出约 15% 和 30%。

⑥营养与机能状况　在严重饥饿及长期营养不良期间,身体的基础代谢率可降低达50%。相反,感染及发热性疾病可使基础代谢率大大增加。

2.体力活动的能量消耗

体力活动是指日常生活、工作和体育锻炼等各种消耗体力的活动,可分为职业活动、社会活动、家务活动和休闲活动等。人在一天中除了睡眠,大约有 2/3 的时间进行着各种各样的工作、学习、运动、娱乐休闲等活动,这些活动都需要消耗能量,在人体总能量消耗中占重要地位。

体力活动所消耗的能量与体力活动强度、活动时间以及动作的熟练程度有关,一般以职业活动消耗的能量差别最大。在活动中,人体本身的重量是一个负荷,人的活动需要肌肉及其他组织做功,肌肉活动越强,能量消耗越大,所以劳动强度是决定能量消耗的主要因素。在同样的劳动强度条件下,持续的时间和工作熟练程度也会影响能量的消耗。持续时间越长,工作越不熟练,能量的消耗越大。

根据职业的劳动强度的不同,我国将体力劳动分为三级:轻体力劳动、中等体力劳动、重体力劳动,见表1-4。实际上,各种劳动强度的划分,与特定职业活动的机械化、自动化水平有关,随着科学技术的发展,人们的劳动强度正逐步降低。

表 1-4　　　　我国成人活动水平分级

体力劳动等级	职业工作时间分配	工作内容举例	PAL 男	PAL 女
轻	75%时间坐或站立 25%时间站着活动	办公室工作、修理电器钟表、售货员、酒店服务员、化学实验操作、讲课等	1.55	1.56
中等	25%时间坐或站立 75%时间特殊职业活动	学生日常活动、机动车驾驶、电工安装、车床操作、金工切割等	1.78	1.64
重	40%时间坐或站立 60%时间特殊职业活动	非机械化劳动、炼钢、舞蹈、体育运动、装卸、采矿等	2.10	1.82

注:PAL是体力活动水平系数的简写。

一般成人能量的推荐摄入量可用 BEE 乘以不同的体力活动水平系数(PAL)进行计算,即能量推荐摄入量(RNI)=BEE×PAL。

【例 1-3】某成年男性,25 岁,为某单位办公室职员,已知该男子的一日基础代谢能量消耗 BEE 为 1 017.45 kcal。试计算其每天能量的需要量。

【例 1-3 分析】该男子从事的是轻体力劳动,体力活动水平系数 PAL 为 1.55,每天能量的需要量(kcal/d)=BEE×PAL=1 017.45×1.55=1 577.05。

3.食物特殊动力作用的能量消耗

食物特殊动力作用,又称为食物的热效应,是指人体在摄取食物过程中引起的额外的能量消耗。这是摄取食物后一系列消化、吸收、代谢转化等生理活动所消耗的能量,同时引起体温升高和能量消耗增加的现象。

成人摄入的混合膳食中,每日由于食物特殊动力作用所引起的额外增加的能量消耗相当于基础代谢的 10%。摄取不同的食物增加的能量消耗有很大的差异,如蛋白质的食物要消耗本身所产生能量的 30%～40%,碳水化合物为其本身所产生能量的 5%～6%,脂肪为其本身所产生能量的 4%～5%。

4.生长发育时期的婴儿、儿童、青少年及孕妇、乳母等的能量消耗

处于生长发育期的婴儿、儿童、青少年,孕妇和乳母,康复期的病人等,他们一天的能量摄入中还有一部分用于组织生长和特殊的生理变化。例如,新生儿按千克体重计算时,比成人的能量消耗多 2～4 倍,3～6 个月的婴儿,每天所摄入的能量有 15%～23% 用于机体的生长发育,其余被贮存起来,每增加 1 克体内新组织就需要大约 20.9 kJ 的能量。增加组织的能量消耗是有很大差异的,孕妇除供给胎儿的生长发育外,本身机体的进一步发育也需要特殊能量;乳母还应补充乳汁分泌所需的能量。

因此,人体所需能量应等于基础代谢的能量消耗、体力活动的能量消耗、食物特殊动力作用的能量消耗以及生长发育等所需的能量消耗之和。

四、膳食能量推荐摄入量与食物来源

1.膳食能量推荐摄入量

正常情况下,健康的成人从食物中摄取的能量与消耗的能量保持相对平衡的状态。一般情况下,一个人 5～7 d 的能量需要与能量摄入之间存在着量的平衡关系,称为能量平衡。一旦这种平衡关系被破坏,就会影响到人体的新陈代谢。

正常成人的食欲往往与其能量需要相适应,此期间体重保持相对稳定。因此如果准确地计算一定时期(不少于 15 d)摄入的食物能量,并观察此时期体重变化即可推算其能量消耗。当体重保持恒定,则表示摄入能量等于消耗能量,体重增加则表示摄入能量大于消耗能量,体重减轻则相反。

(1)能量不平衡的危害

一般成人从食物中摄入的能量与体内消耗的能量维持在一个动态平衡的状态。一旦机体

的能量收支不平衡,首先反映在体重变化上,然后发展到降低身体机能,引起疾病,甚至缩短寿命的程度。因此,能量不足或能量过剩对人体健康都会造成危害。

①能量不足的危害　当人体能量摄入不足时,体内贮存的糖原首先被消耗,脂肪被氧化,甚至体内的蛋白质也被动供能,使体重减轻,导致肌力减弱,工作效率下降。长期能量摄入不足,会影响蛋白质的吸收和利用,造成体内蛋白质的缺乏,出现蛋白质-能量营养不良。临床上表现为消瘦、贫血、神经衰弱、皮肤干燥、脉搏缓慢、免疫力下降等。

②能量过剩的危害　若摄入的能量超过需要量,造成能量过剩,多余的能量就会在体内转化为脂肪贮存起来,造成肥胖。肥胖对健康不利,多余的脂肪沉积在内脏上,会影响内脏正常的生理功能。此外,肥胖还易并发糖尿病、胆结石、胰腺炎、痛风症和某些癌症等疾病。伴随经济发展和生活水平的提高,能量摄入与体力活动的不平衡造成饮食不良性肥胖已成为肥胖症及慢性病发病率增加的重要原因。

(2)能量的推荐摄入量

能量的摄入必须满足机体对能量的需求,一般成人能量的摄入和消耗保持平衡就能维持人体的健康和正常的生活与劳动的需要。能量的消耗是确定能量需要量的基础,不同人群的需要和推荐摄入量各不相同。

中国营养学会根据中国人身体情况、劳动强度、生理特点等因素制定了能量的参考摄入量标准,一般成年人能量的推荐摄入量见附录一《中国居民膳食营养素参考摄入量(DRIs)》。

碳水化合物、脂肪和蛋白质三大产能营养素在体内各有其特殊的生理作用,又相互影响,尤其是碳水化合物与脂肪在很大程度上可以相互转化,并对蛋白质起节约作用。故三大产能营养素在总能量的供给中应有一个适宜的比例。世界各地营养调查结果表明,每人每日膳食总能量摄入量中碳水化合物占 40%～80%,大于 80% 和小于 40% 是对健康不利的两个极端,大多控制在 55%～65%。脂肪在各国膳食中的供能比为 15%～40%,尤其是西方国家食用动物脂肪量过多,随着对脂肪与心血管疾病和癌症发病关系的深入认识,现在大多控制在 30% 以下,以 20%～30% 为宜。蛋白质则以 10%～15% 较好。

2. 能量的食物来源

食物中的碳水化合物、脂肪和蛋白质是人体能量的主要来源。动物性食物通常比植物性食物含有更多的脂肪和蛋白质,是膳食能量的重要构成部分。在植物性食物中,米面类主食以碳水化合物和蛋白质为主;根茎类植物含有大量的碳水化合物;油料作物则含有丰富的脂肪,其中大豆含有大量油脂与优质蛋白质,它们都是较经济的能量来源,也是中国膳食能量的主要来源。水果、蔬菜类植物一般含能量较少,但坚果类例外,如花生、核桃、松子、榛子等含有大量脂肪和蛋白质,具有很高的能量,具体情况见附录二。

工业食品中含能量的多少是其在营养学方面分类的一项重要指标。为了满足人们的不同需要,可把食品分为"低热能食品"与"高热能食品"。前者主要由含能量低的食物原料(包括人类不能消化、吸收的膳食纤维等)所制成,用以满足肥胖症、糖尿病患者的需要。后者则是由含能量高的食物,特别是含脂肪量高而含水量少的原料制成,如奶油、干酪、巧克力制品及其他含有高比例的脂肪和糖所制成的食品。它们的能量密度高,可以满足能量消耗大,持续时间长,特别是满足处于高寒地区工作和从事考察、探险、运动时的需要。

效果评价

通过本任务的学习,你是否掌握了基础代谢和食物的特殊动力作用的概念,影响人体的能量消耗和基础代谢消耗的因素,是否明确了能量平衡对人体健康的重要意义,是否掌握了计算个人食谱中能量的方法。

任务实施一

选取一日食谱,对其所含能量进行分析和评价

1. 健康与安全

(1)始终保持个人健康和安全,包括穿戴口罩、实验服、手套等个人防护用品或设备。

(2)按照相关规定、规范、质量、安全和环境标准开展工作。

2. 环保

(1)根据标准和要求,操作、维护和修理实验室设施、装置和设备,使用、管理和回收实验用品。

(2)维护良好的实验室卫生整洁。

一、任务目标

掌握膳食能量分析与评价方法。培养组员团队协作精神和安全环保意识,养成良好的实验劳动习惯。

二、任务案例

食谱能量分析

案例:对某女士的食谱能量摄入进行分析和评价。

某女士,从事轻体力劳动,25 岁,一日摄取食物如下:面粉 150 g,大米 200 g,鸡蛋 60 g,豆腐 200 g,芹菜 200 g,白菜 200 g,猪肉(肥瘦)50 g,豆油 20 g。根据以上数据计算这一天摄入的总能量、三大产能营养素供能比,并进行评价。

三、工作过程

【步骤 1】:计算食物所含能量和三大产能营养素的质量。

查找食物成分表,确定该女士所食食物中所含能量及三大产能营养素的质量,其结果见表 1-5。

表 1-5 食物能量及产能营养素质量

食物名称	质量/g	能量/kcal	蛋白质量/g	脂肪量/g	碳水化合物量/g
面粉	150	510	15.6	2.2	107.7
大米	200	690	16.8	1.4	152.6
鸡蛋	60	83.7	7	5.7	1.2
豆腐	200	220	30.2	11	2.2
芹菜	200	13.2	1.2	0.2	1.8

（续表）

白菜	200	32	2.8	0.2	5
猪肉（肥瘦）	50	198	5.5	19.2	0.8
豆油	20	179	0	20	0
合计		1 925.9	79.1	59.9	271.3

【步骤2】：计算三大产能营养素的供能比。

由蛋白质、脂肪、碳水化合物三种营养素的能量折算系数可以算出：

蛋白质供能比＝79.1 g×4 kcal/g÷1 925.9 kcal×100％＝16.4％

脂肪供能比＝59.9 g×9 kcal/g÷1 925.9 kcal×100％＝28.0％

碳水化合物供能比＝271.3 g×4 kcal/g÷1 925.9 kcal×100％＝56.3％

查附录一得知，该女士每日能量的推荐摄入量RNI为1 800 kcal。

【步骤3】：评价

1.总能量评价

实际摄入能量为1 925.9 kcal，能量的推荐摄入量为1 800 kcal，(1 800－1 925.9)/1 800＝－7.0％，在成年人能量波动范围±10％内［评价食谱是否科学合理，应将计算结果与中国营养学会制定的"中国居民膳食营养素参考摄入量（DRIs）"进行比较，相差在±10％内，可以认为合乎要求］，故该食谱总能量摄入合理。

2.三大产能营养素分配比例

蛋白质、脂肪、碳水化合物适宜的供能比分别为10％～15％、20％～30％、55％～65％。该例食谱三大产能营养素功能比例分别为16.4％、28.0％、56.3％，除蛋白质高于比例外，其余项目均较合理。

【任务训练】对自己一天食物摄取量进行能量摄入分析和评价。

效果评价

你是否掌握了分析、评价食谱中总能量及三大产能营养素比例的方法。

任务二　碳水化合物的营养价值评定

通过本任务的学习，做到：

1.了解碳水化合物的分类，掌握碳水化合物的生理功能。

2.理解食品加工对碳水化合物的影响，明确碳水化合物的供给量及食物来源。

微课

碳水化合物的
营养价值评定

知识准备

　　碳水化合物又称糖类,是由碳、氢、氧三种元素组成的一类多羟基醛或多羟基酮类化合物。由于其大多数分子中所含的氢原子和氧原子的比例为 2:1,和水一样,故称为碳水化合物,其基本结构式为 $C_m(H_2O)_n$。

　　碳水化合物是自然界中分布最广的一类重要的有机化合物,广泛存在于动、植物性食物中,特别是植物性食物中。它与蛋白质、脂肪同为生物界三大产能营养素,是人体维持生命活动所需能量的主要来源,对人体具有重要的生理作用。

一、食品中碳水化合物的分类

　　FAO/WHO 将碳水化合物按照其聚合度分为糖、低聚糖以及多糖三类。

1. 糖

　　糖包括单糖、双糖和糖醇。

　　(1)单糖

　　单糖是指分子结构中含有 3～6 个碳原子的糖,如三碳糖的甘油醛;四碳糖的赤藓糖;五碳糖的阿拉伯糖、核糖;六碳糖的葡萄糖、果糖、半乳糖等。食品中常见的单糖以六碳糖为主,主要是葡萄糖和果糖。半乳糖很少单独存在,它是乳糖的组成成分。

　　①葡萄糖　广泛存在于动、植物性食物中,植物性食物中含量最丰富,葡萄中含量高达20%。在动物的血液、肝脏、肌肉中也含有少量的葡萄糖。葡萄糖主要由淀粉水解而来,也可来自蔗糖、乳糖等的水解。人体摄入的碳水化合物在体内经消化变成葡萄糖或其他单糖参加机体代谢,其中葡萄糖可很快被代谢,它是机体吸收、利用最好的单糖,机体各器官都能利用它作为燃料和制备许多其他重要的化合物。

　　②果糖　果糖主要存在于水果和蜂蜜中,为白色晶体,是天然糖类中甜味最高的一种,其甜度是蔗糖的 1.2～1.5 倍,是加工食品的理想甜味剂。食品中的果糖在人体内转变为肝糖,然后再分解为葡萄糖,所以在整个血液循环中果糖含量很低。果糖代谢不依赖胰岛素,故糖尿病人可食用果糖,但大量食用会产生副作用。

　　(2)双糖

　　双糖由二分子单糖缩合而成的,不能直接被人体所吸收,必须水解成单糖后才能被人体所吸收。天然存在的双糖主要有蔗糖、麦芽糖、乳糖。果酱、含糖饮料、水果和一些蔬菜等都是单糖和双糖的主要来源。

　　①蔗糖　蔗糖由一分子葡萄糖和一分子果糖脱水缩合而成。蔗糖广泛分布于植物中,尤其在甘蔗、甜菜中含量最丰富,有甜味的果实中也有。蔗糖是食品工业中最重要的含能甜味物质,在营养上也有重要意义。日常生活中的主要食糖,如绵白糖、砂糖、红糖等都是蔗糖。大量摄入蔗糖,容易引发肥胖症、糖尿病、动脉硬化、冠心病等疾病。蔗糖易于发酵,容易引起龋齿。

　　②麦芽糖　由二分子葡萄糖脱水缩合而成。一般植物中含量很少,大量存在于发芽的谷类中,特别是在麦芽中含量最高。食品工业中所用麦芽糖主要由淀粉经酶水解生成,是食品工业中重要的糖质原料。其甜度约为蔗糖的 1/2。用大麦芽作为酶的来源,作用于淀粉可得到

糊精和麦芽糖的混合物,即饴糖。

③乳糖　由一分子葡萄糖和一分子半乳糖脱水缩合形成。乳糖只存在于奶类和其制品中,鲜奶中乳糖含量约为5%,甜味只有蔗糖的1/6。乳糖是婴儿主要的糖类来源,有利于保持婴儿肠道中合适的肠菌群数,并能促进钙的吸收,对婴儿具有重要的营养意义。随着年龄的增长,肠道中能分解乳糖的乳糖酶活性急剧下降,甚至几乎降到0,导致乳糖消化和吸收障碍,因而很多成年人食用含有乳糖的奶制品后,不易消化,出现胃肠不适、胀气、腹痛、腹泻等消化道症状,即乳糖不耐症。

（3）糖醇

糖醇是糖的衍生物,是单糖或多糖加氢还原后的产物,也有天然存在的。食物中的糖醇主要有山梨糖醇、甘露醇、木糖醇和麦芽糖醇,它们在食品工业中被广泛用作甜味剂和保湿剂,而且它们还具有独特的营养保健作用。

山梨糖醇存在于海藻和苹果、梨、葡萄等果实中,木糖醇存在于多种水果、蔬菜中。糖醇中无游离羰基存在,在食品加工中由美拉德反应引起的褐变非常少。糖醇在体内吸收慢,代谢不需要胰岛素,产生的能量比葡萄糖少,摄入后升高血糖的作用远小于葡萄糖,因此,在食品工业中常用其代替蔗糖,被用作糖尿病人的甜味剂。

此外,山梨糖醇具有吸湿作用,可用作为糕点等的保湿剂。木糖醇和麦芽糖醇不能被口腔细菌发酵,可用作无糖糖果中防止龋齿的甜味剂。

2.低聚糖

低聚糖又称寡糖,由3～9个糖单位组成,包括异麦芽低聚糖和其他寡糖。目前,已知的几种重要的低聚糖有异麦芽低聚糖、大豆低聚糖和低聚果糖等。低聚糖的甜度通常相当于蔗糖的30%～60%。

（1）异麦芽低聚糖

异麦芽低聚糖又称分支低聚糖,是由2～5个葡萄糖单位构成的低聚糖,其中至少有一个糖苷键是α-1,6糖苷键,主要有异麦芽三糖、异麦芽四糖、异麦芽五糖等。其甜度随聚合度的增加而逐渐降低,通常为蔗糖的30%～60%。自然界中很少有游离状态的异麦芽低聚糖,一般只在某些发酵食品如酱油、黄酒中少量存在。异麦芽低聚糖不能被人体消化吸收,能促进肠道双歧杆菌生长繁殖,抑制腐败菌,具有整肠功能。它也不能被口腔微生物利用,不易形成龋齿。

（2）大豆低聚糖

大豆低聚糖通常是指从大豆中提取的可溶性低聚糖的总称,主要成分为棉籽糖(三糖)和水苏糖(四糖)。它们都是半乳糖基蔗糖。棉籽糖由半乳糖、果糖和葡萄糖构成,水苏糖是在棉籽糖的半乳糖基一侧再连接一个半乳糖而构成的。这些糖在小肠不能被消化吸收,进入结肠后被结肠中的细菌发酵产生气体,因而会致使腹部胀气,故又称为大豆胀气因子。商业上可用酶制剂促使这些低聚糖水解成单糖,降低胀气并使其被吸收。大豆低聚糖的甜度约为蔗糖的70%,经改良后只由棉籽糖和水苏糖制成,其甜度约为蔗糖的22%。

（3）低聚果糖

低聚果糖是在蔗糖分子的果糖一侧连接1～3个果糖而构成的低聚糖,主要有蔗果三糖、蔗果四糖和蔗果五糖。低聚果糖主要存在于蔬菜、水果中,但含量很低,不易提取,在洋葱、大蒜、牛蒡、芦笋和香蕉等食物中含量较高。含95%的低聚果糖的甜度约为蔗糖的1/3。低聚果

食品营养与健康

糖不能被人体消化吸收,但到达结肠后,可促进双歧杆菌生长繁殖,使其在肠道内成为优势菌群,抑制腐败菌和致病菌的生长繁殖,产生 B 族维生素,增强机体免疫力,防止癌变发生以及刺激肠道蠕动,防止便秘等。

3.多糖

多糖是由十个或十个以上单糖分子构成的高分子聚合物,主要存在于谷类或由谷类加工而成的食品中,如面包、马铃薯、豆类、白薯、玉米,以及一些新鲜水果中。营养学上将多糖分为淀粉和非淀粉多糖。多糖也可按其是否可被消化吸收而分为可被消化利用的多糖和不可被消化利用的多糖两类。淀粉通常是可被消化利用的多糖的代表,而纤维素是不可被消化利用的多糖的代表。

（1）淀粉

淀粉大量存在于谷类、根茎类等植物中,是膳食中含量最丰富的碳水化合物,也是食品工业的主要原料。淀粉的特性取决于淀粉分子中所含葡萄糖分子的数目及排列方式。根据聚合方式的不同,淀粉有直链淀粉和支链淀粉两类。直链淀粉是由数十至数百个葡萄糖通过 α-1,4 糖苷键连接而成的一条直链。支链淀粉由数千个葡萄糖残基组成,主链中的葡萄糖残基通过 α-1,4 糖苷键连接,支链和主链之间以 α-1,6 糖苷键相连。在食物中,直链淀粉的含量较少,支链淀粉的含量较多。支链淀粉的含量与食物的品质有关,普通的淀粉由 25% 的直链淀粉和 75% 的支链淀粉构成,玉米、小麦可含有 75%～80% 的支链淀粉,糯米含有更多的支链淀粉。不同来源的淀粉有其独特的溶解性、增稠能力和风味。

淀粉在消化道内经过消化分解,最终变为葡萄糖被机体利用。淀粉颗粒不溶于冷水,但与水共煮时吸水膨胀。淀粉经化学、物理方法适当处理后,其物理或化学性质发生改变,这种淀粉叫作改性淀粉。

抗性淀粉是指天然存在的,在健康人小肠中不被消化吸收的淀粉及其降解产物的总称,分为三类:一是生理受限淀粉,如整粒或部分碾磨的谷物和豆类;二是特殊晶体结构的淀粉,如生马铃薯和青香蕉,但是糊化的马铃薯和青香蕉淀粉可被 α-淀粉酶消化;三是老化的淀粉。抗性淀粉的共同特点是在小肠内仅部分消化或不被消化,而在结肠内可被发酵并完全吸收。因而认为抗性淀粉有类似膳食纤维的生理作用,它与人类健康的关系越来越受到重视。

（2）非淀粉多糖

非淀粉多糖是指除淀粉以外的多糖,包括纤维素、半纤维素、果胶、树胶等。80%～90% 的非淀粉多糖是植物细胞壁的成分,它们都是膳食纤维的组成成分,详见本项目任务七中"食品中其他功能成分的营养价值评定"中膳食纤维部分。

二、碳水化合物的生理功能

碳水化合物是生命细胞结构的主要成分及主要供能物质,并且有调节细胞活动的重要功能。碳水化合物的生理功能与摄入食物的碳水化合物种类和在机体内存在的形式有关。

1.提供能量和节约蛋白质

膳食碳水化合物的主要生理功能是提供人体所需的能量,是机体获取能量的最经济和最主要的来源。1 g 葡萄糖在体内氧化可产生 16.7 kJ(4 kcal)的能量。中国营养学会建议,合理膳食结构中,每人每日膳食总能量中碳水化合物的占比以 55%～65%为宜。

碳水化合物与蛋白质在体内的代谢有着密切的关系。通常情况下,碳水化合物是机体能量的主要来源。如果食物中碳水化合物不足,机体就不得不通过糖原异生作用动用蛋白质来产生葡萄糖,以满足自身对能量的需要,这将影响机体合成新的蛋白质和组织更新的速度。过多的蛋白质被用来提供能量,会造成蛋白质资源的浪费,动用体内组织器官中的蛋白质更会影响机体的健康。因此,充足的碳水化合物可以减少蛋白质的消耗。这种作用称为碳水化合物的节约蛋白质作用。

2. 构成机体组织

碳水化合物是构成机体组织的重要物质,并参与细胞的组成和许多活动,在人类的生命过程中起到重要作用。每个细胞都有碳水化合物,其含量为 2%～10%,主要以糖脂、糖蛋白等形式存在。核糖和脱氧核糖是构成核酸的重要组成成分,在遗传中起着重要的作用。

3. 维持神经系统的功能和解毒

碳水化合物是脑、神经和肺组织所必需的能量来源,当血液中葡萄糖水平下降(低血糖)时,脑组织会因缺乏葡萄糖而产生不良反应,出现头晕、心悸、出冷汗,甚至昏迷等症状。

碳水化合物有加强肝脏解毒的作用。机体中肝糖原使人体对某些细菌毒素抵抗力增强。如果体内肝糖原不足,对四氯化碳、酒精、砷等有害物质的解毒作用会明显下降。糖类代谢产生的葡萄糖醛酸是一种重要的结合解毒剂,葡萄糖醛酸可以与体内多种有害物质结合,通过排泄而起到解毒作用。

4. 抗生酮作用

碳水化合物与脂肪在体内的代谢有着密切的关系。当膳食中碳水化合物供应充足的时候,可以防止大量脂肪在体内氧化而产生过的酮体。当碳水化合物供应不足时,脂肪分解供能加速,酮体生成量增加,而糖代谢减少,可与乙酰辅酶 A 缩合成柠檬酸的草酰乙酸也就减少,导致脂肪氧化不全而产生过量的酮体,引起高酮酸血症。

5. 有益肠道功能

膳食纤维可促进肠道蠕动,减少有毒物质在肠道的停留时间,进入大肠的膳食纤维能被肠道中的微生物发酵,分解成短链脂肪酸,有利于肠道内有益菌(如双歧杆菌)的增殖,改善肠道菌群,减少毒物的产生。因此,膳食纤维具有整肠通便的作用和预防便秘、结肠癌的发生。

6. 食品加工中的重要原料和辅助材料

碳水化合物是食品工业的重要原辅材料之一。很多食品中都含有糖,它对食品的色、香、味、形具有很重要的作用。制作糖果和糕点的主要原料分别是蔗糖和谷类;多糖在食品中能够增稠和形成凝胶;有甜味的糖,可以在食品加工时增加甜味、调节一定的糖酸比。低聚糖则是功能性食品的重要成分。

三、食品加工对碳水化合物的影响

碳水化合物中的淀粉、蔗糖和麦芽糖等不仅是食物的主要营养成分,也是食品中的重要原料,与食品加工的关系密切,对食品的消化、吸收及色、香、味、形有着十分重要的作用。

1.淀粉水解

淀粉很容易发生水解反应,在有水的情况下加热就可发生水解反应。当与无机酸共热时,或在淀粉酶的作用下,淀粉可以彻底水解为葡萄糖。根据水解程度不同,工业上利用淀粉水解可生产糊精、淀粉糖浆(饴糖)、麦芽糖浆和葡萄糖等。糊精具有强烈保水等特点,在食品工业中常用于增稠、稳定或保水等。饴糖是具有甜味的黏稠浆体,在面点制作中经常使用,是甜味食品生产的重要糖质原料,在烹调中也可用于上糖色和熏制品的制作,食用后在体内水解为葡萄糖后被吸收、利用。

2.淀粉的糊化与老化

通常,将淀粉加水加热后,产生半透明、胶状物质的作用称为糊化作用。淀粉的糊化是含淀粉高的原料在有水加热时的主要变化,也是淀粉熟制的标志。例如馒头、米饭的蒸煮,面包的烘烤等。多糖分子吸水后膨胀和氢键断裂,使淀粉酶能更好地对淀粉水解,因此淀粉糊化后易于消化,未糊化的淀粉则较难消化。

糊化淀粉缓慢冷却后可变为不透明状,甚至产生沉淀,即淀粉的老化,俗称"淀粉的反生"。如馒头、面包在室温或低温下长时间放置后变硬、干缩;凉粉变得硬而不透明;年糕等糯米制品黏性变差、掉渣,这些都是淀粉老化的结果。

老化的淀粉,其黏性降低,食品脱水收缩,外形干瘪,口感由松软变为发硬。在营养价值上,老化的淀粉与水失去亲和力,并且难以被淀粉酶水解,因而也不易被人体消化吸收。

糊化淀粉在高温、快速干燥环境中,其水分低于10%时,可使糊化淀粉长期保存,若将其加水,可不用再加热,又可以得到完全糊化的淀粉。利用这个原理可以制作方便食品或即食食品。

此外,食品加工中利用淀粉加热糊化,冷却又老化的特点可以制作粉皮、粉丝等。

3.沥滤损失

食品加工中经沸水烫漂后的沥滤操作,会使水果、蔬菜装罐时的低分子碳水化合物,甚至膳食纤维受到一定损失。如烫漂胡萝卜使其单糖和双糖分别损失25%和30%。此外,碳水化合物的损失还受加工前各种因素的影响,包括食品原料的品种、成熟度及是否经过贮藏等。

4.焦糖化作用和羰氨反应

和蛋白质、脂肪相比,碳水化合物一般较稳定,加工中一般不易发生损害营养价值的化学反应。对食品营养价值产生负效应的典型的碳水化合物反应是焦糖化作用和羰氨反应。

（1）焦糖化作用

糖类在不含氨基化合物时，加热温度超过其熔点（135 ℃）或在碱性条件下，经过一系列变化，生成褐红色的焦糖色素，习惯上称为糖色，即焦糖化作用。焦糖化作用中的糖类主要是蔗糖，蔗糖的焦化会使其失去营养价值，但在食品加工中如果控制适当，可使食品具有诱人的色泽与风味，有利于提高食品的感官性状。但是，在高温下长时间熬糖，会使糖的颜色变暗，质量下降。

（2）羰氨反应

羰氨反应又称美拉德反应，当食品中有蛋白质等氨基化合物存在时，还原糖伴随热加工或长期贮存，特别是当温度过高时，与蛋白质发生的褐变反应，形成褐色的类黑色素。此反应有温度依赖性并在中等水分活跃度时广泛发生。羰氨反应因与酶无关，因此又被称为非酶褐变。所生成的褐色聚合物在消化道中不能被水解，故无营养价值。该反应也会造成赖氨酸的损失，因而也会降低蛋白质的营养价值。而该反应对碳水化合物的影响则不大。羰氨反应在食品加工中常常发生，如果控制得当，在食品加工中可使食品具有良好的色、香、味。

非还原性蔗糖只有在加热或酸性介质中水解，变成葡萄糖和果糖才能发生羰氨反应。但是如果继续加热，则可发生部分碳化变黄或变焦黑，成为具有苦味的碳。

四、碳水化合物的摄取与食物来源

1. 碳水化合物的摄取

碳水化合物是人类获得能量的主要途径，也是最容易获得、最经济、最合理的能源物质。碳水化合物的供给量，根据人们的饮食习惯、生活水平和劳动强度而异。目前已经证明，膳食碳水化合物摄入量占总能量的比例大于80%和小于40%是对健康不利的两个极端。许多国家把碳水化合物作为膳食的主体，摄入量在50%～65%。一般来说，人类不易出现膳食碳水化合物的缺乏。

膳食中，碳水化合物长期摄入不足将导致生长发育迟缓，体重减轻，容易疲乏、头晕、心悸等，严重者会因低血糖而导致昏迷。当膳食中碳水化合物过多时，又会转化成脂肪贮存于体内，使人过于肥胖而导致各类疾病，如体重过大、糖尿病、高血脂，还有动脉硬化症和心肌梗死等，同时还会引起龋齿和牙周病的发生。

中国营养学会根据目前我国膳食中碳水化合物的实际摄入量，参考国外对碳水化合物的推荐量，建议碳水化合物的适宜摄入量如下：除1岁以下的婴幼儿外，总碳水化合物所占的能量应占总能量的55%～65%。同时对碳水化合物的来源也有要求，即应包括不同种类的碳水化合物，如淀粉、不消化的抗性淀粉、非淀粉多糖和低聚糖等；限制添加糖的摄入量，4周岁以上人群添加糖的摄入量每天应不超过总能量的10%；提倡摄入以谷类为主的多糖食物，以保障人体能量和营养素的需要以及预防龋齿，并改善胃肠道环境。

2. 碳水化合物的食物来源

膳食中主要可利用的碳水化合物是淀粉多糖，主要来源于植物性食物，如谷类、薯类、根茎类、豆类和水果等。如谷类含量为60%～80%，豆类含量为20%～60%，薯类含量为20%～25%。谷类和薯类是淀粉的主要来源；食糖、糖果、甜点心、水果、含糖饮料和蜂蜜是单糖和双

食品营养与健康

糖的主要来源;谷类、薯类、蔬菜、水果中膳食纤维含量丰富;奶类及其制品是乳糖的唯一来源;碳水化合物在动物性食物中含量很少。

效果评价

通过本任务的学习,你是否掌握了碳水化合物的分类和生理功能,是否理解了食品加工对碳水化合物的影响,是否明确了碳水化合物的供给量并能合理选择食物?

任务三　蛋白质的营养价值评定

通过本任务的学习,做到:

1.了解蛋白质的分类与组成,明确蛋白质的生理功能。

2.明确蛋白质的食物来源和膳食推荐摄入量,掌握评价食物蛋白质营养价值的方法。

3.了解食品加工对蛋白质和氨基酸的影响,掌握必需氨基酸的种类及作用。

知识准备

蛋白质是一切生命的物质基础,是人体最重要的营养素之一。正常成人体内蛋白质含量为 16%～19%。人体内的蛋白质始终处于不断分解又不断合成的动态平衡之中,从而达到组织蛋白不断更新和修复的目的。

一、蛋白质的组成与分类

1.蛋白质的组成

微课

蛋白质的营养价值评定

人体蛋白质是由 20 种氨基酸通过肽键形成的复杂的大分子物质,主要由碳、氢、氧、氮四种元素构成,部分蛋白质还含有硫、磷、铁、铜等元素。其中氮元素在各种蛋白质中含量是最稳定的,平均含量约为 16%。由于脂肪和碳水化合物中都仅含碳、氢、氧,而不含氮,所以蛋白质是人体氮的唯一来源,因此,常以食物中氮的含量来测定蛋白质的含量。

$$蛋白质的百分含量 = 样品中含氮量 \times 6.25 \times 100\%$$

2.蛋白质的分类

蛋白质是复杂的大分子物质,种类繁多。氨基酸的种类、数目、排列方式的不同,会形成不同结构、特性和功能的蛋白质。人体内的蛋白质有十万种以上,其分类方法多种多样。

（1）根据蛋白质的食物来源分类

按照人类的食物来源，蛋白质可分为植物性食物蛋白质、动物性食物蛋白质和菌体（微生物）蛋白质。例如，植物性食物蛋白质包括来自玉米的玉米胶蛋白、来自大豆的大豆蛋白等；动物性食物蛋白质主要由纤维蛋白类和球蛋白类等组成，包括来自乳类的奶蛋白、来自鱼类的鱼蛋白、来自蛋类的蛋蛋白等；菌体（微生物）蛋白质最常见的则是来自酵母的酵母蛋白质。

（2）从营养学角度，根据营养效能分类

①完全蛋白质　　所含必需氨基酸种类齐全、数量充足、比例适当，不但能维持成人的健康，而且能促进儿童生长发育。如乳中的酪蛋白及乳白蛋白，蛋类中的卵白蛋白及卵黄蛋白、肉类中的白蛋白及肌蛋白、大豆中的大豆蛋白。

②半完全蛋白质　　所含必需氨基酸种类齐全，但有的氨基酸数量不足，比例不适当，如长期食用此类蛋白质，只能维持人体的生命，不能促进正常的生长发育。如小麦和大麦粉中的麦胶蛋白、醇溶蛋白，大米中的米谷蛋白及土豆和干果中的蛋白质。

③不完全蛋白质　　所含必需氨基酸种类不全，这类蛋白质若作为膳食中唯一的蛋白质来源，则既不能维持生命，也不能促进生长发育。如玉米中的玉米胶蛋白、动物结缔组织和肉皮中的胶原蛋白、豌豆中的豆球蛋白等。

将蛋白质划分为完全蛋白质、半完全蛋白质和不完全蛋白质是比较粗略的，仅具有相对意义。一般来说，动物性食物比植物性食物中所含的完全蛋白质多，所以动物性食物蛋白质的营养价值一般高于植物性食物蛋白质。

（3）按蛋白质的功能分类

①结构蛋白质　　处于所有机体组织中，如角蛋白、胶原蛋白、弹性蛋白。

②生物活性蛋白质　　在所有生理过程中起一定活性作用，如酶、激素、免疫球蛋白、血红蛋白等。

③食物蛋白质　　此类蛋白质是指可口的、易消化的、无毒的和价格合理的蛋白质，包括前两种蛋白质。

二、蛋白质的生理功能

蛋白质是具有许多重要生理作用的物质，是生命存在的形式，机体所有重要组成部分都需要蛋白质参与构成，而且蛋白质还具有多种生理功能。

1. 构成和修复机体的组织

人体各组织、器官均含有蛋白质。人体的细胞不断凋亡，同时又不断产生新的细胞，蛋白质是机体内所有新增组织和更新组织的重要成分。

人体内的蛋白质始终处于不断分解又不断合成的动态平衡过程中，成人体内每天约有3％的蛋白质被更新。例如，肝脏每10天更新一半，肌肉每185天更新一半。食物中的蛋白质被消化吸收后，成人主要用于组织蛋白的更新；儿童、青少年、孕妇、乳母和组织损伤的患者，除维持组织更新外，主要用于合成新的组织。

2. 构成体内各种重要的生理活性物质

人体大多数重要的生理功能都是由以蛋白质为主要构成成分的生理活性物质承担的。具体体现在以下几个方面：

（1）催化与调节作用

催化体内一切物质的分解和合成的酶类，稳定并调节体内物质代谢的激素（胰岛素、肾上腺素、甲状腺素和生长激素），其化学本质是蛋白质。

（2）运动与运输功能

如担负着各类物质运输和交换任务的血浆蛋白、血红蛋白、运铁蛋白、维生素 A 结合蛋白、脂蛋白，引起肌肉收缩的肌动球蛋白，构成机体支架的胶原蛋白等。

（3）免疫和防御功能

如抵御病原微生物和其他有害物质进入机体的抗体、补体，分布在骨髓、胸腺、脾脏、淋巴组织中产生免疫应答的免疫细胞，它们的免疫和防御功能中很多是靠蛋白质来执行的。

（4）维持生物膜的功能

蛋白质与脂肪结合成复合体，是生物膜的重要组成部分。生物膜上存在各种具有生物活性的蛋白质，细胞膜是体内物质交换和信息流通的必经通路。

3. 参与体内许多生理功能的调节

参与体内如调节血液酸碱平衡、水分的分布及血液凝固、视觉传导等生理功能，此外，遗传信息的传递、基因的表达也与蛋白质有关。当人体摄入蛋白质不足时，血浆蛋白浓度降低，渗透压下降，水无法全部返回血液循环系统而积蓄在细胞间隙内，出现水肿。同时，蛋白质是两性物质，能与酸或碱进行化学反应，维持血液酸碱平衡。

4. 供给能量

1 g 食物中的蛋白质在体内约产生 16.7 kJ（4 kcal）的能量，每天所需要的能量有 10%～15% 来自蛋白质。必要时，蛋白质分解产生的氨基酸可直接或间接地进入三羧酸循环氧化提供能量，如氨基酸可异生为葡萄糖，但这不是蛋白质的主要功能。

5. 赋予食品重要的功能特性

蛋白质可以赋予食品重要的功能特性，如肉类持水性增强，嫩度增加，大大提高肉的可口性；蛋糕是利用鸡蛋清蛋白的起泡性而成型的。

三、人体对蛋白质和氨基酸的需求

1. 人体对蛋白质的需求

营养素的需要量是指维持人体正常生理功能和健康所必需的最低量；供给量是指能满足绝大多数人需要的摄取量，是根据需要量制定的。蛋白质需要量是一个复杂而涉及很多方面的问题。食物蛋白质的质与量以及食用方法等都对结果有影响，在此介绍采用氮平衡法计算蛋白质需要量的方法。

（1）氮平衡

正常成年人体内蛋白质含量相对稳定，当膳食蛋白质来源适宜时，机体蛋白质代谢处于动态平衡，一部分分解，一部分同时又合成，以此来完成人体组织的更新和修复。由于直接测定食物中所含蛋白质和体内消耗的蛋白质比较困难,而蛋白质又是人体氮的唯一来源,所以常以氮平衡来表示蛋白质的平衡情况。氮平衡表示机体摄入氮和排出氮的关系,是描述机体蛋白质代谢及营养状况的重要指标。通过氮平衡可了解机体对特定蛋白质的消化吸收情况、蛋白质的总代谢状况以及机体对蛋白质的需要量。

食物蛋白质中所含的氮,我们称之为膳食氮(摄食氮),体内蛋白质的分解产物主要通过尿液、粪便、皮肤或其他途径排出,这些氮分别称为尿氮、粪氮、通过皮肤或其他途径排出的氮。尿氮主要包括尿素、氨、尿酸和肌酐等,粪氮包括食物中未被吸收的氮、肠道分泌物及肠道脱落细胞中的氮,通过皮肤或其他途径排出的氮包括表皮细胞、毛发、指甲、分泌物中的氮。

氮平衡的表示方法为:

$$B=I-(U+F+S)$$

式中　B——氮平衡;

　　　I——膳食氮;

　　　U——尿氮;

　　　F——粪氮;

　　　S——通过皮肤或其他途径排出的氮。

$B>0$,氮摄入量>氮排出量,为正氮平衡,表示蛋白质的合成大于分解。处于生长发育期的婴幼儿、儿童、青少年,其机体所吸收的蛋白质有相当一部分用于生长发育、合成新组织,故应处于正氮平衡的状态。孕妇、哺乳妇女及病后的恢复期等,也应保持正氮平衡。

$B<0$,氮摄入量<氮排出量,为负氮平衡。表示蛋白质的分解大于合成。食用缺乏蛋白质的食物的膳食者、创伤者、饥饿者、慢性消耗性疾病患者及老年人常处于这种状况。长期负氮平衡者会日渐消瘦,严重时导致营养不良。

$B=0$,氮摄入量=氮排出量,为零氮平衡。此时说明机体处于总平衡状态,多见于健康成年人。实际上,氮摄入量应比氮排出量多5%,机体才处于氮平衡状态。

①必然丢失氮　机体在完全不摄入蛋白质(无蛋白膳)的情况下,体内蛋白质仍然在分解和合成,此时处于负氮平衡状态。这种状态持续几天之后,氮的排出将维持在一个较恒定的低水平,此时机体通过粪、尿及皮肤等一切途径所损失的氮,是机体不可避免要消耗的氮,称为必然丢失氮。一个成年人在摄取无氮食物时,每日氮的损失总量约为膳食 57 mg/kg,若膳食蛋白质被完全利用,则相当于每日排出 0.36 g/kg 的膳食蛋白质。

【例 1-4】一个体重为 65 kg 的男性,试计算其每日需要多少蛋白质来维持氮平衡。

提出问题:该男性的必然丢失氮量是多少? 实际上需要多少蛋白质来维持机体的健康?

【例 1-4 分析】必然丢失氮＝65 kg×57 mg/kg÷1 000＝3.705(g)

折算成蛋白质＝3.705×6.25≈23(g)。

实际上成人进食 23 g 的膳食蛋白质还不足以维持以上氮平衡,因为膳食蛋白质的组成与人体蛋白质的组成不可能完全相同,加上消化率等的影响,根据实验,成人每日约需进食 45 g 蛋白质才能补偿机体蛋白质的分解损失。

②负氮平衡的危害　负氮平衡的危害主要表现在,在组织蛋白质分解的同时,机体不能提供相应的蛋白质合成以维持组织细胞的更新,会导致某些组织器官结构与功能异常。机体长时间处于负氮平衡状态会导致蛋白质缺乏症,表现出疲乏、体重减轻、抵抗力下降、血浆蛋白含量下降等。女性还可出现月经障碍,哺乳期妇女乳汁分泌减少。婴幼儿和青少年反应更加明显,特别表现为生长发育停滞、贫血、智力发育受影响,严重的可表现为干瘦型蛋白质缺乏症或水肿型蛋白质缺乏症甚至死亡。

（2）蛋白质的需要量

蛋白质的摄入量包括生理需要量和供给量两个概念。生理需要量是指维持生命和保证生长发育所需要的蛋白质量。供给量是在生理需要量上再加上 50%～200% 的安全系数，以消除个体差异和食物中营养素的质量区别，维持高度健康水平和工作能力。

蛋白质的需要量与许多因素有关，如个体年龄、各国的标准、蛋白质的优劣程度等。1985 年，WHO 的报告提出平均蛋白质需要量为优质蛋白质 0.60 g/(kg·d)，安全摄取量为 0.75 g/(kg·d)，一般人群每日需要蛋白质每千克体重 1.2～1.5 g。

2. 人体对氨基酸的需求

人体对蛋白质的需求实际上是对氨基酸的需求。人类摄食蛋白质的根本目的是获得比例大体适合要求的各种氨基酸。人体不能直接利用外来的异性蛋白质，必须将其消化分解为氨基酸，并利用它们作为原料合成各种机体蛋白质和生命活性物质。

（1）氨基酸的分类

体内氨基酸的来源有两个：一是膳食蛋白质消化所产生的氨基酸，由小肠吸收入血液；二是在机体新陈代谢过程中，组织、细胞蛋白质分解所产生的氨基酸。从人体营养学角度来看，可将构成人体蛋白质的 20 种氨基酸划分为必需氨基酸、半必需氨基酸、非必需氨基酸三类。

①必需氨基酸　这是指人体必需但自己不能合成，或者合成的速度不能满足机体需要，必须由膳食蛋白质供给的氨基酸。必需氨基酸通常有八种，即异亮氨酸、亮氨酸、赖氨酸、蛋氨酸、苯丙氨酸、苏氨酸、缬氨酸、色氨酸。此外，组氨酸对婴儿来说也是必需氨基酸。

②半必需氨基酸　半胱氨酸和酪氨酸可分别由蛋氨酸和苯丙氨酸转化而来，当膳食中半胱氨酸和酪氨酸充足时，可减少蛋氨酸和苯丙氨酸的消耗，因此有人将半胱氨酸和酪氨酸称为半必需氨基酸或条件必需氨基酸。

③非必需氨基酸　并不是说人体不需要这些氨基酸，而是说人体可以自身合成或由其他氨基酸转化而得到，不是非要从食物中直接摄取。这类氨基酸包括谷氨酸、丙氨酸、精氨酸、甘氨酸、天冬氨酸、胱氨酸、脯氨酸、丝氨酸等。

（2）氨基酸模式

人体蛋白质以及食物蛋白质在必需氨基酸的种类和含量上存在着差异。营养学上用氨基酸模式来反映这种差异。某种蛋白质中各种必需氨基酸之间的相互比例称为氨基酸构成比例或氨基酸模式。计算方法是将该种蛋白质中的色氨酸含量定为 1.0，分别计算出其他必需氨基酸的相应比值，这一系列的比值就是该蛋白质的氨基酸模式（表 1-6）。

表 1-6　　　　　　　　　几种食物和人体蛋白质的氨基酸模式

氨基酸	人体	全鸡蛋	牛乳	猪瘦肉	牛肉	大豆	面粉	大米
异亮氨酸	4.0	3.2	3.4	3.4	4.4	4.3	3.8	4.0
亮氨酸	7.0	5.1	6.8	6.3	6.8	5.7	6.4	6.3
赖氨酸	5.5	4.1	5.6	5.7	7.2	4.9	1.8	2.3
蛋（半胱）氨酸	3.5	3.4	2.4	2.5	3.2	1.2	2.8	2.3
苯丙（酪）氨酸	6.0	5.5	7.3	6.0	6.2	3.2	7.2	3.8
苏氨酸	4.5	2.8	3.1	3.5	3.6	2.8	2.5	2.9
缬氨酸	5.0	3.9	4.6	3.9	4.6	3.2	3.8	4.8
色氨酸	1.0	1.0	1.0	1.0	1.0	1.0	1.0	1.0

膳食蛋白质的氨基酸模式与人体蛋白质越接近,被人体消化吸收时,越容易被机体利用,其营养价值也相对越高。全鸡蛋蛋白质和牛乳蛋白质与人体蛋白质的氨基酸模式最为接近,在比较膳食蛋白质营养价值时常用来作为参考蛋白质。参考蛋白质是指蛋白质氨基酸模式较好,可用来测定其他蛋白质质量的标准蛋白质。

（3）限制氨基酸

被吸收到人体内的必需氨基酸中,能够限制其他氨基酸利用程度的氨基酸,称为限制氨基酸,也就是说膳食蛋白质中各种必需氨基酸构成的比值与人体蛋白质各种必需氨基酸构成的比值比较,其中不足者为限制氨基酸,以不足程度排列,分别称为第一、第二或第三限制氨基酸。食物中最主要的限制氨基酸是赖氨酸和蛋氨酸,赖氨酸是粮谷类蛋白质的第一限制氨基酸,小麦、大麦、燕麦和大米中苏氨酸的量也较低,为第二限制氨基酸,而玉米的第二限制氨基酸为色氨酸。蛋氨酸则是大豆、花生、牛乳和肉类蛋白质的第一限制氨基酸。常见植物性食物的限制氨基酸见表1-7。

表 1-7　　　　　　　　　　　常见植物性食物的限制氨基酸

食物	第一限制氨基酸	第二限制氨基酸	第三限制氨基酸
小麦	赖氨酸	苏氨酸	缬氨酸
大麦	赖氨酸	苏氨酸	蛋氨酸
大米	赖氨酸	苏氨酸	—
玉米	赖氨酸	苏氨酸	蛋氨酸
花生	蛋氨酸	—	—
大豆	蛋氨酸	—	—

四、膳食蛋白质营养价值的评价

各种食物中蛋白质含量、氨基酸模式等都不一样,人体对不同膳食蛋白质的消化、吸收和利用程度也存在差异,因此,对膳食蛋白质营养价值高低的评价,必须从膳食蛋白质的含量以及被人体消化、吸收和利用程度等方面进行。

1. 蛋白质的含量

食物中蛋白质的含量是评价食物营养价值的基础。如果食物中蛋白质含量太少,即使膳食蛋白质中必需氨基酸模式好,也不能满足机体需要,无法发挥蛋白质应有的作用。膳食蛋白质的质量取决于它所含必需氨基酸的种类和数量,高质量的蛋白质所含必需氨基酸的模式与人体的需要是相当的。从各种膳食蛋白质的含量和必需氨基酸模式可以看出,蛋类、乳类、鱼类、瘦肉类等动物性膳食蛋白质和大豆蛋白质的质量优于植物性膳食蛋白质。

2. 蛋白质的消化率

蛋白质的消化率是指该膳食蛋白质被消化酶分解、吸收的程度。消化率越高,被机体利用的可能性越大,营养价值越高。膳食蛋白质消化率可用该蛋白质中能被消化吸收的氮量与该种蛋白质含氮总量的比值来表示。

$$蛋白质的消化率 = \frac{氮吸收量}{氮摄入量} \times 100\% = \frac{氮摄入量-（粪氮-粪代谢氮）}{氮摄入量} \times 100\%$$

膳食蛋白质消化率受到蛋白质性质、膳食纤维、多酚类物质和酶反应等因素影响。动物性膳食蛋白质含膳食纤维少,比植物性膳食蛋白质(被纤维素包围,与消化酶接触差)的消化率高,在食物加工过程中,如能将植物中的膳食纤维除去或使之软化,则能使植物性膳食蛋白质的消化率提高。食物经过烹调可以提高蛋白质消化率,乳类可达 97%～98%,肉类为 92%～94%,蛋类为 98%,豆腐为 90%,大米饭为 82%,面包为 79%,马铃薯为 14%,玉米面为 66%。

同一种食物因烹调加工方法不同,其蛋白质的消化率亦不同,如生黄豆,因含有抗胰蛋白酶因子,故当未加工时,其蛋白质消化率仅为 54%;熟食整粒大豆,其蛋白质消化率可增至 60%;若将大豆加工成豆浆,蛋白质消化率可增至 85%;再加工成豆腐,可使其消化率提高到 90%。在动物性膳食蛋白质中也有与此相类似的情况,如蒸鸡蛋的蛋白质消化率比煮鸡蛋高,冲蛋花比荷包蛋高,荷包蛋又比带壳蒸煮的要高,而油炸或油煎鸡蛋的蛋白质消化吸收率最低。常见膳食蛋白质的消化率见表 1-8。

表 1-8   几种膳食蛋白质的消化率   %

食物	消化率	食物	消化率	食物	消化率
鸡蛋	98	菜豆	78	花生酱	88
牛奶	97～98	大米	82	小米	79
肉、鱼	92～94	中国混合膳	96		

3. 蛋白质的利用率

蛋白质的利用率是指膳食蛋白质被消化、吸收后在体内被利用的程度。衡量蛋白质利用率的指标有很多,各指标分别从不同角度反映蛋白质被利用的程度,其测定方法大体上可以分为两大类:一类是以氮在体内贮留为基础的方法;一类是以体重增加为基础的方法。以下介绍几种常用的指标:

(1)蛋白质生物价

蛋白质生物价是反映膳食蛋白质经消化吸收后在机体当中可贮留并且加以利用的程度,以膳食蛋白质在机体内吸收后被贮留的氮与被吸收的氮的比值来表示:

$$蛋白质生物价 = \frac{贮留氮}{吸收氮} \times 100\% = \frac{吸收氮 - (尿氮 - 尿内源性氮)}{氮摄入量 - (粪氮 - 粪代谢氮)} \times 100\%$$

蛋白质生物价的高低,主要取决于其所含氨基酸的种类和数量。凡是必需氨基酸种类齐全、数量充足、比例适宜的蛋白质,其生物价就高,说明蛋白质被机体利用率高。蛋白质生物价最高值为 100%。常见膳食蛋白质的生物价见表 1-9。

表 1-9   常用膳食蛋白质的生物价   %

食物名称	蛋白质生物价	食物名称	蛋白质生物价	食物名称	蛋白质生物价
鸡蛋黄	96	大米	77	小米	57
全鸡蛋	94	小麦	67	玉米	59
牛奶	90	生大豆	57	白菜	76
鸡蛋白	83	熟大豆	64	红薯	72
鱼	83	豆腐	65	马铃薯	67
牛肉	76	蚕豆	58	花生	59
猪肉	74	白面粉	52	高粱	56

从表 1-9 可看出,动物性膳食蛋白质的生物价一般都比植物性膳食蛋白质的生物价高。

其中,鸡蛋黄最高,之后是全鸡蛋,牛奶次之,植物性膳食蛋白质生物价以大米、白菜较高。

(2)蛋白质净利用率

蛋白质净利用率反映食物中蛋白质实际被利用的程度,以体内的氮贮留量与氮摄入量的比值来表示。事实上,蛋白质净利用率包含了蛋白质生物价与消化率两个方面,因此评价更为全面。

$$蛋白质净利用率＝消化率×蛋白质生物价＝\frac{氮贮留量}{氮摄入量(食物氮)}×100\%$$

(3)蛋白质功效比值

蛋白质功效比值用幼小动物体重的增加与所摄入的蛋白质之比来表示所摄入的蛋白质被利用于机体生长的效率。

$$蛋白质功效比值＝\frac{动物体重增加质量(g)}{蛋白质摄入质量(g)}$$

这种方法通常用于出生后21～28天刚断乳的大白鼠(体重50～60 g),以含受试蛋白质10%的合成饲料喂养28天,计算动物每摄食1 g蛋白质所增加的体重的克数。

(4)氨基酸评分

氨基酸评分也称蛋白质化学评分,由于膳食蛋白质中必需氨基酸含量的不足,人体利用氮的效率就低。将被测膳食蛋白质的必需氨基酸模式与推荐的理想模式或参考蛋白质的模式进行比较,可以反映被测膳食蛋白质的构成和利用率,衡量膳食蛋白质的质量。氨基酸评分是指膳食蛋白质中的必需氨基酸与理想模式或参考蛋白质中相应的必需氨基酸的比值。

$$氨基酸评分＝\frac{被测蛋白质每克氮(或蛋白质)中氨基酸的含量(mg)}{理想模式或参考蛋白质中每克氮(或蛋白质)中氨基酸的含量(mg)}×100\%$$

理想氨基酸模式采用FAO提出的模式,同时不同年龄人群的氨基酸模式不同,膳食蛋白质的氨基酸评分值也不同,见表1-10。氨基酸评分最低的必需氨基酸为第一限制氨基酸。

表1-10　　　　不同人群氨基酸需要模式及几种食物的氨基酸评分

氨基酸	FAO提出的模式	人群[①]/(mg·g⁻¹)				食物[①]/(mg·g⁻¹)		
		1岁以下	2～10岁	11～12岁	成人	鸡蛋	牛乳	牛肉
组氨酸		26	19	19	16	22	27	34
异亮氨酸	40	46	28	28	13	54	47	48
亮氨酸	70	93	66	44	19	86	95	81
赖氨酸	55	66	58	44	16	70	78	89
蛋(半胱)氨酸	35	42	25	22	17	57	33	40
苯丙(酪)氨酸	60	72	63	22	19	93	102	80
苏氨酸	40	43	34	28	18	47	44	46
缬氨酸	50	55	35	25	13	66	64	50
色氨酸	10	17	11	9	5	17	14	12
合计		460	339	241	127	512	504	480

注:①每克蛋白质中的含量。

确定某一膳食蛋白质氨基酸评分一般分两步。首先计算被测蛋白质中每种必需氨基酸的评分值;其次找出第一限制氨基酸的评分值。第一限制氨基酸评分值即为该膳食蛋白质的最终氨基酸评分。

【例 1-5】某小麦粉的蛋白质含量为 10.9%,其中 100 g 小麦粉中各种氨基酸含量见表 1-11,试计算按 FAO 提出的必需氨基酸需要模式的该小麦粉氨基酸评分。

表 1-11 小麦粉的氨基酸评分

氨基酸	每 100 g 面粉中氨基酸含量/mg	每克蛋白质中氨基酸含量/mg	FAO 必需氨基酸需要模式/(mg·g^{-1})	氨基酸比值	最终氨基酸评分
异亮氨酸	403	36.97	40	0.92	
亮氨酸	768	70.46	70	1.01	
赖氨酸	280	25.69	55	0.47	
蛋(半胱)氨酸	394	36.15	35	1.03	
苯丙(酪)氨酸	854	78.35	60	1.31	47
苏氨酸	309	28.35	40	0.71	
缬氨酸	514	47.15	50	0.94	
色氨酸	135	12.38	10	1.24	

【例 1-5 分析】

(1)求出每克蛋白质中氨基酸含量(mg);

(2)按 FAO 必需氨基酸需要模式(mg/g)求出氨基酸比值;

(3)找出最小比值×100,即得小麦粉的氨基酸评分值,为 47,第一限制氨基酸为赖氨酸。

膳食蛋白质的氨基酸评分越接近 100,则表示该食物越接近人体需要,营养价值也越高。但由于婴儿、儿童和成人的必需氨基酸需要量不同,因此,某种蛋白质对婴儿来说氨基酸评分较低,但对成人而言其蛋白质质量并不一定很低。

4.蛋白质互补作用

蛋白质互补作用是指将两种或两种以上的食物混合食用,以相互补充其必需氨基酸的不足,从而接近人体氨基酸模式,提高蛋白质的营养价值。例如大豆的蛋白质生物价是 64,小麦的蛋白质生物价是 67,将大豆制品和小麦按一定比例同时或在 4 小时以内相继食用,大豆蛋白则可弥补小麦蛋白中赖氨酸的不足,同时小麦蛋白也可在一定程度上补充大豆蛋白中蛋氨酸的不足,使大豆和小麦的蛋白质生物价提高到 77,从而提高膳食蛋白质的营养价值。

常见的蛋白质互补形式有两种:一种是两种以上非优质蛋白混合,即"非优质蛋白+非优质蛋白",如粮、豆混食;另一种是在非优质蛋白中加入少量的优质蛋白,即"非优质蛋白+优质蛋白",如动、植物性食物混食。

发挥蛋白质的互补作用应遵循三个原则:第一,搭配的食物种类越多越好。搭配的食物品种越多,氨基酸的种类越完全,对发挥蛋白质的互补作用越有利。第二,食物的种属越远越好。不同种属的食物,所含氨基酸种类和含量差异越大,种属越远,混食氨基酸的互补性越强,可将动物性食物与植物性食物进行混合。第三,食用时间越近越好,同时食用最好。因氨基酸在血液中停留时间约为 4 小时,当它不能用于机体合成时,很快就会被降解,因此,不同食物摄入时间不能间隔太长,一般不超过 5 小时。

五、食品加工对蛋白质和氨基酸的影响

1.热处理引起的变化

在目前采用的食品加工方法中,热处理对蛋白质的影响最大。

(1)有利影响

热烫或蒸煮可以使对食品保藏不利的酶失活,可避免酶促氧化产生不良的色泽和风味;适当热处理可使蛋白质发生变性,有利于蛋白酶的水解,易于其消化吸收;加热可破坏食品中存在的某些有害物质,如生大豆中的胰蛋白酶抑制素、植物凝血素等;适当的热处理还会产生一些风味物质,有利于食品感官质量的提高。

(2)不利影响

食物如过度加热,会降低食物的风味和营养价值,氨基酸的破坏即原因之一。在糖的存在下,蛋白质分子中的氨基与糖分子羰基发生羰氨反应,即美拉德反应,引起食品的褐变和营养成分的破坏,尤其是赖氨酸的损失最大。

2.碱处理引起的变化

碱处理现已普遍应用于蛋白质的浓缩和分离。对食品进行碱处理,尤其与热处理并用时,可使许多氨基酸残基发生异构化,即氨基酸的消旋化,可部分抑制蛋白质的水解消化作用;还可使蛋白质分子间或分子内形成交联键,生成新的氨基酸,如赖丙氨酸等,此氨基酸几乎不被人体吸收。碱处理还会引起精氨酸、胱氨酸、色氨酸、丝氨酸和赖氨酸的消旋作用,从而降低其营养性。

3.低温处理引起的变化

冷却是将食品的贮藏温度控制在略高于食品的冻结温度,此时微生物的繁殖受到抑制,蛋白质较稳定,对风味影响较小。冷冻对食品的风味有些影响,对蛋白质营养价值无影响,但对蛋白质的品质有严重影响。例如肉类食品经冷冻及解冻后,组织及细胞膜被破坏,蛋白质变性,因而质地变硬、保水性降低;又如鱼蛋白非常不稳定,经过冷冻或冷藏后组织中肌球蛋白变性,并与肌动球蛋白结合,导致了肌肉变硬、保水性降低,同时鱼脂肪中不饱和脂肪酸含量高,极易发生自动氧化反应。

蛋白质在冷冻条件下的变性程度与冷冻速度有关,一般来说冷冻速度越快,形成的冰晶越小,挤压作用也小,变性程度也就越小。故在食品加工中一般都是采用快速冷冻。

4.脱水干燥

食品经脱水干燥后,便于贮存和运输,但如果温度过高,时间过长,蛋白质中的结合水会受到破坏,引起蛋白质变性,从而使食品的复水性降低,硬度增加,风味变差,所以较好的干燥方法是冷冻真空干燥。它不仅使蛋白质变性少,还能保持食品原来的色、香、味。

5.辐射引起的变化

辐射技术是利用放射线对食品进行杀菌,抑制酶的活性,减少营养损失。但蛋白质也会有轻微程度的辐射分解,肉类食品在射线作用下最易发生的变化有脱氨、脱羧、硫基氧化、交联、降解等作用,使食品风味有所降低。

6.酶水解引起的变化

使用蛋白酶进行简单的水解,不仅可制取具有功能性的食品蛋白,而且不会损坏其营养价值。除可释放出各种为人类所需要的生物活性肽之外,将食物降解为不同链长的肽还可以使其更容易消化。

六、蛋白质的推荐摄入量与食物来源

1.蛋白质的推荐摄入量

依照我国的饮食习惯和膳食构成以及各年龄段人群的蛋白质代谢特点,中国营养学会2013年提出的中国居民膳食蛋白质参考摄入量见附录一。按此参考量摄入蛋白质是较为安全和可靠的。

从能量角度,蛋白质供给体内的能量以占总能量的 $11\%\sim14\%$ 为好,其中成人为 $11\%\sim12\%$,儿童和青少年因处于生长发育时期应适当高些,为 $13\%\sim14\%$,老年人为 15% 可防止负氮平衡出现。不过蛋白质的需要量与能量不同,满足蛋白质的需要和大量摄食蛋白质引起有害作用的量相差甚大。一般情况下,一个健康人摄取比推荐的摄入量高 $2\sim3$ 倍的蛋白质均无不利影响。

人体每天必须摄入一定量的蛋白质才能维持机体的氮平衡。如果摄入蛋白质过少,会产生蛋白质缺乏症。但是,这并不意味着蛋白质摄入越多越好。蛋白质(尤其是动物性蛋白质)摄入过多对人体健康的不良影响主要体现在以下几个方面:

(1)对消化系统的伤害

蛋白质摄入过多会影响胃肠消化功能,从而引起蛋白质性腹泻和消化不良,尤其对儿童来说,蛋白质摄入过多,弊多利少,不仅增加肠胃负荷,时间长了还会导致消化和营养不良。

(2)增加肝、肾的负担

在正常情况下人体并不贮存蛋白质,蛋白质摄入过多,就必须将过多的蛋白质脱氨分解为含氮废物由尿排出体外,这一过程需要大量水分,从而加重了肾脏的负荷。尤其是患有糖尿病和肾功能不全的中老年人其肾脏受损的程度更为严重。

(3)增加体内毒副产物

蛋白质摄入过多时,肝脏不能及时解毒,由此产生的氨进入神经系统,导致肝昏迷,出现一系列渐进症状,如精神萎靡、身体疲劳、头昏头痛、思维以及判断力下降等。

(4)导致机体形成酸性体质,易发生骨折

摄入过多的动物性蛋白质,也会造成含硫氨基酸摄入过多,会加速骨骼中钙质的丢失,影响骨骼的钙盐沉着,导致骨质的脆性增加,易产生骨质疏松症。

(5)增加患癌症的危险

对未患癌症的人应限制过量摄入蛋白质,而对已患癌症的病人,则应补充足够的蛋白质,以满足机体消耗的需求。

2.蛋白质的食物来源

蛋白质的食物来源可以分为动物性膳食蛋白质（如各种肉、禽、鱼、贝类、乳和蛋类）和植物性膳食蛋白质（如大豆、谷类和花生）等两类。其中动物性膳食蛋白质和大豆蛋白质是人类膳食中优质蛋白质的良好来源。动物性膳食蛋白质中各种必需氨基酸种类齐全，且组成比例适合人体的需要，因此利用率很高，通常可达 85％～90％，豆类、谷类、坚果类、薯类等植物性食物，多数蛋白质含量不高，但作为主食，摄入量比较大，因此也是蛋白质的一个重要来源。目前，我国许多地区居民膳食蛋白质的来源主要为粮谷类蛋白质，动物性膳食蛋白质还较少，因此应增加优质蛋白质的摄入量。一般要求，动物性膳食蛋白质和大豆蛋白质应占膳食总蛋白质的 30％～50％，其中动物性膳食蛋白质以占膳食总蛋白质的 20％～30％为好。

效果评价

通过本任务的学习，你是否掌握了分析、评价膳食蛋白质的营养价值的指标，是否能根据人体健康情况合理选择蛋白质食物的种类和数量？

任务四　脂类的营养价值评定

通过本任务的学习，做到：

1. 了解脂类的分类与组成，明确脂类的生理功能。

2. 掌握评价食物脂类的营养价值方法，了解食品加工对脂类的影响，明确脂类的适宜摄入量及食物来源。

微课

脂类的营养
价值评定

知识准备

脂类是人体组织重要的组成部分，它以多种形式存在于各种组织中，其中，皮下脂肪是机体的贮存组织。按体重计算，正常人含脂类 10％～20％，肥胖者可达 30％。天然食物中的脂类不仅具有高能值，而且还提供必需脂肪酸和脂溶性维生素。

一、脂类的组成与分类

1.脂类的组成

脂类主要由碳、氢、氧三种基本元素构成，有的还含有少量的磷。脂肪与蛋白质的不同之处是不含氮,与碳水化合物的不同之处是所含碳、氢的比例大,而氧的比例则小。脂类一般不溶于水,常浮于水面,经胆汁酸的乳化作用可变成细小的微粒与水混合成乳状混合液,易溶于有机溶剂。

2.脂类的分类

脂类包括脂肪和类脂两大类。

(1)脂肪

脂肪又称中性脂肪或甘油三酯,每个脂肪分子是由三个分子脂肪酸和一个分子甘油所组成的,在酸、碱或酶的作用下可发生水解,生成甘油和脂肪酸。

①脂肪的分类 脂肪按来源不同可分为动物性脂肪、植物性脂肪和人造脂肪;按存在的部位不同可分为体内脂肪和食物脂肪。体内脂肪包括两种:一是动脂,指分布于机体某些特定部位的脂肪组织,如皮下、网膜、肠系膜、腹膜后、胸腔纵隔和胸腹浆膜下等处,其中尤以皮下脂肪组织为机体的最大脂肪库;二是定脂,指体内分布和含量比较稳定的类脂。

②脂肪酸的分类 脂肪酸按其碳链长短可分为长链脂肪酸(碳原子数为 14 个及以上)、中链脂肪酸(碳原子数为 8～12 个)和短链脂肪酸(碳原子数为 2～6 个),人体血液和组织中多数为长链脂肪酸。短链脂肪酸的营养价值高,这是因为其消化、吸收、利用和代谢均很快,在身体里不积蓄,不会使人发胖。

脂肪酸按碳链中所含双键数目分为饱和脂肪酸、单不饱和脂肪酸、多不饱和脂肪酸。饱和脂肪酸的分子结构中不含双键,动、植物性脂肪中所含的饱和脂肪酸主要有硬脂酸、软脂酸、花生酸和月桂酸等。单不饱和脂肪酸的分子结构中含一个双键,油酸为单不饱和脂肪酸,普遍存在于动、植物的脂肪中,没有气味和滋味,但容易与空气中的氧发生反应,发生氧化酸败而引起食物的变质。多不饱和脂肪酸的分子结构中含两个或两个以上的双键,主要有亚油酸、亚麻酸、花生四烯酸等。各种脂肪酸的结构不同,功能也不一样。如:猪油、牛油等动物性脂肪,含饱和脂肪酸较多,常温下呈固态,通常称为"脂"。豆油、花生油等植物性脂肪,含不饱和脂肪酸较多,常温下呈液态,通常称为"油"。

③必需脂肪酸 从营养学角度分析,脂肪酸可分为非必需脂肪酸和必需脂肪酸。人体可以合成的脂肪酸称非必需脂肪酸。人体自身不能合成,必须由食物供给的脂肪酸称为必需脂肪酸。必需脂肪酸多为多不饱和脂肪酸,目前认为必需脂肪酸有亚油酸(9,12-十八碳二烯酸)和亚麻酸(9,12,15-十八碳三烯酸),亚油酸是最重要的必需脂肪酸。常见食物油脂中亚油酸的含量见表 1-12。

表 1-12 　　　　　常见食物油脂中亚油酸的含量(占脂肪酸总量的百分数) 　　　　%

食物名称	亚油酸含量	食物名称	亚油酸含量	食物名称	亚油酸含量
猪油	8.3	花生油	37.6	牛乳	4.4
牛油	3.9	芝麻油	43.7	鸡肉	24.2
羊油	2.0	菜籽油	14.2	鸡蛋黄	11.6
鸡油	24.7	米糠油	34.0	鲤鱼	16.4
奶油	3.6	猪肉(瘦)	13.6	鲫鱼	6.9
大豆油	52.2	猪肝	15.0	带鱼	2.0
茶油	7.4	牛肉	5.8	大黄鱼	1.9
玉米油	47.8	羊肉	9.2	子酪	3.7

人类中,婴儿易缺乏必需脂肪酸,具体表现为生长缓慢,并可能出现皮肤湿疹或皮肤干燥、脱皮屑等皮肤症状,这些症状可通过食用含丰富亚油酸的油脂而得到改善。一般认为必需脂肪酸应占每日膳食能量的3%~5%。

必需脂肪酸最好的食物来源是植物油类,特别是棉籽油、大豆油、玉米油和芝麻油中含量丰富,在菜籽油和茶油中的含量要比其他植物油少。动物油中的必需脂肪酸含量一般比植物油中低。

(2)类脂

类脂是一种在某些理化性质上与脂肪相似的物质,主要包括磷脂、固醇类和糖脂,约占总脂肪量的5%,是组织细胞的基本组成成分。

①磷脂 磷脂是指甘油三酯中一个或两个脂肪酸被含磷的基团所取代的脂类物质。在营养中比较重要的有卵磷脂和脑磷脂。卵磷脂主要存在于动物的脑、肝、肾、心以及蛋黄、大豆、花生、核桃、蘑菇中,其中蛋黄含卵磷脂最多;脑磷脂主要存在于动物的脑、骨髓和血液中。

磷脂是维持人体机能不可缺少的必需成分,是细胞膜和血液中的结构物质;磷脂可作为乳化剂,使体液中的脂肪悬浮在体液中,有利于脂肪的吸收、转运和代谢;磷脂还是神经髓鞘的主要成分,能促进神经系统的发育,可加快大脑细胞之间的信息传递,增强学习记忆力及思维功能。

②固醇类 固醇类分为动物固醇和植物固醇。从营养的角度看,胆固醇是最重要的。类固醇主要存在于大豆、谷胚、酵母及蕈类。

a.动物固醇 最重要的动物固醇——胆固醇是人体组织结构、生命活动及新陈代谢必不可少的一种物质。胆固醇是细胞膜的重要成分之一,能增强细胞膜的坚韧性;同时也是人体内许多重要活性物质(如维生素D、肾上腺素、性激素、胆汁等)的合成材料。胆固醇的代谢产物胆酸能乳化脂类,帮助膳食中脂类物质的吸收。

胆固醇广泛存在于动物性食物中,如脑、神经组织、肝、肾和蛋黄中,以动物内脏,尤其脑中含量最丰富;人体自身也能合成胆固醇,一般不易缺乏。然而,体内胆固醇水平与高脂血症、动脉粥样硬化、心脏病等有关。体内胆固醇水平的升高主要是内源性的,因此,在限制摄入胆固醇的同时,更要注意能量摄入平衡,预防内源胆固醇水平升高。

b.植物固醇 植物固醇如豆固醇、菜油固醇、谷固醇、燕麦固醇等可促进饱和脂肪酸和胆固醇代谢,具有降低血液中胆固醇的作用。植物固醇能干扰食物中胆固醇被肠道吸收(外源性)和干扰胆汁所分泌的胆固醇的重吸收(内源性),促进胆固醇排泄,具有降低人体血清胆固醇,预防心脑血管疾病的功能。另外,植物固醇可在人体内转变成胆汁酸和性激素,参与人体的新陈代谢。植物固醇主要存在于麦胚油、大豆油、菜籽油等植物油中。

科学实验证明,血浆中胆固醇的含量受食物中饱和脂肪酸的影响,饱和脂肪酸可加快肝脏合成胆固醇的速度,提高血浆中胆固醇的浓度,过多摄入饱和脂肪酸会增加患心脑血管疾病的危险。

二、脂类的生理功能

1.提供和贮存能量

脂类是主要供能物质。氧化1g脂肪在体内可产生37.6 kJ的能量,体内贮存的脂肪是人体的"能源库",脂肪具有可贮存性,当能量消耗大于摄入时,可随时提供机体所需能量。

2. 构成机体组织

脂肪占人体体重的 10%～14%，是构成机体组织细胞的重要组成成分，如脂肪中的磷脂、胆固醇与蛋白质结合成的脂蛋白构成了细胞的各种膜，脂肪也是构成脑组织和神经组织的主要成分，胆固醇则是合成类固醇激素和胆汁酸的必需物质。

3. 保护器官，维持体温

皮下脂肪作为不良热导体，可以避免机体热量逸散，起到保温御寒的作用，而且人体器官周围的脂肪组织像保护垫一样，缓冲了机械冲击对器官的损伤，可以保护固定器官。

4. 调节生理功能

脂肪为机体提供必需脂肪酸和其他具有特殊营养功能的多不饱和脂肪酸，以满足机体正常生理功能的需要。例如，脂肪可以维持胆固醇的正常代谢及降低血液胆固醇水平；脂肪能够增加乳汁分泌，促进机体的生长发育。

5. 促进脂溶性维生素吸收

在许多植物油中含有丰富的维生素 E，如麦胚油、玉米油、豆油、芝麻油和菜籽油等。鱼肝油、奶油、蛋黄油中含有较多的维生素 A 和维生素 D。每日膳食中加入适量的脂肪，有利于脂溶性维生素的消化和吸收。

6. 增强和改善食物感官性状，增加饱腹感

烹调油脂能赋予食物特殊的风味，引起食欲。同时油脂与原料中的其他物质在高温下发生反应，使加工后的食品具有丰富的色泽，增加食物的感官效果，食物中脂肪可刺激产生肠抑胃素，使胃肠蠕动减慢，延缓胃的排空时间，使人不感到饥饿。

三、食物脂类的营养价值评价

在营养学上，主要是通过脂肪的消化率、脂肪酸的种类与含量、脂溶性维生素的含量、油脂稳定性四个方面对脂类的营养价值进行评价。

1. 脂肪的消化率

食物脂肪的消化率与其熔点有密切关系，熔点较低的脂肪容易消化，消化率越高的脂肪其营养价值也越高。熔点接近体温或低于体温的脂肪消化率较高。一般认为，熔点在 50 ℃以上者，消化率较低，仅为 80%～90%；而熔点接近或低于人体体温的消化率，可达 97%～98%。

脂肪的消化率还与其所含不饱和脂肪酸有关，双键数目越多，其熔点越低，消化率也就越高。一般说来，植物油脂熔点较低，易消化；而动物油脂则相反，通常消化率较低（见表 1-15）。黄油和奶油虽含不饱和脂肪酸不多，但是属于乳溶脂肪，消化率也较高。在畜肉中饱和脂肪酸含量多，而鱼油中不饱和脂肪酸多，因此鱼油的营养价值高于畜肉脂肪。

表 1-15   常见食用油脂的熔点和消化率

油脂名称	熔点/℃	消化率/%	油脂名称	熔点/℃	消化率/%
羊脂	44~55	81	花生油	室温下液体	98
牛脂	42~50	89	菜籽油	室温下液体	99
猪脂	36~50	94	大豆油	室温下液体	98
乳脂	28~36	98	葵花籽油	室温下液体	96.5
椰子油	28~33	98	橄榄油	室温下液体	98
芝麻油	室温下液体	98			

2. 脂肪酸的种类与含量

因人体自身无法合成必需脂肪酸,必须由食物供给,故常用不饱和脂肪酸的含量来评价食用油的营养水平。一般说来,油脂中不饱和脂肪酸含量越高,其营养价值相对也越高,例如,大豆油、玉米油、葵花籽油等植物油因其不饱和脂肪酸含量较高,故营养价值也较高。此外,不饱和脂肪酸因其美容作用突出,还获得了"美容酸"的称号。对于正常人体来说,最理想的膳食脂肪构成比例是:多不饱和脂肪酸:饱和脂肪酸:单不饱和脂肪酸=1:1:1(如按能量计算,则三者相等,互相平衡)。

3. 脂溶性维生素的含量

脂溶性维生素包括维生素 A、维生素 D、维生素 E 和维生素 K,脂溶性维生素含量高的脂肪,营养价值也高。肝脏中维生素 A 和维生素 D 的含量较丰富,特别是某些海产鱼的肝脏中含量较高;乳、蛋黄中维生素 A 和维生素 D 的含量较丰富;植物油中含有丰富的维生素 E,特别是谷类种子的胚油中维生素 E 更多,所以,这些食物脂肪的营养价值高。

4. 油脂稳定性

耐贮藏、稳定性高的油脂不易发生酸败,这也是判断脂类优劣的条件之一。影响油脂稳定性的因素很多,主要与油脂本身所含的脂肪酸、天然抗氧化剂以及油脂的贮存条件和加工方法等有关。油脂中不饱和脂肪酸的双键越多,越易发生氧化酸败。在一些物理因素的影响下,如受阳光直射、贮藏温度过高或湿度过大都会促使油脂氧化变质。油脂中含有的维生素 E 有抗氧化作用,是天然的抗氧化剂,可防止脂类酸败。

结合以上评价指标,植物油因不饱和脂肪酸含量高,熔点低,容易被消化吸收,特别是它富含人体不能合成的必需脂肪酸,并含有维生素 E、维生素 K 等,所以营养价值很高;动物性脂肪中的奶油、鱼肝油、蛋黄油等营养价值也较高,而动物性脂肪中的牛、羊、猪油含饱和脂肪酸多,熔点高,不易被消化吸收,且必需脂肪酸含量少,所以,营养价值低。

四、食品加工对脂类的影响

脂肪在食品加工中对食品的成型及增加风味特色起到有益作用。但是如果方法不当,脂肪会发生一些不利于人体健康的变化,严重影响原料的营养价值。

1. 增加食品的色、香、味

高温油炸使食物表面温度很快达到 115～120 ℃,表面的蛋白质迅速凝固,形成一层结实的膜,减少食物中可溶性物质流失,突出原料原有的风味和香味,保持菜肴的形态和造型。

不同油脂具有不同的色泽。大豆油、菜籽油含叶黄素,奶油中含胡萝卜素。在烹制菜肴时,原料中的蛋白质、淀粉等物质受高温作用发生分解变色,使加工后的菜肴具有一定的色泽,滋润光亮,可增进人们的食欲。

脂肪在受热、酸、碱、酶的作用下可以发生水解反应,生成脂肪酸和甘油,当脂肪酸遇到料酒等调味品时,酒中的乙醇与脂肪酸发生酯化反应,生成具有芳香气味的酯类物质。

2. 脂肪在高温下的热分解

在高温下,脂肪先发生部分水解,生成甘油和脂肪酸。当油温＞300 ℃时,分子间脱水缩合成醚型化合物。当油温在 350～360 ℃时,分解成酮类或醛类物质,具有一定的毒性。

甘油在高温下脱水生成丙烯醛,丙烯醛是具有挥发性和强烈辛辣气味的物质,对人的鼻腔、眼黏膜有强烈的刺激,所以有刺鼻催泪的作用。油在达到发烟点温度时,会冒出蓝色烟雾——油烟,油烟中含有有机物燃烧不完全产生的 3,4-苯并芘,这是一种强烈的致癌物质,因此,长期进行油炸食物的制作和食用油炸食品对人体的健康会产生极大的危害。

食用油在高温加热时,不仅脂肪本身的化学结构发生变化,影响人体对它的消化、吸收,而且油脂中的其他营养素,特别是脂溶性的维生素 A、维生素 D 和必需脂肪酸都会被氧化破坏,使油脂的营养价值降低。

因此,在使用油脂时,应尽量避免持续过高的温度。煎炸食物的油脂,温度应控制在180～220 ℃,以减少有害物质的生成。对专门油炸食物反复使用的油脂,必须按期更换新油。对已变色、变味、变黏、变稠油脂,不能再使用。

3. 油脂的氧化酸败

油脂或油脂含量较多的食品,在贮藏期间,因空气中的氧气、日光、微生物、酶等作用,产生难闻的气味和口味变苦涩,甚至还会产生毒性物质的现象为油脂的氧化酸败,俗称油脂哈败。

油脂对空气中的氧极为敏感,尤其是不饱和脂肪酸,能自动氧化生成具有不良气味的醛类、酮类和低分子有机酸类,这些物质是油脂哈喇味的主要来源。用这种油脂烹、炒、煎、炸的菜肴或制作的糕点不仅失去芳香,而且会使食物带有不良的气味。

油脂的氧化酸败对油脂的质量影响极大。油炸过程中,类胡萝卜素常在油脂氧化中通过游离基的传递而被破坏,使油脂的原来色素发生改变。由于不饱和脂肪酸的氧化分解,油脂中的必需脂肪酸及脂溶性维生素也遭到不同程度的破坏。因此,氧化酸败的油脂营养价值降低,并且产生对人体有害的物质。长期食用氧化酸败的油脂,轻者引起呕吐、腹泻,重者可能引起肝大,易造成核黄素的缺乏,从而引起各种炎症。

4. 油脂的氢化

氢化主要是脂肪酸组成成分的变化,包括脂肪酸饱和程度的增加(双键加氢)和不饱和脂肪酸的异构化。油脂的氢化是在加热含不饱和脂肪酸多的植物油时,加入金属催化剂(镍系、铜-铬系等),通入氢气,使不饱和脂肪酸分子中的双键与氢原子结合成不饱和程度较低的脂肪酸,其结果是油脂的熔点升高(硬度加大)。这样处理而获得的油脂叫作"氢化油"或"硬化油"。异构化作用可使天然顺式不饱和脂肪酸向反式不饱和脂肪酸转变。这些氢化油可用于人造黄油、起酥油、增香巧克力糖衣和油炸用油。许多人造黄油含 20%～40% 的反式脂肪酸。目前认为,反式脂肪酸相当于膳食中的饱和脂肪酸。

5. 水解酸败

水解酸败是脂肪在有水存在的情况下,在高温加工或酸、碱及脂肪水解酶的作用下,发生水解反应而生成游离脂肪酸。水解对食品脂肪的营养价值无明显影响,唯一的变化是将甘油和脂肪酸分子裂开,产生的游离脂肪酸可产生不良气味,影响食品的感官质量。

五、脂类的适宜摄入量及其食物来源

1. 脂类的适宜摄入量

中国居民膳食营养素参考摄入量(2013 版)建议我国居民成人膳食脂肪推荐摄入量占总能量的 20%～30%,其中,儿童和少年脂肪所供能量占总能量的 25%～30%,成人为 20%～25%。我国成年居民(包括孕妇)亚油酸的适宜摄入量为 4.0%(占总能量),α-亚麻酸的适宜摄入量为 0.6%(占总能量),对于孕妇而言,EPA+DHA 的适宜摄入量为 0.25 g/d。对于胆固醇的摄入量,18 岁以上人群每天应不超过 300 mg。

膳食中脂肪的供给量根据年龄、季节、劳动性质和生活水平而定。如在寒冷的冬季,在野外工作的人或从事重体力劳动的劳动者,能量消耗得多,就应多吃些油脂。而在炎热的夏天,就应少吃油。此外,患肝胆疾病的人,胆汁分泌减少,脂肪不易消化,不宜多吃油;患痢疾、急性肠胃炎、腹泻的人,由于胃肠功能紊乱,不宜吃油腻的食物;至于幼儿、青少年,正处于生长发育阶段,活动量大,能量消耗多,适当多食用些油脂则对健康有利。

2. 脂肪的食物来源

膳食中脂肪主要来源包括食用油脂、动物性食物和坚果类。食用油脂中含有近 100% 的脂肪,日常膳食中的植物油主要有大豆油、花生油、菜籽油、芝麻油、玉米油、棉籽油等,主要含不饱和脂肪酸,因此是人体必需脂肪酸的良好来源。动物性食物以畜肉类含脂肪量较多,禽类次之,鱼类较少。畜肉类中猪肉、羊肉含脂肪量较多,牛肉次之。动物性脂肪相对含饱和脂肪酸多,其中奶油、蛋黄油、鱼脂、鱼肝油的营养价值较高。坚果类(如花生、核桃、瓜子、榛子等)脂肪含量较高,最高可达 50% 或以上,不过其脂肪的组成大多以亚油酸为主,所以是不饱和脂肪酸的重要来源。另外,含磷脂丰富的食品有蛋黄、瘦肉、脑、肝脏、大豆、麦胚和花生等。含胆固醇高的食物有动物的脑、肾、心、肝和蛋黄等,植物性食物不含胆固醇。

整体上来说,在脂肪摄入量上应以植物油为主,适当限制动物油,但并不是说只吃植物油,而完全拒食动物油,这两种脂肪是缺一不可的。要防止单一、偏食,最好吃混合油,混合油中植物油和动物油的比例为2：1。

效果评价

通过本任务的学习,你是否掌握了分析、评价膳食脂类的营养价值的方法,是否能根据人体健康情况合理选择脂类食物的种类和数量?

任务五　维生素的营养价值评定

通过本任务的学习,做到：

1. 了解维生素的分类和共同特点。
2. 掌握常见维生素的理化性质及生理功能。
3. 掌握常见维生素的供给量及食物来源。
4. 理解几种主要的食品加工技术对维生素的影响。

微课

维生素的营养价值评定

知 识 准 备

维生素是机体维持正常生理功能所必需的一类营养素。维生素或其前体(维生素原)都存在于天然食物中。维生素的种类很多,化学结构差别很大,生理功能各不相同,它在体内既不提供能量,也不是构成机体各种组织的主要成分,机体需求量极少,通常以 μg 或 mg 计。但是维生素必不可少,它在维持机体正常生理功能中起到十分重要的作用。

人类对维生素的认识是从研究维生素缺乏病开始的,维生素一般在人体内不能合成或合成量不足,也不能大量贮存于机体的组织中,必须由食物供给。人体决不能缺少维生素,如果缺乏到一定程度,就会引起相应的维生素缺乏病。近年来的研究表明,维生素还有许多新的生理功能,特别是在预防某些慢性退化性疾病方面发挥着营养保健作用。维生素的这些作用表明,适量地摄入维生素对人类维护健康,远离慢性疾病的困扰无疑是有益的。

一、维生素的分类

维生素的种类很多,化学结构各不相同,营养学上根据溶解特性将维生素分为脂溶性维生素和水溶性维生素两大类。水溶性维生素又包括B族维生素和维生素C两类。

1.脂溶性维生素的特点

脂溶性维生素可溶于脂肪或脂溶剂而不溶于水,包括维生素 A、维生素 D、维生素 E、维生素 K,有的以前体形式存在(如 β-胡萝卜素等)。其特点是:

(1)脂溶性维生素分子中仅含有碳、氢、氧。

(2)在食物中常与脂类共同存在,但食物中共存的脂肪酸败会破坏脂溶性维生素。

(3)脂溶性维生素在肠道被吸收时也与脂类有密切关系发生,随脂肪经淋巴系统被吸收,多通过胆汁缓慢排出。

(4)脂溶性维生素长期摄入过多,可在体内蓄积甚至引起中毒;相反,当食物中供给不足或吸收不良时,则会缓慢地出现缺乏症状。

2.水溶性维生素的特点

水溶性维生素溶于水而不溶于脂肪及脂溶剂,包括维生素 B_1、维生素 B_2、维生素 B_5、维生素 B_6、维生素 B_{12} 等 B 族维生素和维生素 C,一般没有前体形式。其特点是:

(1)水溶性维生素的化学组成除碳、氢、氧外,还有其他元素。

(2)大多数以辅酶或辅基的形式参与机体的物质代谢。

(3)一般不在体内蓄积,多余的水溶性维生素及其代谢产物从尿中排出。

(4)由于水溶性维生素易溶于水,容易在烹调加工中损失,如果摄入不足或机体吸收利用不良,以及需要量增加时,会较快地出现水溶性维生素缺乏症状,体内缺乏的可能性较大。

(5)一般无毒性,但极大量摄入时,也可出现中毒反应。

除此之外,有些化合物,如生物类黄酮、肉碱、辅酶 Q(泛醌)、肌醇、硫辛酸、乳清酸和牛磺酸等,其活性极似维生素,因而曾被列入维生素类,通常称之为"类维生素"。

二、脂溶性维生素

1.维生素 A(抗眼干燥症维生素)

维生素 A 又叫视黄醇,是指含有视黄醇结构,并具有其生物活性的一大类物质。视黄醇末端的醇羟基-CH_2OH 在体内可被氧化成-CHO,即视黄醛,或进一步被氧化成-COOH,称为视黄酸,也可与脂肪酸酯化,生成视黄基酯,它们都是同效维生素。视黄酸是维生素 A 在体内吸收代谢后最具有生物活性的产物,维生素 A 的许多生理功能实际上是通过视黄酸起作用的。

植物中所含的胡萝卜素具有与维生素 A 相似的结构特点,可在人体内转变成维生素 A,通常称为维生素 A 原,包括 α-胡萝卜素、β-胡萝卜素和 γ-胡萝卜素等。胡萝卜素中最具有维生素 A 生物活性的是 β-胡萝卜素,在人类肠道中的吸收利用率比较低,膳食全反式 β-胡萝卜素大约为维生素 A 的 1/12,其他类胡萝卜素的吸收率更低,约为维生素 A 的 1/24。

(1)理化性质

维生素 A 溶于脂肪和脂溶剂中,在高温和碱性的环境中比较稳定,一般烹调和加工过程对其影响不大。但是维生素 A 容易氧化,失去活性,其氧化速度受酶、温度、光线、金属和水分活度等因素影响,高温、紫外线和金属离子可加快这种氧化破坏,食物中如含有磷脂、维生素 E、维生素 C 或其他抗氧化剂,均有助于增加维生素 A 的稳定性。因此,维生素 A 或含有维生素 A 的食物应该在密封、避光和低温条件下保存较好。在油脂氧化酸败的过程中,其中所含的维生素 A 和胡萝卜素将受到严重破坏。

(2)生理功能

食物中的维生素 A 主要以酯的形式存在,在消化吸收的过程中,被肠道中的视黄酯水解酶水解,以游离醇的形式被吸收,有少量在小肠中可氧化为视黄醛和视黄酸而被吸收。维生素 A 进入小肠细胞后,与脂肪酸、胆汁一起被乳化成乳糜微粒,通过淋巴运到身体各部,被肝脏摄取并以酯的形式贮存。当机体需要时,贮存于肝中的维生素 A 被释放到血液中。

维生素 A 具有维持上皮组织与视力正常、促进正常生长与繁殖、增强机体免疫的功能和防癌、抗癌等生理功能。

①维生素 A 能维持上皮细胞的形态完整和功能健全。维生素 A 对上皮细胞的细胞膜起稳定作用,参与维持上皮细胞的形态完整和功能健全。维生素 A 缺乏时可引起细胞角化增生,影响组织器官正常功能,以眼睛、皮肤、呼吸道等最显著。儿童可导致眼干燥症,甚至失明。所以维生素 A 又称抗眼干燥症维生素。

②维生素 A 能维持正常的暗视觉。维生素 A 与视网膜上的感光物质——视紫红质的合成和再生有关。人体缺乏维生素 A 时,一开始表现为降低暗适应力,严重时出现"夜盲症"。

③维生素 A 能促进生长发育和维护生殖功能。维生素 A 参与细胞的 RNA、DNA 的合成,对细胞的分化、组织更新有一定的影响,包括神经系统、心血管系统、眼睛、四肢和上皮组织等。维生素 A 还促进骨的形成和生长。缺乏维生素 A 时,生长发育迟缓,生殖能力降低。

④维生素 A 能提高机体免疫力,有防癌、抗癌作用。保证膳食中有充足的维生素 A 对预防癌症有一定的益处,特别是对于上皮组织肿瘤。

维生素 A 在体内可蓄积,长期摄入或一次性摄入过量可引起中毒,并有致畸作用。维生素 A 中毒症状主要有长骨变粗,骨关节疼痛,皮肤干燥,瘙痒,鳞片样脱皮,脱发,厌食,恶心,呕吐,视线模糊,肌肉僵硬,肝脏肿大等。

(3)推荐摄入量与食物来源

天然的维生素 A 只存在于动物性食物中,在植物性食物中含有各种类胡萝卜素。考虑到胡萝卜素吸收率和生理功效均比较低,有人曾建议供给量中至少应有 1/3～1/2 来自动物性食物的维生素 A,其余的可来自 β-胡萝卜素。

膳食中具有视黄醇活性物质的总量,包括维生素 A 和维生素 A 原。用视黄醇活性当量(RAE)表示。计算公式如下:

视黄醇活性当量 RAE(μg)＝膳食或补充剂来源全反式视黄醇(μg)＋1/2 补充剂纯品全反式 β-胡萝卜素(μg)＋1/12 膳食全反式 β-胡萝卜素(μg)＋1/24 其他膳食维生素 A 原类胡萝卜素(μg)

维生素 A 的安全摄入量范围较小,大量摄入有明显的毒性作用。普通膳食一般不会引起维生素 A 中毒,大多数维生素 A 的中毒与维生素 A 补充剂用量过大有关。

中国营养学会建议中国居民膳食维生素 A 的推荐摄入量(RNI):18 岁以上的男性为 800 μgRAE/d,女性为 700 μgRAE/d。孕中、晚期为 770 μgRAE/d,乳母为 1 300 μgRAE/d。18 岁以上维生素 A 的可耐受最高摄入量(UL)值为 3 000 μgRAE/d。

食物来源:维生素 A 仅存在于动物性食物中,最好的来源是鱼肝油、动物肝脏、蛋、奶、奶油、鱼卵,鱼肝油中含量很高,可作为婴幼儿的维生素 A 补充来源。植物性食物中只提供类胡萝卜素,β-胡萝卜素常与叶绿素并存,深色(绿色、黄色、橙色、红色)蔬菜和某些水果等都有丰富的胡萝卜素,如胡萝卜、南瓜、菠菜、西蓝花、韭菜、辣椒和杏、柑橘、杧果等。

2.维生素 D(抗佝偻病维生素)

维生素 D 又叫钙化醇,是指含环戊氢烯菲环结构并具有钙化醇生物活性的一大类物质。因为具有抗佝偻病的作用,所以又被称为抗佝偻病维生素。维生素 D 至少有十种,其中以维生素 D_2(麦角钙化醇)及维生素 D_3(胆钙化醇)较为重要,二者结构极为相似,差异仅在于维生素 D_2 在侧链上多一个双键和甲基。维生素 D_2 和维生素 D_3 在人体内产生的效果相同,常被统称为维生素 D。

植物中的麦角固醇经紫外线照射可产生维生素 D_2,麦角固醇在自然界的存量很少,在人体中不存在,也不能被人体直接吸收。人体皮下的 7-脱氢胆固醇经日光中紫外线照射后,可转变成维生素 D_3。所以,麦角固醇称为维生素 D_2 原,7-脱氢胆固醇称为维生素 D_3 原。因此,多晒太阳是防止维生素 D 缺乏的方法之一。

(1)理化性质

维生素 D_2 和维生素 D_3 都是无色晶体,易溶于多数有机溶剂,不溶于水。维生素 D 性质稳定,耐热,对酸、碱和氧均较稳定,通常的贮藏、烹调加工对维生素 D 的影响不大,加热到 170 ℃时才被破坏,但受紫外线照射易被破坏,脂肪酸败也可引起维生素 D 的破坏。

(2)生理功能

膳食维生素 D 摄入后在胆汁的作用下,与脂肪一起被吸收,在小肠乳化后形成胶团,吸收后经淋巴进入血液。

维生素 D 在体内要经过活化才具有生物活性。维生素 D 首先在肝脏经 25-羟化酶作用进行第一次羟化反应,代谢成 25-羟基胆钙化醇,再被运送至肾脏,在 $25-OH-D_3-1$-羟化酶作用下,代谢成 1,25-二羟基胆钙化醇等具有生物活性的分子,经血液循环转运至有关组织器官中发挥生理作用。

维生素 D 主要贮存在脂肪组织和骨骼肌中,其次是肝脏。代谢产物随胆汁被排入肠道中,从粪便排出,只有极少量(2%~4%)从尿液中排出。

维生素 D 可防治佝偻病、软骨病、手足抽搐症或骨质疏松症等。维生素 D 的生理功能主要是:①调节钙、磷代谢,维持血液钙、磷浓度的稳定,促进肠道对钙、磷的吸收;②促进骨骼与牙齿的钙化;③促进肾小管对钙、磷的重吸收;④具有免疫调节功能。

维生素 D 是人体必需的营养素,一般由膳食提供的维生素 D 不会过量。但是,与维生素 A 一样,过量摄入强化维生素 D 的乳制品和维生素 D 补充剂有发生维生素 D 中毒的可能,尤其是婴幼儿。

维生素 D 中毒症状包括厌食、恶心、呕吐、腹泻、头痛、多尿、关节疼痛和弥漫性骨质脱矿化。随着血钙、血磷水平长期升高,最终导致钙、磷在软组织沉积,特别是心脏、肾脏和血管,进而发展成肾、心脏和大动脉等组织钙化和肾结石,严重的可导致死亡。

(3)供给量与食物来源

人体可通过两条途径获得维生素 D,既可以通过膳食外源性摄入,又可由皮肤内源性合成。其主要来源不是由膳食提供,而是人体皮下的 7-脱氢胆固醇经紫外线照射转变而来。经常晒太阳和摄入维生素 D 丰富的食物是预防佝偻病的重要途径。经常接受阳光照射的成人无须另外补充。婴幼儿不能获得充分日照时,则需要适当加以补充。

維生素 D 的最低需要量尚未确定,维生素 D 的需要量还与钙、磷摄入量有关。中国居民膳食维生素 D 的 RNI 分别为:1~64 岁(含孕妇和乳母)为 10 $\mu g/d$,65 岁以上为 15 $\mu g/d$。UL 为 20 $\mu g/d$。

维生素 D 主要存在于动物性食物中,尤以海水鱼类(如鲱鱼、沙丁鱼)、鱼肝油、动物肝脏和蛋黄中含量最为丰富。奶类和瘦肉中维生素 D 含量较低。一般植物性食物几乎不含维生素 D。对谷物、奶和奶制品、婴儿食品等也可以进行维生素 D 强化。

只要常年日光充足,户外活动正常,一般不易维生素 D 发生缺乏。日光浴是获得充足有效的维生素 D 的最好来源,尤其是对婴幼儿、老年人和特殊工种人群非常重要。

3. 维生素 E(生育酚)

维生素 E 是生育酚类化合物的总称,含有苯并二氢吡喃环的结构。早期的研究发现,母鼠缺乏维生素 E 不能生育,所以维生素 E 又叫生育酚。它包括生育酚和生育三烯酚两类共八种化合物,即 α、β、γ、δ 生育酚和 α、β、γ、δ 三烯生育酚。

天然存在的 α-生育酚在自然界分布最广、含量最丰富、生物活性最高,所以,通常作为维生素 E 的代表。天然的维生素 E 很容易被氧化,酯化型的维生素 E 较游离型稳定,因此市售维生素 E 是其醋酸酯形式。

(1)理化性质

维生素 E 为黄色油状液体,溶于脂肪和脂溶剂,在酸性和中性溶液中稳定,但不耐碱。对氧敏感,极易被氧化破坏,尤其是在紫外线、加热、碱、铁或铜等金属离子存在的情况下。维生素 E 在食品加工中是极为有效的食品抗氧化剂。

(2)生理功能

维生素 E 和其他脂溶性维生素一样,与脂类的消化吸收有着密切关系,它随脂肪一起在小肠被吸收,经淋巴进入血液。维生素 E 被吸收之前在肠道需先被水解,再在胆汁、胰液的作用下被动扩散吸收,吸收后贮存在脂肪、肝脏和肌肉组织中,当膳食中缺乏维生素 E 时,体内贮存的维生素 E 可被动用。维生素 E 主要是通过粪便排出,少量经尿液排出。

维生素 E 的生理功能:

①抗氧化作用　维生素 E 是机体很好的抗氧化剂,能清除体内的自由基并阻断其引发的链反应,可保护细胞膜结构的完整。还可防止维生素 A、维生素 C 以及不饱和脂肪酸的氧化。维生素 E 与维生素 C、β-胡萝卜素以及硒有抗氧化的协同互补作用。

②对心血管功能的影响　可以减少氧化型低密度脂蛋白的形成,保持红细胞的完整性,抑制血小板在血管表面的聚集,有保护血管内皮的作用,进而有预防动脉粥样硬化和心血管疾病的作用。

此外,维生素 E 还能提高机体免疫力,具有一定的抗癌作用,预防衰老,与生殖机能有关,维护神经系统和骨骼肌、心肌、平滑肌的正常功能。

维生素 E 几乎可以贮存于人体所有的组织中,又可在体内保留比较长的时间,正常情况下很少出现维生素 E 缺乏症,但可出现在早产儿,或幼儿和成人脂肪吸收不良的患者中。缺乏维生素 E,成人主要表现为神经系统的异常,并可出现视网膜退变等。早产儿出生时体内维生素 E 水平很低,往往容易发生溶血性贫血。

维生素 E 与其他脂溶性维生素比较,相对无毒。大多数成人都可以耐受每日口服 100~800 mg α-TE,而无明显的毒性症状和生化值改变。但若长期每天摄入 600 mg 以上维生素

E,有可能引起中毒症状,如视觉模糊、头痛、极度疲乏、恶心、腹泻等。维生素 E 过量最令人担忧的是凝血机制受损,导致某些个体的出血倾向,尤其是早产儿、婴幼儿更加敏感。过量摄入维生素 E 还可引起维生素 K 的吸收和利用障碍。

目前,不少人自行补充维生素 E,但每天的摄入量以不超过 400 mg 为宜。

(3)需要量与食物来源

α-生育酚有天然的生育酚(l-α-生育酚)和人工合成的生育酚(dl-α-生育酚)两个来源。人工合成的 α-生育酚是维生素 E 的八种异构体的混合物,其生物活性约为天然 α-生育酚的74%。β-生育酚和 γ-生育酚的活性分别为 α-生育酚的 50% 和 10%,δ-生育酚的活性很小。α-三烯生育酚的生物活性约为 α-生育酚的 30%。

机体组织和食物中维生素 E 的活性以 α-生育酚当量(α-TE)表示,还可以用国际单位(U)表示。换算关系为:

$$1U\ 维生素\ E=0.67\ mg\ dl\ α\text{-}生育酚=0.74\ mg\ dl\ α\text{-}生育酚乙酸酯$$

膳食中总 α-TE 当量(mg)=1×α-生育酚(mg)+0.5×β-生育酚(mg)+0.1×γ-生育酚(mg)+0.02×δ-生育酚(mg)+0.3×α-三烯生育酚(mg)

维生素 E 的需要量受许多膳食因素的影响,与多不饱和脂肪酸的摄入量呈正比,当多不饱和脂肪酸摄入量增加时,相应地应增加维生素 E 的摄入量,一般每摄入 1 g 多不饱和脂肪酸,应摄入 0.4 mg 维生素 E。不同时期对维生素 E 的需要量不同,孕妇、乳母、婴幼儿、老年人应增加摄入量。

根据新的调查结果和我国膳食结构,中国营养学会建议成人维生素 E 的适宜摄入量(AI)14 岁以上(含孕妇)为 14 mg α-TE/d,乳母为 17 mg α-TE/d,儿童依年龄而异。

维生素 E 广泛分布在天然食物中。人体所需维生素 E 大多来自谷类和食物油脂,含量受食物种类、收获时间和加工贮存方法等影响。在谷物碾磨时可因机械作用脱去胚芽而受到损失。玉米油、花生油、芝麻油等植物油是维生素 E 良好的来源,橄榄油和椰子油含量较少;坚果类、麦芽、植物的叶子、豆类及其他谷类等都是维生素 E 的良好来源;肉类、水产品、蛋类、水果和蔬菜中含量少;乳和乳制品中的维生素 E 的含量与饲料中维生素 E 含量有关,随季节的不同而变化。绿色植物的维生素 E 含量高于黄色植物。与维生素 A、维生素 D 不同,它不集中于肝脏,鱼肝油中不含维生素 E。

4. 维生素 K(凝血维生素)

维生素 K 是甲基萘醌衍生物,是肝脏中凝血酶原和其他凝血因子合成必不可少的成分,故又称凝血维生素。

维生素 K 的来源有天然和人工合成两种。天然维生素 K 有两种,包括存在于绿叶蔬菜和动物肝脏中的维生素 K_1(叶绿醌)以及人体肠道中微生物合成和发酵食品中由细菌合成的维生素 K_2(甲萘醌)。人工合成的有生物活性最高的维生素 K_3 和稳定性较高的维生素 K_4。

(1)理化性质

天然维生素 K 是黄色油状物,人工合成的为黄色结晶粉末。维生素 K 对热、空气、水分都很稳定,易被光、酸、碱和氧化剂破坏。由于天然维生素 K 对热稳定,又不是水溶性的,在一般食品加工中很少损失。维生素 K 的萘醌式结构可被还原剂还原为无色氢醌结构,但不影响其生理活性。

（2）生理功能

维生素 K 在肠道被吸收，需有胆盐及胰腺酶参与。维生素 K 的生理功能主要是参与人体内正常的凝血过程，有助于一些凝血因子如凝血酶原、其他凝血因子的合成，从而促进血液的凝固。

因为人体对维生素 K 的需要量低，大多数食物基本可以提供机体的需要量，人体一般不会缺乏维生素 K。如果长期服用广谱抗生素或磺胺药，可能抑制肠道正常菌群生长，造成维生素 K 严重缺乏。维生素 K 缺乏时，可使血液凝固发生障碍，轻者凝血时间延长，重者有出血现象。维生素 K 缺乏症主要见于新生儿出生后三个月内，因为其肠道中菌群还未繁殖起来，不能自身合成维生素 K，易缺乏而导致新生儿出现出血性疾病。

天然维生素 K 不产生毒性，甚至大量服用也无毒。

（3）供给量与食物来源

中国营养学会建议：18 岁以上（含孕妇和乳母）维生素 K 的适宜摄入量（AI）为 80 μg/d。

维生素 K 在食物中分布很广，尤以绿叶蔬菜最为丰富。一些植物油、大豆、动物肝脏和蛋黄等也是维生素 K 的良好来源，其次是肉、鱼、乳，水果及谷类含量最低。母乳中含量低，其中维生素 K 的成分比例仅为牛奶的 1/4。鱼肝油中含量也很少。人体肠道细菌合成维生素 K_2，但不是维生素 K 的主要来源。

三、水溶性维生素

1. 维生素 B_1（硫胺素）

维生素 B_1 又称硫胺素、抗脚气病因子、抗神经炎因子，是由一个含氨基的嘧啶环和一个含硫的噻唑环通过亚甲基连接而成的化合物，分子中含有硫和氨基。维生素 B_1 是最早被发现的维生素。

（1）理化性质

硫胺素常以其盐酸盐（即盐酸硫胺素）的形式存在，为白色结晶，有特殊的酵母样气味，极易溶于水，微溶于乙醇，不溶于其他有机溶剂。硫胺素是所有维生素中最不稳定者之一。其稳定性取决于温度、pH、离子强度、缓冲体系等。在酸性溶液（pH<5）中很稳定，加热到 120 ℃仍可保持生理活性，在 140 ℃高温蒸煮 1 小时破坏也很少。但是在中性尤其是碱性环境下易被氧化破坏而失活。在碱性溶液中不耐热，在 pH>7 的情况下煮沸，可使其大部分或全部被破坏，甚至在室温下贮存，也可逐渐被破坏。一般烹调的温度对它的破坏不大（通常损失25%）。硫胺素对亚硫酸盐极为敏感，在中性和碱性环境下，亚硫酸盐、二氧化硫可加速硫胺素的分解破坏，所以在保存含硫胺素较多的谷类、豆类时，不宜用亚硫酸盐作为防腐剂，或以二氧化硫熏蒸谷仓；在果蔬加工中常用亚硫酸盐抑制褐变和漂白，也要重视亚硫酸盐的这种作用。

某些食物成分中含有抗硫胺素因子，如鲜鱼和甲壳类体内含有硫胺素酶，能裂解硫胺素，此酶可被热钝化，食用前应加热处理。金枪鱼、猪肉、牛肉的血红素蛋白也有抗硫胺素的活性。含有多羟基酚类物质，如茶和咖啡等，可使硫胺素失活。

硫胺素被氧化后转变为脱氢硫胺素（硫色素），在紫外线下呈现蓝色荧光，常利用这一特性测定硫胺素的含量。

（2）生理功能

维生素 B_1 吸收的主要部位在小肠。大量饮茶、过量饮酒、叶酸缺乏会影响维生素 B_1 的吸收。体内的硫胺素 80% 以焦磷酸硫胺素(TPP)的形式存在,它是硫胺素的主要活性形式。硫胺素在人体内不能大量贮存,正常成年人体内硫胺素的总含量仅为 $25\sim30$ mg,约 50% 存在于肌肉中,其余的主要在心、肝、肾和脑组织中。如果膳食中缺乏硫胺素,$1\sim2$ 周后人体组织中的硫胺素含量就会下降。如果摄入量超过生理需要量,则会通过尿排出体外,所以需要每天从食物中摄取。

维生素 B_1 在能量代谢,特别是碳水化合物代谢中发挥重要的作用,其生理功能具体体现在:

①构成重要的辅酶,维持体内正常的糖代谢和能量代谢　焦磷酸硫胺素在体内参与 α-酮酸的氧化脱羧反应,对糖代谢和能量代谢十分重要。TPP 还参与磷酸戊糖代谢,可影响体内脂肪酸与非必需氨基酸等一些重要物质的合成。

②抑制胆碱酯酶的活性,促进消化　维生素 B_1 有抑制胆碱酯酶活性的作用,维生素 B_1 缺乏时胆碱酯酶活性增高,乙酰胆碱(神经递质之一)水解加速,使神经传导受到影响,可造成胃肠蠕动缓慢,消化道分泌减少,食欲不振、消化不良等障碍。

③维护神经系统及心脏正常功能　正常情况下,神经组织的能量主要靠糖的氧化来供应。TPP 参与糖类的中间代谢和能量代谢,若机体维生素 B_1 不足,糖代谢受阻,丙酮酸和乳酸等在机体内积累,造成神经组织供能不足,对神经组织造成损伤,可出现相应的神经肌肉症状,如多发性神经炎、肌肉萎缩和水肿,严重时可影响心肌和脑组织的结构和功能。

过量的维生素 B_1 很容易从肾脏排出,故很少见维生素 B_1 中毒的报告。

(3)供给量与食物来源

维生素 B_1 的需要量与能量代谢密切相关,需要量与能量消耗呈正比,所以一般硫胺素的供给量按照能量的总摄入量推算。当人体大量摄取糖类时,对它的需要量也随之增大。每 4 180 kJ(1 000 kcal)能量成人需要维生素 $B_1$0.5 mg,老人和儿童需要维生素 $B_1$0.5$\sim$0.6 mg。但是,能量摄入不足 8 000 kJ/d 的人,其维生素 B_1 摄入量不应低于 1 mg。

我国目前认为用每天所需摄入量(mg)表示比用每 1 000 kcal 所需摄入量(mg)更好,原因是维生素 B_1 参与糖代谢和某些氨基酸代谢,但不参与脂肪和其余蛋白质的代谢,而在实际应用中,划分三大产能营养素在能量代谢中的界线是很困难的。中国居民膳食维生素 B_1 的推荐摄入量(RNI):成年男性为 1.4 mg/d,成年女性为 1.2 mg/d,孕早期为 1.2 mg/d,孕中期为 1.4 mg/d,孕晚期和乳母为 1.5 mg/d,儿童依年龄而异。1 岁以上各人群维生素 B_1 的 UL 值为 50 mg/d。

维生素 B_1 广泛存在于天然食物中,含量随食物种类而异,且受到收获、加工、贮存、烹调等条件的影响。酵母、豆类、肉类(特别是瘦猪肉)、葵花籽、花生都含量丰富,其次是谷物、蛋类、动物肝脏、杂粮,含量较少的有鱼类、蔬菜、水果。日常膳食中维生素 B_1 主要来自谷类食物,但多存在于胚芽和外皮部分,碾磨过于精细、淘洗过度或烹调中加碱都会造成维生素 B_1 的大量损失。维生素 B_1 是水溶性维生素,在果蔬的清洗、整理、烫漂和沥滤中均有损失。

2.维生素 B_2(核黄素)

维生素 B_2 是带有一个核糖醇侧链的异咯嗪类的衍生物。

(1)理化性质

维生素 B_2 为橙黄色针状结晶,带有微苦味,虽然属于水溶性维生素但微溶于水,在 27.5 ℃下,溶解度为 12 mg/100 mL,其水溶液呈现黄绿色荧光,在碱性溶液中容易溶解。较耐热,不易受空气中氧的影响。在中性和酸性条件下较稳定,但在碱性环境中受热易被破坏。

在任何酸、碱溶液中维生素 B_2 均易受可见光,特别是紫外线破坏。游离型维生素 B_2 的光降解作用比结合型更为显著。牛奶中的维生素 B_2 有 $40\%\sim80\%$ 为游离型,将牛奶暴露于强阳光下 2 h 可损失 50% 以上的维生素 B_2,即使在阴天也可失去 $10\%\sim30\%$,其破坏程度随温度和 pH 增高而增加,所以牛奶宜避光保存。

膳食中的维生素 B_2 大多数为结合型,对光比较稳定,因此,在大多数食品加工条件下都很稳定,损失较少。在蔬菜罐头中,它是水溶性维生素中相当稳定的一种。某些情况下,产品中维生素 B_2 含量比原料高,其原因是原料中与蛋白质结合的核黄素在热加工过程中可能游离出来。

(2)生理功能

膳食中的大部分维生素 B_2 以黄素单核苷酸(FMN)和黄素腺嘌呤二核苷酸(FAD)的形式与蛋白质形成复合物。进入胃后,在胃酸的作用下,释放出游离型维生素 B_2。维生素 B_2 可少量贮存于肝、脾、肾中,但身体贮存维生素 B_2 的能力有限,大剂量摄入并不能无限地增加其吸收,多余的部分很快通过尿排出体外,因此需每日从膳食中补充。成人体内的核黄素可满足机体 $2\sim6$ 周代谢的需要。

据目前所知,维生素 B_2 尚没有出现毒性的报道。

维生素 B_2 在人体内以黄素腺嘌呤二核苷酸的形式作为多种黄素酶的辅酶,参与氧化还原反应,同时参与维生素 B_6、烟酸的代谢。维生素 B_2 的主要生理功能归纳如下:

①参与体内生物氧化与能量代谢　维生素 B_2 在人体内以 FAD、FMN 与特定的蛋白质结合生成黄素酶。黄素酶在生物氧化中起传递氢的作用,催化氧化还原反应,在呼吸链的能量产生中发挥十分重要的作用。

②参与维生素 B_6 和烟酸的代谢　FAD 和 FMN 作为辅基参与色氨酸转化为烟酸,维生素 B_6 转化为磷酸吡哆醛的过程,是 B 族维生素协调作用的一个典范。维生素 B_2 与维生素 B_6 协同作用,效果最好。

③具有抗氧化活性　FAD 作为谷胱甘肽还原酶的辅酶,参与体内的抗氧化防御系统中。

另外,维生素 B_2 还在氨基酸和脂肪氧化、嘌呤碱转化为尿酸、芳香族化合物的羟化、蛋白质与某些激素的合成以及促进人体对铁的吸收、贮存,预防缺铁性贫血中发挥重要作用。

摄入不足和酗酒是维生素 B_2 缺乏最常见的原因,若机体缺乏维生素 B_2,常见的是口腔-生殖系统综合征。由于维生素 B_2 参与维生素 B_6 和烟酸等的代谢,在严重缺乏时常混有其他 B 族维生素的缺乏。

(3)供给量与食物来源

维生素 B_2 是氧化还原酶系统的组成部分,推断其需要量与能量代谢有关,维生素 B_2 需要量应随能量的供给量而改变,并且与维生素 B_1 一样,以每 1 000 kcal 能量所需毫克数表示,一般成人按 0.5 mg/1 000 kcal 供给。但是目前均以每天所需摄入的毫克数表示。

维生素 B_2 需要量还与蛋白质的供给量、机体代谢状况有关,生长迅速的儿童、创伤恢复的患者、孕妇和乳母需增加维生素 B_2 的摄取量。在寒冷或高原环境生活,在疾病、应激等情况下,需要不同程度地增加维生素 B_2 的摄取量。

膳食模式对维生素 B_2 的需要量有一定的影响。高蛋白、低碳水化合物膳食或高蛋白、高脂肪、低碳水化合物膳食增加机体对维生素 B_2 的需要量,低脂肪、高碳水化合物膳食降低机体对维生素 B_2 的需要量。

中国居民膳食维生素 B_2 的推荐摄入量（RNI）：成年男性为 1.4 mg/d，女性为 1.2 mg/d，孕早期为 1.2 mg/d，孕中期为 1.4 mg/d，孕晚期和乳母为 1.5 mg/d，儿童依年龄而异。

维生素 B_2 的良好来源是动物性食物，特别是酵母、动物内脏、奶类、蛋类含量较高；植物性食物中以豆类、发芽种子（如豆芽）以及绿叶蔬菜含量较高。一般蔬菜中的含量较低。粮谷类中维生素 B_2 主要分布在谷皮和胚芽中，其含量与其加工精度有关，加工精度较高的粮谷类含量较低。由于我国膳食以植物性食物为主，维生素 B_2 缺乏是较为普遍的问题。

3. 烟酸（尼克酸）

烟酸又名维生素 PP、维生素 B_5、抗癞皮病因子，是具有烟酸生物活性的吡啶-3-羧酸衍生物的总称。烟酸包括两种物质，一种是烟酸，也叫尼克酸，另一种是烟酰胺，也叫尼克酰胺。烟酸及烟酰胺都是吡啶的衍生物，在体内的主要形式是具有生理活性的烟酰胺。

（1）理化性质

烟酸为无色针状结晶，味苦，烟酰胺晶体为白色粉末，两者均溶于水及乙醇，不溶于乙醚。烟酸是最稳定的维生素之一，能耐热、光和氧，酸、碱条件下也不易被破坏。一般加工烹调损失极小，但会随水流失。烹调时，烟酸在混合膳食中损失的量通常为 $15\% \sim 25\%$。

（2）生理功能

烟酸主要是以辅酶的形式存在于食物中，经消化后在小肠吸收。吸收后在体内转变为烟酰胺，成为脱氢酶酰胺腺嘌呤二核苷酸（辅酶Ⅰ、CoⅠ或 NAD^+）和烟酰胺腺嘌呤二核苷酸磷酸（辅酶Ⅱ、CoⅡ或 $NADP^+$）的组成成分，广泛分布于人体内，但不能贮存，在体内经代谢后以 N-甲基烟酰胺的形式从尿中排出，需每日从食物中摄取以防止缺乏。

烟酸生理功能有：

①烟酸在体内以烟酰胺形式构成辅酶Ⅰ或辅酶Ⅱ。它是生物氧化中重要的电子载体或递氢体，在代谢中起重要作用。需要辅酶Ⅰ、Ⅱ的脱氢酶有数百种，以 NAD^+ 为辅酶的脱氢酶主要参与呼吸作用，即参与从底物到氧的电子传递作用的中间环节。而以 $NADP^+$ 为辅酶的脱氢酶类，主要将分解代谢中间物上的电子转移到生物合成反应中所需要电子的中间物上。它们是脂肪和糖类转变成能量时不可缺少的物质，参与糖酵解、脂类代谢、丙酮酸代谢、戊糖的生物合成和高能磷酸键的形成等。

②烟酸作为葡萄糖耐量因子的重要成分，具有增强胰岛素效能的作用（游离型烟酸无此作用）。

③保护心血管、维护消化系统及神经系统的正常功能。

烟酸缺乏时，代谢物中氢无法正常传递，可引起癞皮病，维生素 PP 的名称即从 Pellagra Preventative 两个英文单词的第一个字母而来，典型症状为皮炎、腹泻和痴呆。但癞皮病与脚气病有所不同，前者多影响中枢神经系统，而后者以周围神经为主。烟酸缺乏常与维生素 B_1、维生素 B_2 缺乏以及其他营养素缺乏同时存在。

目前尚未见到因从天然食物中摄入烟酸过多对机体产生负面影响的报道。

（3）供给量与食物来源

人体所需烟酸的一部分可由色氨酸在体内转变而来，平均 60 mg 色氨酸转变为 1 mg 烟酸（需维生素 B_2、维生素 B_6 参与，转换能力因人而异）。烟酸总供给量由外源性食物和内源性部分（色氨酸转变）组成。

烟酸与硫胺素和核黄素一样，其需要量与能量的消耗量有密切关系。能量消耗增加时，烟酸需要量也增多,因此烟酸需要量常以每消耗 1 000 kcal 能量需要烟酸的毫克数表示,有人建议人体每日供给量按 6.6 mg/1 000 kcal 供给。

膳食中的烟酸可用烟酸当量(NE)来计算,为烟酸及由色氨酸转化而来的烟酸之和,即:

$$烟酸当量 NE (mg) = 烟酸(mg) + 1/60 色氨酸(mg)$$

中国居民膳食烟酸的 RNI 约为硫胺素的 10 倍,分别为:男性 18～49 岁为 15 mgNE/d,50～79 岁为 14 mgNE/d,80 岁以上为 13 mgNE/d,女性 18～64 岁(含孕妇)为 12 mgNE/d,65～79 岁为 11 mgNE/d,80 岁以上为 10 mgNE/d,乳母为 15 mgNE/d,儿童依年龄而异。成人 UL 值为 35 mgNE/d。

烟酸广泛分布于动、植物性食物中,但大多数含量不高。动物性食物以烟酰胺为主,植物性食物以烟酸为主。烟酸含量丰富的食物有酵母、金枪鱼、动物内脏、瘦肉、比目鱼、蘑菇、豆类、花生等。乳、蛋的烟酸含量虽很低,但色氨酸含量丰富,在体内可转化为烟酸。

谷类中烟酸多数存在于谷皮中,但受到加工精度的影响而有所减少,其麸皮中含有结合型烟酸,不能被人体直接利用,这种结合型烟酸可在碱性条件下分解为游离型被释放出来。

玉米中虽然含有较多的烟酸,但玉米中所含烟酸约 70% 为结合型烟酸,不能被人体直接利用。

4. 维生素 B_6

维生素 B_6 是一组含氮化合物,都是吡啶的衍生物,主要以吡哆醇、吡哆醛、吡哆胺三种天然形式存在。它们可以相互转变,都具有维生素 B_6 的活性,且同等有效,以磷酸盐的形式广泛分布于动、植物体内。

(1)理化性质

维生素 B_6 为白色结晶,易溶于水及乙醇,微溶于有机溶剂,维生素 B_6 的三种形式都对热、氧稳定。在酸性溶液中稳定,但在碱性溶液中易被破坏,对紫外线敏感。

(2)生理功能

食物中维生素 B_6 多以 5-磷酸盐的形式存在,吸收速度较慢,在人体由磷酸酶水解后在小肠被吸收,以辅酶的形式存在于组织中,肝脏和肌肉组织中含量较高。最终代谢物为无活性的吡哆酸,从尿中排出,也可经粪便排出少量。

维生素 B_6 是机体中很多酶系统的辅酶成分,参与近百种酶系的代谢反应,故有人称之为"主力维生素",其主要的生理功能有:

①在体内主要以 5-磷酸吡哆醛(PLP)的活性形式作为许多酶的辅酶,这些生化功能涉及氨基酸的代谢,糖原与脂肪酸的代谢,一碳单位、维生素 B_{12} 和叶酸盐的代谢,烟酸的形成,神经递质如 5-羟色胺合成等多方面。

②免疫功能。磷酸吡哆醛可以通过参与一碳单位代谢而影响到免疫功能,维生素 B_6 缺乏将损害 DNA 的合成,这个过程对维持适宜的免疫功能是非常重要的。

维生素 B_6 在食物中分布比较广,在一般情况下人体不易缺乏,人体缺乏的主要原因是食物供应不足或吸收不良、因服用某种药物使维生素 B_6 失去活性或排泄增多、酗酒等。维生素 B_6 缺乏以贫血、神经症状和皮炎为主要特征,可导致皮炎、舌炎、抽搐等症状。婴幼儿缺乏的影响比成人大,主要表现为生长停滞和癫痫样惊厥,严重者智力减退。单纯的维生素 B_6 缺乏比较少见,常伴有多种 B 族维生素的缺乏。

维生素 B_6 的毒性相对较低,从食物中摄入大量维生素 B_6 没有副作用。

（3）供给量与食物来源

由于维生素 B_6 与蛋白质的代谢密切相关,所以维生素 B_6 供给量随蛋白质摄入量的增加而增加,其适宜比值为 0.016 mg 维生素 B_6/g 蛋白质。肠道细菌可合成一部分维生素 B_6,某些药物如异烟肼作为维生素 B_6 的拮抗剂可影响其需要量。中国居民膳食维生素 B_6 的适宜摄入量（AI）:18～49 岁为 1.4 mg/d,50 岁以上为 1.6 mg/d,孕妇为 2.2 mg/d,乳母为 1.7 mg/d。成人 UL 值为 100 mg/d。

几乎所有的食物都含有维生素 B_6。在酵母、白色肉类(如鸡肉和鱼肉)、瘦肉、动物肝脏、豆类、蛋及蔬菜中含量较多,柑橘、香蕉中含量丰富。吡哆醇主要来自植物性食物,吡哆醛和吡哆胺则来自动物性食物,大多数的生物利用率相对较低,动物性来源的食物利用率要优于植物性食物,且较易吸收。

5.叶酸(蝶酰谷氨酸)

叶酸是含有蝶酰谷氨酸结构的一类化合物的通称,由蝶呤啶、对氨基苯甲酸和谷氨酸结合而成。因最早于 1941 年从菠菜叶中分离出来而得名。

（1）理化性质

叶酸为黄色晶体,微溶于热水,不溶于乙醇、乙醚等有机溶剂。叶酸的钠盐极易溶于水。在酸性溶液中温度超过 100 ℃ 即被分解,而在中性和碱性溶液中对热稳定,100 ℃ 以下受热 1 小时也不会被破坏。叶酸在光照的条件下易被分解,特别是紫外线,常温下保存也有很大的损失。

叶酸的蝶呤啶可被还原生成二氢叶酸(FH_2)或四氢叶酸(FH_4)。FH_2 或 FH_4 在空气中易氧化降解,FH_4 在中性溶液中也易氧化,FH_2 在酸性溶液中比在碱性溶液中易氧化,还原剂如硫醇、半胱氨酸或维生素 C 可阻止氧化。叶酸的钝化过程主要是氧化,其氧化破坏与维生素 C 的破坏相平行,食物加工和贮存中添加维生素 C 可保护叶酸。

食物的 pH 一般多在中性或偏酸性范围,故叶酸在烹调加工时易被破坏。有资料称食物中的叶酸经烹调加工后损失率可高达 50%～90%,在室温下蔬菜贮藏三天后叶酸损失 50% 以上。

（2）生理功能

食物中叶酸多以蝶酰谷氨酸形式存在,摄入后被水解为单谷氨酸叶酸的游离体,与叶酸结合蛋白结合,在小肠被吸收。维生素 C 和葡萄糖可促进叶酸吸收。锌作为叶酸结合酶的辅助因子,对叶酸的吸收亦起到重要作用。乙醇和某些药物会影响叶酸的吸收。

叶酸吸收后在维生素 C 和还原型辅酶Ⅱ参与下转变为具有生物活性的四氢叶酸,存在于组织中。成人体内叶酸贮存量为 5～6 mg,肝脏是其主要贮存部位,约占体内叶酸总量的 50%。代谢产物主要通过胆汁和尿排出体外。

叶酸在体内的活性形式是四氢叶酸。四氢叶酸是体内生化反应中一碳单位的传递体或一碳单位转移酶系的辅酶。一碳单位是指某些氨基酸分解代谢过程中产生含有一个碳原子的基团,包括甲基、亚甲基、甲烯基、甲炔基和甲酰基等。一碳单位在生物体内不能以游离形式存在,必须以四氢叶酸为载体。一碳单位作为嘌呤和胸腺嘧啶的合成原料,是氨基酸和核苷酸联系的纽带。

叶酸的主要功能是:

①作为体内生化反应中一碳单位转移酶系的辅酶,起着一碳单位传递体的作用。四氢叶酸在体内很活跃,在许多重要的生物合成中作为一碳单位的载体发挥重要功能。

②对细胞分裂、组织生长具有重要的作用,叶酸作为辅酶参与嘌呤和胸腺嘧啶的合成以及 DNA 和 RNA 的进一步合成,影响正常细胞的分裂、生长。

③叶酸通过蛋氨酸代谢参与磷脂、肌酸、神经介质的合成。

④叶酸参与氨基酸代谢,在甘氨酸与丝氨酸、组氨酸和谷氨酸、同型半胱氨酸与蛋氨酸之间的相互转化过程中充当一碳单位的载体。

⑤叶酸是构成血红蛋白的成分,预防恶性贫血。

一般情况下除膳食提供外,人体肠道细菌能合成部分叶酸,叶酸营养适宜的人,即使膳食中无叶酸摄入,亦可维持3个月不致出现叶酸缺乏症。但当膳食不足或在酗酒情况会导致叶酸缺乏,叶酸严重缺乏会引起巨幼红细胞性贫血症,还与出生缺陷和心血管疾病密切相关。孕妇在早期缺乏叶酸,易引起胎儿神经管发育畸形,如脊柱裂、无脑畸形等,其生出畸形儿的可能性较大。

和其他水溶性维生素一样,超过机体需要的叶酸可从尿中排出体外,但大剂量服用叶酸补充剂可产生毒副作用,如影响锌的吸收、导致机体缺乏锌。另外,由于叶酸缺乏引起的巨幼红细胞性贫血症,和维生素 B_{12} 缺乏的临床表现基本相似,叶酸摄取过多时,会掩盖维生素 B_{12} 缺乏的早期表现而延误维生素 B_{12} 的补充,从而导致神经系统受损。

(3)供给量与食物来源

叶酸除了可从食物中供给外,还可以叶酸补充剂的形式添加,二者的生物利用率不同。食物叶酸利用率仅为50%,叶酸补充剂与膳食混合时的生物利用率为85%,是单纯来自食物的叶酸利用率的1.7倍。所以,美国食物营养委员会(FNB)1998年提出膳食中叶酸的摄入量应以膳食叶酸当量(DFE)表示。膳食叶酸当量的计算公式为:

$$DFE(\mu g)=食物叶酸(\mu g)+1.7×叶酸补充剂(\mu g)$$

中国居民膳食叶酸的 RNI:14 岁以上人群为 400 $\mu g/d$。在妊娠期和哺乳期等特殊阶段,机体对叶酸的需求增加,叶酸的摄入量也应相应增加,孕妇为 600 $\mu g/d$,乳母为 550 $\mu g/d$。叶酸的 UL 成人为 1 000 $\mu g/d$。

叶酸广泛存在于动物性食物和植物性食物中。良好的食物来源有动物肝脏、肾脏、蛋类、绿叶蔬菜、豆类、水果及坚果类等。肠道细菌也能合成一些叶酸。

6. 维生素 C(抗坏血酸)

维生素 C 是一种含有 α-酮基内酯的六个碳原子的酸性多羟基化合物。

天然存在的抗坏血酸是 L-型,而异构体 D-型抗坏血酸基本无生理活性,大约是 L-型抗坏血酸的 10%,常用于非维生素的目的,在食品工业中利用其强还原性作为抗氧化剂添加到食品中。

(1)理化性质

维生素 C 虽然不含有羧基,但内酯环中烯醇式羟基能释放出氢原子,可以和各种金属反应生成盐,也容易氧化成二酮基,形成 L-脱氢抗坏血酸,这种性质使它具有有机酸的性质和强还原性。

维生素 C 为无色无臭的结晶,有酸味,极易溶于水,不溶于脂溶剂。在所有维生素中维生素 C 最易被破坏,在水溶液中性质极不稳定,极易氧化分解,空气、热、光、某些重金属离子(Cu^{2+}、Fe^{3+} 等)、氧化酶和碱性物质可加速维生素 C 氧化破坏。在酸性溶液中较为稳定。

加工处理不当会使食物中维生素 C 的损失很大。在加碱处理或加水蒸煮时流失或破坏较多,而在酸性溶液、冷藏及密闭条件下损失较少。

维生素 C 在组织中有还原型抗坏血酸与脱氢型抗坏血酸两种形式。抗坏血酸易氧化脱氢形成脱氢型抗坏血酸,L-脱氢抗坏血酸在体内有氢体存在时,又能转变为 L-抗坏血酸,两种形式可相互转化,都具有生理活性。L-脱氢抗坏血酸生理活性约为 L-抗坏血酸的 80%。L-脱氢抗坏血酸发生内酯环水解生成二酮基古洛糖酸。二酮基古洛糖酸因反应不可逆而没有生理活性。在维生素 C 的测定中,三者合计称为总维生素 C,L-抗坏血酸和 L-脱氢抗坏血酸合计称为有效维生素 C。

(2)生理功能

食物中维生素 C 进入人体后在小肠被吸收。被吸收的维生素 C 在血浆中主要以游离形式运输,且主要是还原型抗坏血酸,但有 5% 左右以脱氢型抗坏血酸形式运输,然后随血液循环分布到全身所有的水溶性结构中,其中肾上腺、眼晶状体、肝、脾、胰含量高,脂肪组织最低。维生素 C 可转运至细胞内贮存。

维生素 C 的吸收率随摄入量的增加而降低,低剂量几乎完全被吸收,一般每天从食物摄入的抗坏血酸为 20～120 mg,其吸收率为 80%～95%。不能被吸收的抗坏血酸在消化道被氧化降解。

维生素 C 在体内分解代谢的最终产物是草酸,主要通过尿液排出。其排泄量和维生素 C 在血液中的饱和程度有关。当维生素 C 摄入量过多时,组织达到饱和状态,从尿中排出量大,反之当机体处于缺乏状态时,从尿中排出的量相对较少。

维生素 C 的生理功能具体体现在:

①激活羟化酶,促进组织中胶原蛋白的形成　胶原蛋白含有大量的羟脯氨酸和羟赖氨酸,二者为胶原蛋白中特有的氨基酸,它们分别由脯氨酸和赖氨酸羟化形成,维生素 C 能活化脯氨酸羟化酶和赖氨酸羟化酶,此羟化反应必须要有维生素 C 参与。维生素 C 促进细胞间质中的胶原蛋白合成,维护血管、肌肉、骨骼和牙齿的正常生理功能,有利于组织创伤口的愈合。若缺乏维生素 C,胶原蛋白合成受阻,使创伤口愈合延缓,由于毛细血管壁脆弱,通透性增加,会引起不同程度出血。

②参与体内氧化还原反应,是体内一种重要的抗氧化剂　维生素 C 是体内一种重要的自由基清除剂,能保护维生素 A、维生素 E 以及必需脂肪酸等免受自由基侵害,在保护 DNA、蛋白质和维持细胞膜完整性方面起到重要作用。维生素 C 使氧化型谷胱甘肽还原为还原型谷胱甘肽,后者与有毒物质结合排出体外,从而起到解毒作用。

③参与脂肪和类脂特别是胆固醇的代谢　维生素 C 在体内参与肝脏内胆固醇的羟基化作用,能将体内 80% 的胆固醇转变为胆酸排出体外,从而降低血胆固醇的含量;能将沉积在动脉壁上的胆固醇除掉;增加血液中高密度脂蛋白的含量,对预防动脉粥样硬化和保护心血管有一定作用。

④促进生血机能　维生素 C 作为强还原剂能促进肠道 Fe^{3+} 还原为 Fe^{2+},有利于非血红素铁的吸收,并促进运铁蛋白的铁转移到器官铁蛋白中,以利于铁在体内的贮存。抗坏血酸还促进无活性的叶酸生成有活性的四氢叶酸,对预防缺铁性贫血和巨幼红细胞性贫血有较好的效果。

⑤提高机体免疫力和应激能力　维生素 C 可以提高免疫细胞抗病能力。当维生素 C 缺乏时,气管、支气管上皮细胞抗病能力就会降低。维生素 C 能清除自由基、阻断致癌物如亚硝胺的形成、刺激免疫系统等,可降低胃癌以及其他癌症的危险性;维生素 C 参与胶原蛋白的合成,维持了细胞间质的正常结构,给癌细胞的生长蔓延筑起屏障;维生素 C 还能减轻抗癌药物的副作用,对防治癌症有一定效果。

⑥其他　维生素 C 参与酪氨酸的代谢和神经递质的合成,维生素 C 在胃中形成一种酸介质,防止生成不溶性钙络合物,以利于钙的吸收。

维生素 C 严重缺乏可引起坏血病。

（3）供给量与食物来源

中国居民的膳食维生素 C 的 RNI:14 岁以上人群为 100 mg/d,孕早期为 100 mg/d,孕中、晚期为 115 mg/d,乳母为 150 mg/d。UL 值 14 岁以上为 1 000 mg/d。

维生素 C 主要存在于新鲜蔬菜和水果中,深色蔬菜如辣椒、茼蒿、菠菜、韭菜、花菜、苦瓜等含有丰富的维生素 C;水果中以柑橘、橙、鲜枣、山楂、柠檬、猕猴桃、草莓、番石榴等含量丰富。动物性食物中一般较少。

四、食品加工技术对维生素的影响

食品加工技术有多种,常见的几种食品加工操作有清洗与整理、烫漂、冷冻、脱水、热加工、辐射、常温贮存和低温贮存以及碾磨等。在食品加工过程中损失一些维生素是不可避免的。例如水果和蔬菜收获后,维生素 C 就开始降解,在持续的贮存过程中,维生素 C 稳步降解。由于各种维生素的性质不同,加工条件与方法不同,食品中维生素的损失情况也不相同。

维生素本身对操作条件的敏感性是重要的因素。导致维生素损失的主要外界因素有:pH、光或辐射、加热的温度和时间、氧气的氧化、水分含量、金属离子与酶的作用,以及上述诸因素的综合作用。通常水溶性维生素特别是维生素 B_1、维生素 B_2 及维生素 C,在清洗和烫漂过程中容易造成营养流失,脂溶性维生素特别是维生素 A、维生素 D、维生素 E 在加工和贮存过程中容易被氧化。

此外,食品加工对某些食品所含维生素的利用有一定的优势。例如某些情况下,加工提高了脂溶性营养成分的提取率,如 β-胡萝卜素和番茄红素;鲜鱼和甲壳类体内有一种能破坏维生素 B_1 的酶——硫胺素酶,此酶可被热钝化,加热可增加其利用性;热加工使食物中维生素 B_2 从原来的结合状态转变为游离状态,提高了维生素 B_2 的含量;发芽和发酵可增加食品中维生素 C 的含量。

1.清洗与整理

果蔬清洗时一般很少有维生素的损失。但是应注意防止挤压和碰撞,以免引起酶促褐变和损害;也应该尽量避免切后再洗,造成水溶性维生素丢失,主要是它们溶于水而流失。例如将菜心切段浸泡清洗后,维生素 C 损失可高达 70%。

动、植物性食物不同的部位,其维生素的含量不同。蔬菜一般叶子含量最高,水果以表皮维生素含量最高。动物性食物的维生素主要存在于内脏器官、脂肪组织。因此,在加工前对原料的整理或去皮等可造成一定的维生素丢失。通常这类维生素的损失并非食品加工本身所固有的特性,它们在膳食中的作用并不重要。

2.烫漂

烫漂是食品加工中一种常见的方法,大多数的水果和蔬菜在装罐、冷冻及脱水前都需要烫漂,烫漂可以使食品中的酶系统失去活性,去除组织中的气体,避免风味和色泽劣变,并防止以后加工和贮存时维生素的损失。但是在烫漂处理中水溶性维生素进入水中可能会导致维生素的损失严重,主要是由沥滤和热破坏所致。损失程度与烫漂时间和温度、烫漂类型及冷却方法等因素相关。通常高温短时间对保护维生素有利,烫漂时间越长,损失越大。用蒸气、微波进行烫漂,不需要把食物浸到水中,可以大大减少维生素的损失。一般情况下,烫漂中水溶性维生素的损失可达 60%。蒸气烫漂后用空气冷却可使这一损失减到 5%～10%。

3. 冷冻

冷冻通常被认为是长期保藏食品的最好方法之一,在加工工艺上包括预冻结、冻结、冻藏和解冻。冷冻食品的维生素损失通常较小。但是在整个冷冻期间水溶性维生素可发生中等甚至大量的损失,这些损失主要来自烫漂、长期冻藏和解冻。在持续的贮存过程中维生素 C 持续降解,如甘蓝和菠菜,在 −20～−18 ℃贮藏 1 年后平均损失 20%～50%。冷冻绿蕨菜在 10个月的贮藏中,硫胺素没有显著的变化,核黄素和尼克酸变化很大。

冻结期间维生素的损失一般认为很小。冻藏期间食品所含维生素可有大量损失,尤其是维生素 C,冻藏温度对维生素 C 的影响很大。温度在 −18～−7 ℃范围内,温度上升10 ℃可能使维生素降解速度大幅增加,如桃和草莓达 30～70 倍,因此,冻藏温度应在此温度范围外,在 −18 ℃以下冻藏可较好地保持食品的原有品质,同时可有适当的贮存期。解冻期间,水溶性维生素随解冻时的渗出物流失,其损失量随汁液流失的量呈正比,主要损失的是 B 族维生素。

大多数水果在以推荐的方式加工时,在整个冷冻期间维生素 C 的损失低于其原来含量的30%。与冷冻相比,罐装食品维生素 C 损失较小,其原因是罐藏创造了无氧环境,维生素 C 在无氧状态下损失小,如素铁罐葡萄柚瓣在 −18 ℃贮存 9 个月维生素 C 损失 4%。冷冻水果的损失主要是维生素 C 转移到解冻时的渗出物中所致。

4. 脱水

脱水是食品保藏的主要方法之一,其原理是脱除食品水分、抑制微生物的腐败。在加工工艺上包括清洗、整理、烫漂、浓缩、干燥等过程。

工艺上有许多不同的食品脱水或干燥的方法。维生素在脱水中的损失可以很低,也可以几乎完全被破坏。这与脱水前的加工处理和所用脱水方法密切相关。

在脱水干燥过程中,维生素 C 对加工温度和氧非常敏感,是脱水时最不稳定的维生素。维生素 C 只有在干燥状态下才较稳定,故快速干燥时维生素 C 的保留量远大于缓慢干燥。

B 族维生素中维生素 B_1 对温度最敏感,在中性和碱性条件下稳定性差。脱水干燥时维生素 B_1 损失与成品水分含量有关,水分高则损失大。维生素 B_2 和维生素 B_{12} 对紫外线敏感,故日光干燥对维生素 B_2、维生素 B_{12} 的破坏严重。水溶性维生素在不同的脱水干燥方法下都有一定程度的损失,但烟酸是个例外,烟酸在脱水过程中无明显损失。

维生素 A、维生素 E 和胡萝卜素都不同程度地受脱水影响,而维生素 D 是最稳定的维生素之一,在脱水过程中损失很小。

传统的干燥方法是借助阳光、风或热等去除所含水分而干燥。由于维生素 A、维生素 C容易氧化,氧气、日晒等其他环境条件使它们在脱水时都不稳定,维生素 C 的损失量为 10%～50%,维生素 A 的损失量为 10%～20%。

喷雾干燥由于减少了热处理强度,因此维生素保存得更多,但水溶性维生素也有一定程度的损失，B族维生素中维生素 B_1 对温度最敏感，在喷雾干燥时乳中维生素 B_1 损失约 5%，乳和蛋中维生素 A 和维生素 D 的损失很小。

真空干燥和冷冻干燥由于在低温和无氧条件下进行，因此对维生素 C 不产生影响，鸡肉、猪肉和牛肉的维生素 B_1 损失平均约 5%。胡萝卜在冷冻干燥时总 β-胡萝卜素损失约 20%。

5. 热加工

热加工是食品加工中最常见的一种方法，包括烹调、烫漂、巴氏消毒和杀菌等。热加工过程是导致维生素损失的最重要因素，其损失程度取决于维生素的种类、食品的种类、热加工的温度和时间、传热速度、食品的 pH、氧和金属离子催化剂等因素。

各种维生素对热的稳定性不同，水溶性维生素比脂溶性维生素对加工过程中的高温更敏感，其中维生素 C 与维生素 B_1 对热最不稳定，在热加工中损失最多。在一般加热条件下，维生素 A、维生素 D、维生素 B_2、维生素 B_6、烟酸不易损失。

罐藏中，所有的关于热加工对维生素 C 的影响的报道都表明，在商业热加工条件下维生素 C 含量下降：白芦笋、扁豆和番茄的损失在 25%～30%（干重），蘑菇的损失大约为 41%（干重）；在热加工中维生素 B_1 的含量下降很多，其降解程度取决于产品本身特性。

维生素 B_2、烟酸等通常较稳定，但也可能有一定损失。罐藏中维生素 B_2 的保留量远远高于维生素 B_1。研究显示，蘑菇和扁豆维生素 B_2 的保留量为 68%，芦笋、甜马铃薯和桃子的保留量为 95% 或以上。

罐藏蔬菜比等量的新鲜蔬菜维生素 B_6 的含量少 55%～57%。罐装甜菜叶酸损失为 30%。

加热时间越长，加热温度越高，维生素 B_1、维生素 B_2、维生素 C 的损失越大。科学合理的加工工艺可保存一定量的维生素，如在罐头生产中，高温短时技术较低温长时技术能更多地保存维生素；苹果在加热时大部分维生素 C 遭受破坏，但若在盐水中长时间浸渍，氧气就会被呼吸作用消耗掉，再用于生产苹果罐头时其维生素 C 几乎未遭受损失。目前人们多采用高温短时加热、搅动高压蒸气灭菌和降低容器的含氧量等方法，尽量把营养素的损失减到最小。

此外，某些情况下，热加工提高了维生素的含量，如糖水橘子和浆果罐头杀菌后，不仅能保存原来的维生素 B_2 的含量，而且还能使它从原来的结合状态转变为游离状态。鱼类罐头维生素 B_2 的含量较原料有增加，其原因也是在热加工中将原来与蛋白质结合的维生素 B_2 游离出来。

6. 辐射

辐射是新发展起来的保藏方法，将辐射正式规定为食品的一种加工手段只有几十年的历史。辐射是利用原子能射线如 ^{60}CO 等辐射能量对食品原料及其制品进行杀菌、杀虫、抑制发芽和延迟成熟等处理。辐射与热加工的性质相同，由于食品辐射时温度基本不上升，可保留较多营养素，因此，辐射杀菌被称为冷杀菌。通常应用时辐射剂量都在 10 kGy 以下，已经确认任何食品辐射的总剂量不超过 10 kGy 都是安全的。

辐射对维生素有一定的影响，其损害程度随剂量的增大而加大。水溶性维生素对辐射的敏感性取决于辐射剂量、维生素存在状态、温度、氧气、食品成分及水分含量等因素。纯维生素溶液对辐射很敏感，在食品中有一些成分（包括维生素）对维生素有保护作用，烟酸对维生素 C

有保护作用,维生素 C 和维生素 E 可使 β-胡萝卜素的破坏减少,而自由基、过氧化物和羰基可与维生素反应起到破坏作用。

水溶性维生素中以维生素 C 对辐射敏感性最强,但食品在冷冻状态下辐射时维生素 C 破坏少。其原因是在水溶液中维生素 C 可以与水受辐射分解出的自由基发生反应,而在冷冻状态下,水分子的自由基流动性较小。维生素 B_1 是 B 族维生素中对辐射最不稳定的维生素。同样,它在冷冻状态下破坏少。其他水溶性维生素如维生素 B_2、叶酸等对辐射比较敏感,烟酸对辐射很不敏感。

一般而言,辐射对维生素的破坏程度与受热加工时相当。水溶性维生素对辐射的敏感性从大到小的顺序依次是:维生素 B_1、维生素 C、维生素 B_6、维生素 B_2、叶酸、维生素 B_{12}、烟酸。脂溶性维生素对辐射也敏感,其中以维生素 E 最敏感。脂溶性维生素对辐射的敏感性从大到小的顺序依次是:维生素 E、维生素 A、维生素 D、维生素 K。

7. 常温贮存和低温贮存

新采摘的水果和蔬菜能最大限度地为人们提供营养物质,因此贮存时间不宜太长。但是由于季节和地区的原因,有些水果和蔬菜只能经过加工和贮存后再消费。贮存对新鲜和加工食品营养价值的影响越来越受到重视。

食品原料在贮藏过程中维生素的含量会发生明显的变化,主要原因是维生素参与物质的代谢,随着酶的降解而变化,降低或失去生物活性。贮存对营养价值的影响与贮存温度、时间和方式等因素有关,尤其是温度最重要。其他因素如空气、光照和包装等对某些食品也很重要。

贮存温度对营养价值的影响显著。在 27 ℃贮存,对某些维生素,特别是维生素 C 和维生素 B_1 不利。高温贮存的影响随产品性质的不同而异,对酸性食品的影响比非酸性食品更为显著。有资料表明,新鲜豌豆在室温下贮存一周维生素 C 损失 50%,新鲜菠菜在室温下贮存不到 4 天维生素 C 损失 100%。罐装番茄和桃子在室温下贮存 6～18 个月维生素 B_1 损失显著,罐装绿豆损失较小。菠菜在 4 ℃贮存 3 周维生素 B_1 损失 46%,绿色豌豆在同样条件下维生素 B_1 损失干重的 23%。几乎每种罐头食品在 10～18 ℃贮存两年,各种营养素的保存率都大于 80%。核黄素和胡萝卜素受贮存的影响较小。烟酸在贮存时几乎不受损失。贮存中维生素 B_6 损失很少。研究表明,马铃薯在 4.4 ℃环境中贮存 6 个月其维生素 B_6 几乎没有损失。

8. 碾磨

碾磨是谷类特有的加工方法。谷类主要包括小麦、稻谷、玉米、小米、高粱、大麦、燕麦等。碾磨本身对整个谷类颗粒和随后的面粉的营养成分影响很小,如全麦粉的营养成分与原粮基本相同。谷物的糊粉层和胚芽中维生素含量丰富。B 族维生素主要分布在糊粉层,糊粉层中维生素 B_1 占到总量的 32%、维生素 B_2 为 37%、维生素 B_5 为 82%。

小麦、稻谷等谷类的加工程度与维生素的保存率有密切关系,加工程度越精,维生素丢失越严重。有实验研究显示,糙米、一次抛光米、二次抛光米中维生素 B_1 的含量(以 $\mu g/g$ 为单位)分别为 4.12、3.56 和 0.96;维生素 B_2 的含量分别为 0.423、0.388 和 0;维生素 B_6 的含量分别为 20.2、10.2 和 3.9;维生素 E 的含量分别为 22.8、6.3 和 2.8。

总之,食品加工期间可使维生素有一定的损失。但使用先进的加工手段,如将乳的低温长时间巴氏消毒改为高温短时或超高温瞬时灭菌,用微波烫漂代替蒸气、沸水烫漂,选用冷冻干燥等,则可大大减少维生素的损失。维生素 C 与维生素 B_1 容易溶于水,对热最不稳定,如果它们在食品加工中保存很好,则可认为其他维生素保存也好。食品的组成成分对维生素的稳定性有很大影响,当有氧化脂类存在时,维生素 A、C、D、E 和叶酸特别容易氧化、钝化,当食品为长期保存而采用加热杀菌、脱水、辐射等方法处理时,不稳定的维生素被破坏的程度可能更大。

食品加工含义非常广泛,它涉及各种复杂的物理、化学及生物的因素。维生素的损失除了食品加工因素的影响之外,还受加工前各种因素影响,包括食品原料的品种、成熟度、肥料以及动物的饲养管理和宰后处理等,它们对维生素含量的影响非常复杂。只有详细地了解了各种维生素的稳定性特点后,才能最大限度地避免其损失,保持食品的营养价值。

由于食品加工的复杂性,维生素或其降解产物在复杂的食品中可能相互作用,食品组成成分对维生素都有影响,目前,关于维生素在食品加工时的稳定性尚需做进一步的研究。食品加工技术的不断发展以及对维生素的进一步研究,使最大限度地保存食品的维生素成为可能。

效果评价

通过本任务的学习,你是否掌握了脂溶性维生素和水溶性维生素各自的特点,是否掌握了常见维生素的理化性质,是否理解了维生素与健康之间的关系,是否掌握了维生素的推荐摄入量并合理选择食物,是否理解了几种主要的食品加工方法对维生素的影响?

任务六　矿物质的营养价值评定

微课

通过本任务的学习,做到:
1. 明确矿物质的概念与分类,掌握矿物质的功能和食品的成酸与成碱作用。
2. 掌握主要矿物质钙、铁、锌、硒、碘等的生理作用。
3. 明确主要矿物质的食物来源和推荐膳食参考摄入量。

矿物质的营养价值评定

知识准备

人体重量的 96% 是有机物和水分,其余 4% 则由不同的无机元素组成。人体几乎含有元素周期表中的所有元素,目前已发现有二十种元素是构成人体组织、维持生理功能和生化代谢所必需的。

一、矿物质的概念与分类

1.矿物质的概念

存在于食品中的各种元素中,除碳、氢、氧、氮等主要以有机物的形式存在外,其余各种元素主要以无机物的形式存在,统称为矿物质,也称作无机盐或灰分。它们是维持人体正常生理功能所必需的元素,占人体体重的 4%～5%。

2.矿物质的分类

(1)按矿物质在体内含量和膳食中的需要量的不同,可分为常量元素和微量元素两大类。

①常量元素又称宏量元素,指机体中含量占人体重量 0.01% 以上,每人每日需要量大于 100 mg 的元素。常量元素有钾(K)、钠(Na)、钙(Ca)、镁(Mg)、硫(S)、磷(P)、氯(Cl)七种。常量元素占人体矿物质总量的 60%～80%。

②微量元素又称痕量元素,指机体中含量占人体重量 0.01% 以下,每人每日需要量小于 100 mg 的元素。微量元素在体内存在的量极少,在组织中的浓度只能以 mg/kg 甚至 μg/kg 计。

(2)按照生物学作用,1990 年 FAO/WHO 的专家委员会将微量元素分为必需微量元素、可能必需的微量元素、具有潜在毒性的元素三大类。

①必需微量元素是指人体内生理活性物质、有机结构中的必需成分,必须通过食物摄入,当摄入量减少到某一低限值时,会导致某一种或某些生理功能的损伤。必需微量元素共八种,包括铁(Fe)、碘(I)、锌(Zn)、硒(Se)、铜(Cu)、钼(Mo)、铬(Cr)、钴(Co)。

②可能必需的微量元素。人体可能必需的微量元素共五种,包括锰(Mn)、硅(Si)、镍(Ni)、硼(B)、钒(V)。

③具有潜在毒性的元素是指低剂量时可能具有某些必需功能的元素,不对人体构成威胁,但当食物受到"三废"污染,食品加工设备受到污染时,会随食品进入人体,导致中毒。主要包括氟(F)、铅(Pb)、镉(Cd)、汞(Hg)、砷(As)、铝(Al)、锂(Li)、锡(Sn)。

二、矿物质的特点和功能

1.矿物质的特点

(1)矿物质在体内不能合成,必须每天从食物和饮水中摄取。摄入体内的矿物质经过机体的新陈代谢,每天都有一部分通过粪、尿、汗、头发、指甲及皮肤黏膜脱落而排出体外,因此矿物质必须不断地从膳食中供给。

(2)矿物质在体内分布极不均匀。如钙和磷主要分布在骨骼和牙齿,铁分布在红细胞,碘集中在甲状腺,钴分布在造血系统,锌分布在肌肉组织等。

(3)矿物质相互之间存在协同或拮抗作用。如膳食中钙和磷比例不合适,会影响这两种元素的吸收;过量的镁干扰钙的代谢,过量的锌影响铜的代谢,过量的铜可抑制铁的吸收。

(4)某些微量元素在体内需要量很少,但其生理剂量与中毒剂量范围较窄,摄入过多易产生毒性作用。如硒易因摄入过量引起中毒,因此应注意用量不宜过大。

2.矿物质的生理功能

矿物质不能产生热能,但矿物质在人体内有十分重要的营养生理功能,归纳起来有以下六个方面:

(1)构成机体组织的重要成分

骨骼和牙齿中含有大量的钙、磷、镁,人体内99%的钙、80%的磷存在于骨骼中。骨头硬是因为蛋白质中含有硫、磷等。食物中长期缺乏矿物质,会造成生长发育不良,身材矮小。

(2)为多种酶的活化剂、辅因子或组成成分

如钙是凝血酶的活化剂,锌是多种酶的组成成分。

(3)某些具有特殊生理功能物质的组成部分

某些矿物质元素对机体的特殊生理功能有重要作用,如血红蛋白和细胞色素中的铁分别参与氧的运送和组织呼吸、生物氧化。甲状腺中的碘对于合成甲状腺激素、促进分解代谢等具有特别重要的意义。

(4)维持机体的酸碱平衡及组织细胞渗透压

酸性(氯、硫、磷)和碱性(钾、钠、镁)无机盐适当配合,加上重碳酸盐和蛋白质的缓冲作用,可以维持机体的酸碱平衡;无机盐与蛋白质一起维持组织细胞的渗透压;缺乏铁、钠、碘、磷可能会引起疲劳等。

(5)保持神经、肌肉兴奋性和细胞膜的通透性

钾、钠、钙、镁对维持神经、肌肉兴奋性和细胞膜通透性及所有细胞的正常功能有很重要的作用。如钾和钠可提高神经肌肉的兴奋性,而钙和镁则相反。人体内矿物质不足可能出现许多症状。

(6)改善食品的感官性状与营养价值

矿物质中有很多是重要的食品添加剂,它们对改善食品的感官质量和营养价值具有很重要的意义。例如,多种磷酸盐可以增加肉制品的持水性和结着性,从而对改善其感官性状有利。氯化钙是豆腐的凝固剂,同时还可防止果蔬制品软化。此外,儿童、老人和孕妇容易缺钙,同时儿童和孕妇还普遍容易缺铁,故常将一定的钙盐和铁盐用于食品的强化,借以提高食品的营养价值。

三、食品的成酸与成碱作用

1.食品的成酸与成碱作用概念

在调整食物营养时,仅从营养素平衡的角度考虑对食品的选择是不全面的,还应考虑食物的酸碱性,以维持体内酸碱平衡。在正常状态下,人类的血液和体液都稍偏碱性,pH保持在7.35~7.45,此时人体健康状态最佳。要达到酸碱平衡,首先要从食物的酸碱性说起,食物的酸碱性是由食物经人体消化、吸收、代谢后的产物所决定的。

食品的成酸或成碱作用是指摄入的食物经过消化吸收代谢后变成酸性或碱性"残渣"留在体内的作用。体内成碱性物质只能直接从食物中获取,而成酸性物质既可以来自食物,又可以通过食物在体内代谢产生的中间产物和最终产物提供。

2.成酸性食物和成碱性食物

（1）成酸性食物

成酸性食物通常含有丰富的蛋白质、脂肪和碳水化合物。它们含成酸元素（Cl、S、P）较多，在体内代谢后产生成酸性物质，如肉禽类、蛋类、鱼类、粮食、油脂、花生、白糖、啤酒等。这些食物中的硫、磷含量高，在人体内代谢后形成硫酸、磷酸，会降低血液等的 pH。

（2）成碱性食物

成碱性食物指含有人体内能形成碱的无机盐，如 K、Na、Ca、Mg 等元素丰富，在体内代谢后产生成碱性物质，能阻止血液等向酸性方面变化，如蔬菜、水果、茶类。

（3）中性食物

食物所含的金属元素与非金属元素基本均衡，进入人体后代谢产物的酸碱性基本平衡，称为中性食物，如牛乳、芦笋等。

常见的成酸性食物和成碱性食物见表 1-14、表 1-15。

表 1-14　　　　　　　　　　常见的成酸性食物

名称	灰分酸度	名称	灰分酸度	名称	灰分酸度
猪肉	−5.60	牡蛎	−10.40	面包	−0.80
牛肉	−5.00	干鱿鱼	−4.80	花生	−3.00
鸡肉	−7.60	虾	−1.80	大麦	−2.50
蛋黄	−18.80	白米	−11.67	啤酒	−4.80
鲤鱼	−6.40	糙米	−10.60	干紫菜	−0.60
鳗鱼	−6.60	面粉	−6.5	芦笋	−0.20

表 1-15　　　　　　　　　　常见的成碱性食物

名称	灰分碱度	名称	灰分碱度	名称	灰分碱度
大豆	+2.20	土豆	+5.20	香蕉	+8.40
豆腐	+0.20	藕	+3.40	梨	+8.40
四季豆	+5.20	洋葱	+2.40	苹果	+8.20
菠菜	+12.00	南瓜	+5.00	草莓	+7.80
莴苣	+6.33	海带	+14.60	柿子	+6.20
萝卜	+9.28	黄瓜	+4.60	牛乳	+0.32
胡萝卜	+8.32	西瓜	+9.40	茶（5 g/L 水）	+8.39

通常人们摄取各类食品的比例应适当，以便维持机体正常的酸碱平衡。若肉、鱼等成酸性食物摄食过多，可导致体内酸性物质过多，引起酸过剩并大量消耗体内的固定碱。蔬菜、甘薯、马铃薯及柑橘之类的水果等，由于它们的成碱作用，可以消除机体中过剩的酸，降低尿的酸度，增加尿酸的溶解度，因而减少尿酸在膀胱中形成结石的可能。

应当指出，并非具有酸味的食物是成酸性食物。这些食物中的酸味物质是有机酸类，如水果中的柠檬酸及其钾盐，虽离解度低，但在体内可彻底氧化，柠檬酸可最后生成二氧化碳和水，在体内留下碱性元素，故此类具有酸味的食物是成碱性食物。

四、食品加工对矿物质含量的影响

食品加工时矿物质的变化随食品中矿物质的化学组成、分布以及食品加工的不同而不同。其损失可能很大，也可能由于加工用水及所用设备不同等原因不但没有损失，反而有所增加。

1. 烫漂对食品中矿物质含量的影响

食品在烫漂或蒸煮时，若与水接触，则食品中的矿物质损失可能很大，这主要是因为烫漂后要沥滤。至于矿物质损失程度的差别则与它们的溶解度有关。

2. 烹调对食品中矿物质含量的影响

烹调对不同食品的不同矿物质含量影响不同。烹调过程中，矿物质很容易从汤汁内流失。马铃薯在烹调时的铜含量随烹调类型的不同而有所差别，铜在马铃薯皮中的含量较高，煮熟后含量下降，而油炸后含量却明显增加。

3. 碾磨对食品中矿物质含量的影响

谷类中的矿物质主要分布在其糊粉层和胚组织中，所以碾磨可使其矿物质含量减少，而且碾磨越精，其矿物质损失越多。矿物质不同，其损失率亦有不同。当小麦碾磨成粉后，其锰、铁、钴、铜、锌的损失严重。硒的含量受碾磨的影响不大，仅损失 15.9%。

4. 食品加工对其矿物质含量的影响

食品加工对矿物质含量的影响与多种因素有关，不仅包括加工因素，还包括食品加工前的状况。例如，食品中的碘含量，首先取决于其所处的地理位置，海产品和近海的蔬菜等含有较多的碘，动物食用高碘饲料可使乳制品含碘量增高。食品加工可损失一定量的碘，烫漂和沥滤也可使食品中的碘有所损失，鲜鱼中的碘在煮沸时损失可达 80%，不需与水接触的加工则损失较小。此外，在食品加工中由于加工用水、设备、包装条件以及所用食品添加剂不同，对成品矿物质含量的影响也不同。

五、食品中重要的矿物质

1. 钙

钙是人体内含量最多的矿物质元素之一，占人体总质量的 1.5%～2%。正常成人体内钙的总量为 1 000～1 200 g，其中 99% 集中在骨骼和牙齿中，其余 1% 的钙和柠檬酸螯合，或与蛋白质结合，但大多呈离子状态存在于软组织、细胞外液及血液中，这一部分钙统称为混溶钙池，它与骨骼中的钙维持动态平衡，为维持体内所有的细胞正常生理状态所必需。

（1）钙的吸收与利用

①不利于钙吸收的因素　第一，食物中的草酸与植酸可与钙结合形成难以吸收的钙盐类。膳食中含草酸与植酸较多的有菠菜、芹菜、洋葱、苋菜等。第二，膳食纤维也干扰钙的吸收，膳

食纤维本身不被人体消化吸收,可与钙结合或将钙包裹,使消化液难以发挥作用。第三,脂肪摄入量过高,也不利于钙的吸收,因为过多的脂肪可使大量脂肪酸与钙形成钙皂,随粪便排出。所以,补钙时要避免食物成分的相互作用和影响,以降低钙的损失。第四,碱性药物、饮酒、经常饱食也会干扰钙的吸收。补钙时要注意节食,提倡每餐七八成饱。

②促进钙吸收的因素　第一,酸性条件有利于钙的吸收。钙易溶于酸,遇碱则形成难溶性盐。实际生活中,烹饪时(如做糖醋排骨、糖醋鱼以及炖骨头汤时)加醋可提高钙的吸收利用。第二,维生素 D 可以促进钙吸收。钙的吸收必须有维生素 D 的参与,如果单纯给儿童补钙而不注意服用维生素 D,同样容易得佝偻病。第三,运动与钙也相得益彰,因此,增加室外锻炼,适当晒太阳,接受紫外线照射,也能促进钙的吸收。第四,乳糖及氨基酸能与钙结合形成可溶性盐,促进钙的吸收。第五,蛋白质在一定剂量范围内可促进钙的吸收,但大量的蛋白质摄入会增加钙从尿中的排泄量。

此外,钙的吸收还与食物的钙磷比、人的年龄、性别、机体状况等有关。婴儿膳食钙磷比以2∶1 为宜,其他人群膳食钙磷比以 1~1.5∶1 为好;钙的吸收与机体的需要程度密切相关,同时也受膳食中的钙含量及人的年龄的影响,膳食中钙含量高,其吸收率相对下降;钙的吸收率随年龄的增长而下降,且男性高于女性,肠道蠕动速度太快,会影响钙的吸收。

(2)钙的生理功能

①钙是构成骨骼和牙齿的主要成分　生长期的儿童和少年因体重的变化、骨骼的形状和重量的不断变化,其需要量也不同,13~14 岁时需要量最大。

②维持细胞膜的通透性和完整性　混溶钙池中的钙是维持所有细胞正常生理功能所不可缺少的物质,是细胞生物膜的组成成分,对维持细胞内胶质的完整性及细胞膜的通透性有着重要的作用。

③激活体内某些酶的活性　钙对许多参与合成、转运的酶都具有调节作用,如三磷酸腺苷酶、琥珀酸脱氢酶、脂肪酶以及一些蛋白质分解酶等。

④调节神经和肌肉的兴奋性　血液中钙与钾、钠、镁等保持一定的比例才能维持神经和肌肉的正常兴奋性、神经冲动的传导性以及维持心脏的正常搏动。如血清中钙的浓度降低,则神经和肌肉的兴奋性增加,人体会出现抽搐等现象。而当血清中钙的浓度增加时,则会对神经肌肉的兴奋性产生抑制作用。

⑤钙参与血液的凝固　在凝血酶原转变为凝血酶时,钙起催化剂作用,然后凝血酶将纤维蛋白原聚合为纤维蛋白造成血的凝固。

(3)钙的参考摄入量与食物来源

①参考摄入量　中国居民膳食营养素参考摄入量(2013 版)中规定,中国居民膳食钙的RNI 值(mg/d):18~49 岁为 800,50 岁以上为 1 000,孕早期为 800,孕中期为 1 000,孕晚期为1 000,乳母为 1 000。

钙无明显毒作用,过量的主要表现为增加患肾结石的危险性,并干扰铁、锌、镁、磷等元素的吸收利用。由于目前滥补钙的现象时有发生,为安全起见,我国成人钙的可耐受最高摄入量(UL)确定为 2 g/d。

②食物来源　钙的摄入应考虑两个方面,即食物中钙的含量与吸收率和人体所需的钙来源。各种食物中,乳与乳制品是人体最理想的钙源(每 100 mL 鲜牛乳约含钙 100 mg,含量丰富且吸收率高)。水产品中小虾皮含钙特别多,可以连骨或壳吃的小鱼及一些坚果类含钙也丰富。此外,豆与豆制品、贝壳类、排骨、鸡蛋黄、海带、紫菜也是钙的良好来源。绿叶蔬菜(如油

菜、芹菜叶、雪里蕻)含钙也较多。目前,我国补钙制剂也很多,除葡萄糖酸钙、乳酸钙以外,也有以牡蛎壳或贝壳、珍珠等为原料的钙制剂。

2.铁

铁是体内含量最多的微量元素,也是研究最多和了解最深的人体必需微量元素之一,成人体内含铁 3～5 g,约占体重的 0.004％。体内铁无游离状态,分为功能铁和贮备铁,功能铁约占 70％,大部分存在于血红蛋白和肌红蛋白中,小部分存在于含铁的酶和运输铁中。贮备铁约占 30％,主要以铁蛋白和含铁血黄素的形式存在于肝、脾和骨髓中。生物体内各种形式的铁都与蛋白质结合在一起,没有游离状态的铁离子存在。

(1)铁的吸收与利用

人体铁的来源有两种途径:一是从食物中摄取,二是再次利用血红蛋白被破坏时释放出的血红蛋白铁。人体对铁的吸收率很低,只有 10％～20％。食物中铁的营养价值高低,除铁含量外,还要看铁的生物利用率以及食物中是否有抑制或促进铁吸收的因素存在。影响铁吸收的因素主要有五个方面。

①膳食因素的影响 食物中的铁分为血红素铁和非血红素铁。血红素铁为二价铁,主要存在于动物性食物中(如鱼、肉、动物内脏),是与血红蛋白和肌红蛋白中的原卟啉结合的铁,其吸收率较高,为 15％～25％,且吸收过程不受其他膳食因素的干扰。非血红素铁,又称离子铁、三价铁,主要存在于植物性食物中和奶、蛋中,以 $Fe(OH)_3$ 与蛋白质、氨基酸和有机酸络合,在胃酸的作用下与有机部分分开,还原为亚铁离子后被吸收,吸收率为 3％。

②食物成分 食物中维生素 C、维生素 B_2、某些单糖、有机酸及动物蛋白有促进吸收非血红素铁的作用。谷物和蔬菜的非血红素铁受植酸盐、草酸盐、碳酸盐及纤维素等因素的影响而吸收率较低,咖啡、茶叶的非血红素铁则受鞣酸等因素的影响吸收率也较低。

③食物种类的影响 一般动物性食物中铁的吸收率高于植物性食物,例如牛肉为 22％、牛肝为 14％～16％、鱼肉为 11％,而玉米、大米、大豆、小麦中的铁吸收率只有 1％～5％。所以,如果膳食中植物性食物比例较大时,铁的吸收率就可能达不到 10％。人乳中铁的吸收率最高,可达 49％。存在于动物的含血内脏及肌肉中的血红素铁的吸收率也较高,超过 15％。牛乳、鸡蛋、谷类及蔬菜中铁的吸收率较低,一般不超过 10％。

④生理因素 机体中铁的需要量与贮存量对铁的吸收也有影响。当贮存量多时,铁的吸收率降低;而当贮存量低时,需要量和吸收率均会增加。随着年龄的增长,铁的吸收率下降。生育期的妇女铁的损失比男性大,妇女在月经期共损失铁 15～28 mg,孕妇每日给胎儿提供 1.3 mg铁,再加上胎盘及分娩失血约 175 mg,因此孕妇、哺乳妇女铁的需要量比正常人明显增多。

(2)铁的生理功能

①参与体内氧的运输和组织呼吸过程。铁在体内与蛋白质结合构成血红蛋白、肌红蛋白以及某些呼吸酶,完成体内氧的运输和组织呼吸。过氧化物酶、过氧化氢酶、细胞色素氧化酶等含铁酶类在组织呼吸过程中借助铁离子价数的变化传递电子,促进生物氧化。

②维持正常的造血功能。铁在骨髓造血细胞中与卟啉结合形成高铁血红素,再与球蛋白合成血红蛋白。

③与维持正常的免疫功能有关。免疫功能与体内铁的水平有关,缺铁可引起淋巴细胞的

减少和自然杀伤细胞的活性降低,机体抗感染能力降低。

④对血红蛋白和肌红蛋白起呈色作用,在食品加工中具有重要的作用。

另外,铁还与许多其他重要的功能有关,如催化促进 β-胡萝卜素转化为维生素 A、嘌呤与胶原的合成、脂类从血液中转运以及药物在肝脏解毒等方面均需铁的参与。

(3)铁的参考摄入量及食物来源

①铁的参考摄入量　中国居民膳食营养素参考摄入量(2013 版)中规定,中国居民膳食铁的 RNI 值(mg/d):18~49 岁男性为 12,女性为 20,50 岁以上人群为 12,孕早期为 20,孕中期为 24,孕晚期为 29,乳母为 24。铁的 UL 值(mg/d):1‒3 岁为 25,4~6 岁为 30,7~10 岁为 35,11~13 岁为 40,14~17 岁为 40,18 岁以上人群及孕妇、乳母为 42。

②铁的食物来源　动物肝脏、血、鸡胗、牛肾、大豆、黑木耳、芝麻酱等均含有丰富的铁,瘦肉、红糖、蛋黄、猪肾、羊肾、干果、海带、紫菜、小麦胚芽、啤酒、酵母等也是铁的良好来源。用铁质炊具烹调食物也是铁的一大来源。口服铁制剂主要有硫酸亚铁、富马酸亚铁、葡萄糖酸亚铁、琥珀酸亚铁、枸橼酸铁胺等。

3.碘

人体内含碘 20~50 mg,其中 70%~80%存在于甲状腺组织内,是甲状腺激素合成必不可少的成分。其余的碘存在于血浆、肌肉、肾上腺和中枢神经系统等组织中。甲状腺中的含碘量随年龄、摄入量及腺体的活动性不同而有所差异。人体内碘含量虽然很低,但对人体具有非常重要的生理意义,尤其在促进婴儿中枢神经系统发育方面意义重大,故有“智慧元素”之称。

(1)碘的吸收与利用

人每日摄取的碘总量 100~300 μg,主要以碘化物的形式由消化道吸收,其中有机碘一部分可直接被吸收,另一部分则需在消化道转化为无机碘后,才可被吸收。肺、皮肤及黏膜也可吸收极微量的碘。人体碘的来源 80%~90%来自食物,10%~20%来自饮水,5%来自空气。食物和水主要含无机碘,碘离子极易被吸收,进入胃肠道 1 h 大部分可被吸收,3 h 可全部被吸收。有机碘经肠降解释放出碘化物后方可被吸收。与氨基酸结合的碘可直接被吸收,同脂肪酸结合的有机碘可不经肝脏,由乳糜管进入血液被吸收。被吸收的碘迅速进入血液,运送至全身各组织中。只有进入甲状腺的碘,才能合成甲状腺激素。膳食钙、镁以及一些药物如磺胺等,对碘吸收有一定阻碍。蛋白质、能量不足时,也妨碍胃肠道内碘的吸收。

(2)生理功能

碘在体内主要参与甲状腺素的合成,其生理功能是通过甲状腺素实现的。

①参与机体的能量代谢　甲状腺激素在蛋白质、脂肪、碳水化合物的代谢中,能促进生物氧化和氧化磷酸化过程,促进分解代谢,能量转换,增加氧耗量,加强产热作用。

②促进机体的物质代谢　甲状腺激素有促进蛋白质的合成、调节蛋白质合成和分解的作用,因此,对人体的生长发育有着重要的生理意义。在碳水化合物和脂肪代谢中,甲状腺激素除能促进生物氧化外,还有促进碳水化合物的吸收、加速肝糖原分解、促进周围组织对碳水化合物的利用、促进脂肪的分解和氧化、调节血清中的胆固醇和磷脂的浓度等作用。

③促进生长发育　甲状腺激素能调控并维持动物体内细胞的分化与生长。发育期儿童的身高、体重、肌肉、骨骼的增长和性发育等都必须有甲状腺激素的参与,若此时期缺碘会导致儿童的生长发育受阻。例如,呆小症的一个最主要的病因就是缺碘。

④促进神经系统发育　碘是胎儿神经发育的必需物质,在胎儿或婴幼儿脑发育的一定时期内必须有甲状腺激素的参与。甲状腺激素能促进神经系统的发育、组织的发育和分化、蛋白质的合成,这些作用在胚胎发育期和出生后的早期尤其重要。此时若缺乏甲状腺激素,将对智力发育造成严重的不可逆的影响。

⑤对垂体激素产生作用　甲状腺激素对维持垂体正常的形态、功能和代谢是至关重要的。当血浆中甲状腺激素增多时,垂体即受到抑制,使甲状腺激素分泌减少;当血浆中甲状腺激素减少时,垂体又能促进甲状腺激素分泌,垂体激素对稳定甲状腺的功能很有必要,对碘缺乏病的治疗作用也很大。

(3)碘的参考摄入量及食物来源

①参考摄入量　中国居民膳食营养素参考摄入量(2013 版)中规定,中国居民膳食碘的 RNI 值(μg/d):18 岁以上人群为 120,孕妇为 230,乳母为 240。碘的 UL 值(μg/d):18 岁以上人群及孕妇、乳母为 600。

②碘的食物来源　人体所需的碘主要来自食物,占每日总摄入量的 80%～90%,其次为饮水与食盐。食物及饮水中碘的含量受各地土壤地质状况的影响。海洋食物的碘含量一般高于陆地食物。含碘丰富的食物有海带、紫菜;其次为鲜鱼、蛤干、干贝、淡菜、海参、海蜇等。

4. 锌

成人体内含锌 1.5～2.5 g,含量仅次于铁。70%集中于骨骼、皮肤、头发和睾丸。血液中锌的分布,红细胞占 75%～85%,主要以酶的形式存在。白细胞和血小板占 3%,其余则存在于血清中。正常血锌浓度为 100～140 μg/mL,发锌含量为 125～250 μg/g,目前通常测定发锌含量来了解儿童锌的营养状况。

(1)锌的吸收与利用

锌主要在小肠内被吸收,与血浆中的蛋白质或传递蛋白结合进入血液循环。锌的吸收率为 20%～30%。锌的吸收受许多因素的影响,高蛋白、中等磷酸、维生素 D、葡萄糖、乳糖、半乳糖、柠檬酸有利于锌的吸收。钙、植酸盐和食物纤维均能降低锌在肠道中的吸收。铁与锌的吸收相互竞争,铁锌比为 1:1 时对锌的吸收影响不大,铁锌比太高时则影响锌的吸收。

(2)生理功能

①组成酶或激活酶　锌是许多酶的组成成分,已知人体内 80 多种酶的活性与锌有关。

②促进生长发育和组织再生　锌参与体内蛋白质和核酸的合成,与细胞的生长分裂及分化等过程密切相关。例如,锌对胎儿的生长发育非常重要,对促进性器官和性机能的正常发育起重要作用。

③维持细胞膜结构　锌是维持细胞膜稳定,减少毒素吸收和组织损伤的重要组成成分。

④提高机体免疫　锌是维护机体正常免疫功能和防御机能所必需的物质,对淋巴组织、细胞免疫功能和吞噬杀菌作用的影响较大。

⑤参与激素的合成　锌不仅是体内许多激素的重要组成成分,还参与激素的合成、分泌及贮存,机体缺锌时,激素的合成及功能受到影响。

⑥维持味觉功能、促进食欲　锌参与构成唾液蛋白而对人体味觉和食欲产生影响,当人体缺锌时,味觉迟钝或消失,食欲下降。

⑦参与创伤组织的修复　缺锌时伤口不易愈合,锌对于维持皮肤健康也是必需的。

(3)锌的供给及食物来源

①参考摄入量　中国居民膳食营养素参考摄入量(2013 版)中规定,中国居民膳食锌的 RNI 值(mg/d):18 岁以上男性为 12.5,女性为 7.5,孕妇为 9.5,乳母为 12.0。锌的 UL 值 (mg/d):18 岁以上人群及孕妇、乳母为 40.0。

②食物来源　动物性食物是锌的主要来源,蔬菜、水果含锌量低,牡蛎含锌量最高。

5.硒

硒在人体内的含量很低,总量为 14～20 mg,广泛分布于所有组织和器官中,其中肝、胰、肾、心、脾、牙釉质等部位含量较高,脂肪组织最低。

(1)吸收与利用

硒在小肠被吸收,无机硒与有机硒都易被吸收,其吸收率在 50% 以上。硒吸收率的高低,与硒的化学结构、溶解度有关。例如,蛋氨酸硒的吸收率大于无机形式的硒,溶解度大者吸收率也高。维生素 E、维生素 C 和维生素 A 可促进硒的利用,重金属和铁、铜、锌以及产生超氧离子的药物会降低硒的利用率。

(2)生理功能

①抗氧化作用　硒是谷胱甘肽过氧化物酶的重要组成成分,在体内参与过氧化物氧化还原反应,从而保护生物膜免受损害,维持细胞的正常功能。

②解毒作用　硒与金属有很强的亲和力,硒在体内与重金属如汞、镉和铅等结合,形成金属硒蛋白复合物,可使金属排出体外,从而实现解毒的目的。

③保护心血管、维护心肌健康　硒能降低心血管病的发病率。动物实验证实,硒对心肌纤维、小动脉、微血管的结构及功能有重要作用。

④增强机体免疫功能　硒具有对进入体内病毒、异物及体内病变进行识别的能力,能提高免疫系统 B 细胞的抗体合成,提高对疾病的抵抗能力。

⑤预防和抵抗癌变　硒是微量元素中的"抗癌之王",既有抑制多种致癌物质的致癌作用,又能及时清理自由基,使其不能损坏细胞膜结构而趋向癌变,起着"清道夫"的作用。

此外,硒还有促进生长、保护视觉器官等作用。

(3)参考摄入量与食物来源

①参考摄入量　中国居民膳食营养素参考摄入量(2013 版)提高了硒膳食参考摄入量,规定中国居民膳食硒的 RNI 值(μg/d):18 岁以上人群为 60,孕妇为 65,乳母为 78。硒的 UL 值 (μg/d):18 岁以上人群及孕妇、乳母为 400。

②食物来源　硒在食物中的含量变化很大,主要与所在区域内土壤和水质的硒含量有关,具有明显的地区性。通常,海产品的硒含量较高,若按 100 g 食物计:鱿鱼、海参等含硒 100 μg 以上,其他的贝类、鱼类含硒 30～85 μg,谷物、畜禽肉含硒 10～30 μg,蔬菜中大蒜含硒较丰富,其余蔬菜大多在 3 μg 以下。可以通过酵母硒、硒代半胱氨酸等有机硒、亚硒酸钠等无机硒进行营养强化和补充。

摄入硒的量必须适当,硒摄入过多可致硒中毒。中毒症状有:头发变干、变脆、易断裂和脱落,肢端麻木、抽搐,严重时可能引起肺炎,肝、肾功能退化等病症。若摄入大量的硒,还可能因慢性中毒而死亡。

效果评价

通过本任务的学习,你是否掌握了人体需要的主要矿物质与健康的关系,是否能根据人体健康状况判断矿物质的摄入情况并合理选择食物的种类和数量?

任务七 食品中其他功能成分的营养价值评定

微课

水和膳食纤维的
营养价值评定

通过本任务的学习,做到:

1.了解膳食纤维的分类,明确水和膳食纤维的生理功能。

2.掌握确定人体水需要的方法,明确膳食纤维的食物来源和膳食参考摄入量。

3.熟悉动、植物源性生物活性物质的种类和功能。

知识准备

一、水

水一般占成年人总体重的60%,体内水分随年龄增长和人体脂肪组织的增加而减少,一般为50%～75%。初生儿为75%,60岁的老人下降到50%。水是人体内一切细胞的成分,不同组织含量不一样。血液中含水高达97%,肌肉为72%,脂肪为20%～35%,骨骼为25%,牙齿仅含水10%。

1.水的生理功能

(1)细胞和体液的重要组成成分

水广泛分布在人体组织中,是人体含量最高,最重要的组成成分,人体的水主要分布在细胞外,用于保持细胞外形,构成人体的体液。

(2)促进物质代谢

水作为良好的溶剂,有利于各种物质的溶解,保证了消化、吸收、循环、排泄各种活动的正常运输作用,既运输机体所需营养物质,又将代谢产物排出体外,同时,在人体中参与各种生化反应,直接参与物质代谢过程,保证体内各种生理活动正常进行。

(3)调节体温作用

一方面因为水的比热容大,使人体遇热时体温可以升高不多,另一方面人体可通过出汗调节体温,水是血液的主要成分,通过血液循环,把物质代谢产生的热迅速均匀地分布到全身各处。

（4）润滑作用

水在人体中起润滑作用,是体腔、关节、肌肉的润滑剂,泪液可防止眼球干燥,唾液及消化液有利于咽部润滑和胃肠消化,关节、内脏之间都需要水来润滑保护。

2.人体对水的需要量

人体对水的需要量受代谢、年龄、体力活动、温度、膳食等因素影响,变化很大,通常年龄越小、温度越高、运动越剧烈则每千克体重需要的水量相对越多。一个体重 60 kg 的成人每天与外界交换的水量约 2.5 kg,即相当于每 1 kg 体重约 40 g 水;婴儿所需水量是成人的 3～4 倍。为保证人体健康,需要使每天排出水和摄入水保持基本相等,称为"水平衡"。体内水的排泄途径有肾、肺、皮肤和消化道等,其中肾的排出最为重要。水的来源则是通过饮水或饮料、食物所含水、机体代谢水三条途径获得,分别占到每天需水量的 50%、30%～40%、10%～20%,成年人一日水平衡见表 1-16,不同年龄段需水量见表 1-17。

表 1-16　　　　　　　　　　　　　成年人一日的水平衡

摄入方式	摄入量/mL	排出途径	排出量/mL
饮水或饮料	1 200	肾脏（尿液）	1 500
食物	1 000	皮肤（蒸发）	500
代谢水	300	肺部（呼气）	350
		大肠（粪便）	150
总量	2 500	总量	2 500

表 1-17　　　　　　　　　　不同年龄段正常人每日需水量

年龄段	每日需水量/(mL·kg^{-1})	年龄段	每日需水量/(mL·kg^{-1})	年龄段	每日需水量/(mL·kg^{-1})
1 周～1 岁	120～160	4～7 岁	90～110	10～14 岁	70～100

3.水的缺乏与过量

（1）水的缺乏

水摄入不足或丢失过多均会引起机体水缺乏症,亦称脱水。临床表现为口渴、尿少、烦躁、眼球内陷、皮肤失去弹性、乏力、体温升高、心率加快、血压下降。当人体失水超过体重的 2% 时,即感到口渴;失水超过体重的 6% 时,身体会出现明显异常;当体内失水达到 10% 时,很多生理功能受到影响;若失水达到 20%,生命将无法维持。

（2）水的过量

如果水的摄入量超过水排出的能力,可出现体内水过量或引起水中毒。这种情况多见于疾病（如肾、肝、心脏疾病）,当严重脱水且补水方法不当时也可发生。水摄入和排出均受中枢神经系统控制,水排出经肾、肺、皮肤及肠等多种途径调节,正常人一般不会出现水中毒。

4.饮用水的种类

目前,随着生产工艺和生活水平的提高,饮用水的种类繁多,瓶装饮用水和饮料作为一种商品,发展十分迅速,广泛流行于饭店、写字楼、医院、车站、机场、娱乐场所和家庭等不同地方,作为方便人们出行携带的洁净饮水。

(1)茶饮料

就饮料而言,茶水中因含有抗氧化成分茶多酚和咖啡因、茶碱、可可碱、胆碱等生物碱,从而具有抗氧化、中和体内产生的酸性代谢产物,维持机体略偏碱性环境稳定状态的作用,所以茶水被公认为健康饮料。但由于茶水中含有较多的鞣酸,患胃病的人应少饮或不饮,特别是饭前。

(2)咖啡饮料

咖啡饮料中的咖啡因成分具有使中枢神经系统兴奋的作用,适量饮用可在短时间内提高人体脑力及精神,提高学习效率。但不能长期大量饮用咖啡,否则会上瘾。

(3)碳酸和果汁饮料

碳酸和果汁饮料中含有糖、香精、色素、防腐剂和磷酸,长期过量饮用会对人体健康造成危害,出现胃肠功能紊乱,食欲下降。碳酸饮料中的糖分易使人肥胖,二氧化碳和磷酸易导致酸性体质,消耗血钙,促进骨钙丢失,所以有人将其称为“化骨水”或“软骨水”。

(4)普通饮用水

普通饮用水是符合我国饮用水卫生标准的自来水。从健康的角度来看,白开水是最好的饮用水,它不含能量,不用消化就能被人体吸收利用。经常喝白开水,有助于降低肌肉组织中乳酸含量,消除疲劳,减少上呼吸道感染,预防咽炎。夏季喝些盐开水,对预防中暑更有好处。

(5)瓶装饮用水

目前常见瓶装饮用水有以下几种。

①纯净水　纯净水是在普通饮用水的基础上,经多次反复过滤,进一步去掉危害人体健康的病原体和有机物,使饮用水更安全。但同时也去除了人体必需的许多矿物质,阻断了通过饮用水提供人体必需矿物质的重要途径,因此长期饮用不利于健康。

②矿泉水　矿泉水是经过地层过滤的地下水,溶有较多的矿物质,其中有人体必需的矿物质,也有对人体有害的矿物质,因此,矿泉水必须符合国家饮用矿泉水标准才能饮用,否则对人体健康有害。

③活性水　活性水又称负离子水。它是通过科学手段,重新排列水的氢和氧原子,使水的活性提高,即渗透力和溶解力增加,含氧量提高,更易被机体利用,有利于健康。但其作用机制还有待于深入研究。

④蒸馏水　蒸馏水是把普通饮用水转化成蒸气,再冷却而获得的。它比普通饮用水含更少的细菌和矿物质。饮用更安全,但容易失去从饮水中获得某些矿物质的机会。同纯净水一样,长期饮用可能会对健康产生不利影响。

应该强调的是,桶装的纯净水和矿泉水最好在一个月内喝完,不要存放太长时间。否则会变成含氧量较低的“老化水”,未成年人经常饮用“老化水”会使细胞的新陈代谢明显减慢,影响生长发育,老年人经常饮用这类水会加速衰老。

二、膳食纤维

膳食纤维又称食物纤维,是指植物性食物中含有的不能被人体胃肠道中消化酶消化吸收,但能被大肠内某些微生物部分酵解和利用的非淀粉多糖类物质和木质素。

膳食纤维按溶解性可分为水可溶性膳食纤维与水不可溶性膳食纤维。水可溶性膳食纤维是指不被人体消化酶消化，但可溶于温水或热水的膳食纤维，包括来源于植物的树胶、果胶、种子胶；来源于海藻的卡拉胶、琼脂、海藻酸钠；来源于微生物发酵的黄原胶等。水不可溶性膳食纤维是指不被人体消化酶消化，且不溶于热水的膳食纤维。包括纤维素、半纤维素和木质素，它们是植物细胞壁的主要成分，而甲壳素、壳聚糖和胶原则存在于动物的外壳、皮肤和肌腱等组织中。

1.膳食纤维的特性

（1）吸水黏滞作用　膳食纤维有很强的吸水能力或与水结合的能力，其中可溶性膳食纤维比不溶性膳食纤维吸水性更强，可溶性膳食纤维吸水后，重量可增加到原自身重量的 30 倍，并能形成溶胶和凝胶。

（2）发酵作用　膳食纤维可以被肠道内的微生物不同程度地分解发酵，其中可溶性膳食纤维可以完全被细菌所酵解，酵解后产生的短链脂肪酸可以作为肠道细胞和细菌的能量来源，而不溶性膳食纤维不易酵解。

（3）结合有机化合物作用　膳食纤维可以吸附结合胆酸、胆固醇等有机分子，同时还能吸附肠道内的有毒物质，并促使它们排出体外。

（4）阳离子交换作用　膳食纤维的化学结构中包含一些羧基，可与钙、锌、镁等阳离子结合，使钠离子与钾离子交换，特别是与有机离子进行可逆地交换。

2.生理功能

（1）增加饱腹感，有利于食物的消化　膳食纤维在食用时需要增加咀嚼，可以提高消化酶的分泌；在胃中吸水膨胀，增加胃蠕动，延缓胃中的食物进入小肠的速度，降低小肠对营养素的吸收速度，使人产生饱腹感，有利于控制食量。

（2）降低血胆固醇，预防冠心病　膳食纤维能阻碍中性脂肪和胆固醇的吸收，对饮食性高脂血症有预防作用。

（3）预防胆结石形成　膳食纤维可减少胆汁酸的再吸收量，改变食物消化速度和消化道分泌物的分泌量，起到预防胆结石的作用。

（4）维持血糖正常平衡，防治糖尿病　可溶性膳食纤维的黏度能延缓葡萄糖的吸收，可抑制血糖的上升，提高耐糖量；还能增加组织细胞对胰岛素的敏感性，降低对胰岛素的需要量，从而对糖尿病的防治有一定效果。

（5）改变肠道菌群　进入大肠的膳食纤维能部分地、选择性地被肠内细菌分解与发酵，从而改变肠内微生物菌群的构成与代谢，诱导有益菌大量繁殖，有益于维持肠道健康。

（6）促进结肠功能，促进排便，预防结肠癌　膳食纤维在肠道中可以增加粪便的体积和重量，软化粪便，促进肠道蠕动，提高排便频率，减轻直肠内压力，缩短粪便在肠中停留时间。对防止便秘，养成良好排便习惯有积极的作用。由于膳食纤维的通便作用，可以使肠内细菌的代谢产物以及一些由胆汁酸转换成的致癌物能随膳食纤维排出体外。

但应注意的是，对于消化不良等疾病的患者，则应适当限制膳食纤维的摄入。

3.膳食纤维与人体健康

研究表明,膳食纤维的摄入与人体健康密切相关,膳食纤维摄入不足会引起肥胖、心血管疾病、癌症、糖尿病等疾病,虽然过多摄入膳食纤维会影响矿物质和维生素的吸收,以致发生缺铁、缺锌和缺钙等营养问题,但目前随着人们生活水平提高,动物性食物摄取比例增高,植物性食物摄取逐渐减少,因此更应该注意摄取适量的膳食纤维,预防相关疾病发生。

4.食品加工对膳食纤维的影响

植物性食物多含纤维素、半纤维素、果胶、木素等。虽然它们也是由糖分子组成的碳水化合物,但却很难被高温、酸、酶所水解。因此,不易被人体消化吸收。

纤维素是构成植物体的主要成分。纤维素的化学性质比较稳定,在一般的烹调加工过程中,不会被溶解破坏,但水的浸泡和加热有助于纤维素吸水润涨,使食物质地略微变软。另外,碱对纤维素的吸水润涨、质地变软有促进作用。半纤维素是伴随着纤维素一起存在于植物细胞壁中的粗纤维的总称。果胶物质在植物中以原果胶、果胶和果胶酸三种形态存在。加热使植物细胞间的原果胶转化为可溶性的果胶,因而使果蔬软化。尤其是果胶物质含量大的果蔬,如胡萝卜、洋白菜等,在烹饪中需加热一定的时间,以促进果胶转化,使组织变软。含水量少的蔬菜还可以额外加入一点水,弥补其自身水分的不足,以促进这一转化。

在精制米、面的过程中,谷物经过碾磨除去外层皮壳的同时,也降低了其总膳食纤维的含量。例如,稻谷、大麦和燕麦壳中所含的大量木聚糖,通常在碾磨和精制的过程中被除去。此外,碾磨时还将大颗粒不易被消化酶作用的抗性淀粉磨成粉,从而使抗性淀粉受到损失。

食品在热加工的过程中,可以降低膳食纤维中纤维分子之间的缔合作用,从而导致增溶作用。加热同样可使膳食纤维中多糖的交联键发生变化,对食品的营养性和口感有一定的影响。

5.膳食纤维的参考摄入量及食物来源

(1)参考摄入量

我国目前尚未提出明确的膳食纤维推荐摄入量标准。中国营养学会建议中国居民膳食纤维的摄入量为每日 25～35 g,且非水溶性膳食纤维占 70％～75％,水溶性膳食纤维占 25％～30％。

(2)食物来源

食物中的膳食纤维来自植物性食物,如水果、蔬菜、豆类、坚果和各种谷类。由于蔬菜和水果中的水分含量较高,所含膳食纤维的量相对就较少,因此在膳食中膳食纤维的主要来源是谷物。富含膳食纤维的主食有大麦、燕麦、糙米、玉米、薯类、黄豆、绿豆、芝麻、花生等;富含膳食纤维的果品有橄榄、枣类、杏、草莓、山楂、葡萄、苹果、梨、柿子、甘蔗等;富含膳食纤维的蔬菜有芹菜、韭菜、苋菜、卷心菜、蘑菇、香菇、黑木耳等;富含膳食纤维的海产品有海带、紫菜等。

全谷粒和麦麸等食物中富含膳食纤维,而在精加工的谷类中则含量较少。豆腐渣被认为是理想的食物纤维来源,这可从豆腐渣中营养成分的分配比例看出,其蛋白质含量为 19.5％,膳食纤维的含量为 55.27％。

三、食物中非营养素活性成分

食物中非营养素活性成分泛指食物中存在的传统营养素以外的生物活性物质,在营养上主要指对人体产生某些有益生理作用和保健功能的物质,按其来源可以分为植物源性生物活性物质和动物源性生物活性物质两大类。

1.植物源性生物活性物质

植物源性生物活性物质一般包括:萜类化合物、有机硫化合物、多酚类等。

(1)萜类化合物

萜类化合物是天然产物中一类重要的代谢产物。与营养有关的主要是苎烯、柠檬苦素类化合物和皂角苷。

萜类化合物是挥发油(又称香精油)的主要成分,是从植物的花、果、叶、茎、根中得到有挥发性和香味的油状物,具有降低血胆固醇水平、促进免疫力、抗癌的作用。

主要食物来源有大蒜、柑橘类水果(特别是果皮精油)、大多数蔬菜与草本香辛料、部分植物油、黄豆等。

大豆中的大豆皂角苷不仅可降低血胆固醇,还可提高免疫力,并具有抗癌功能。黄豆、豆腐、豆腐干中的豆皂苷的含量均在 0.3% 以上,发酵可使大豆皂苷部分降解。

(2)有机硫化合物

有机硫化合物主要有异硫氰酸盐、二硫醇硫酮、葱属蔬菜中的有机硫化物等。具有抗癌、降血脂、降低血胆固醇、抗血栓形成、抑制血小板聚集、提高免疫力等功效。大蒜的生物活性主要与其中含的硫化物有关,尤其是蒜素的作用最强。大蒜提取物能够延长细胞的寿命,具有延缓衰老的作用。蒜素有较强的抗氧化能力和极强的抗微生物(杀菌)能力。

主要食物来源有十字花科的蔬菜,如白菜、卷心菜、西蓝花、菜花、芥菜叶、萝卜、芥子油、水芹;百合目石蒜科葱属植物种,如大蒜、洋葱、小葱、冬葱。大蒜、葱、韭菜等百合科的植物和芥菜、辣椒、萝卜等植物的辛辣味主要来源于硫化物。

(3)多酚类化合物

可食植物中的酚类化合物主要指酚酸、类黄酮、香豆素与单宁。多酚类化合物具有抗氧化,强化血管壁,促进肠胃消化,降低血中脂肪,增强身体抵抗力并防止动脉硬化、血栓形成的作用。

多酚类化合物含量较多的食物有绿茶、黄豆、谷物谷粒、十字花科、伞形科、茄科、葫芦科的植物,柑橘类水果,甘草根与亚麻子等。类黄酮在柑橘类、苹果、梨、红葡萄、樱桃、黑莓、桃、杏等水果和胡萝卜、芹菜、番茄、菠菜、洋葱、西蓝花、莴苣、黄瓜等蔬菜,以及谷物、豆类、茶叶、葡萄酒、咖啡豆、可可豆中含量较多。

此外,大豆中含有大豆异黄酮。目前已知类黄酮有多项潜在促进健康的活性,它们具有清除自由基、络合金属离子、抗氧化、抗诱变和抑制某些癌变发生的作用。

(4)活性多糖

活性多糖按其来源分为香菇多糖、银耳多糖、甘薯多糖、枸杞多糖等,在菌藻类中含量较多。具有降血脂、降血胆固醇、提高免疫功能、抗氧化防衰老等多种功能。

(5)类胡萝卜素

类胡萝卜素不溶于水而溶于有机溶剂,存在于植物和有光合作用的细菌中,在光合作用过程中起吸收和传递光能、保护叶绿素的作用。叶绿体中的类胡萝卜素含有两种色素,即胡萝卜素和叶黄素,前者呈橙黄色,后者呈黄色。主要的类胡萝卜素有:α-胡萝卜素,β-胡萝卜素、叶黄素、玉米黄质。

α-胡萝卜素主要存在于深色蔬菜、水果中。β-胡萝卜素主要存在于杏仁、香瓜、绿色蔬菜、南瓜等中,具有抗氧化功能。能在体内转化成维生素 A。叶黄素在自然界普遍存在于蛋黄、果蔬、万寿菊花、苜蓿等中,具有抗氧化功能,人的眼球视网膜黄斑中富集着大量的叶黄素。叶黄素不能在人体内自身合成,必须从外界获得。玉米黄质主要存在于干燥绿色蔬菜、花卉、水果等中,不溶于水,具有抗氧化功能,在体内不能转化为维生素 A。

(6)低聚果糖

低聚果糖具有改变肠道菌群,促进双歧杆菌增殖,预防便秘,降低甘油三酯,降低血胆固醇等功能。主要食物来源是小麦、洋葱和香蕉,其他食物如菊苣、大蒜、芦笋、豌豆等中也含有一定数量,黑麦和大麦仅少量存在。低聚果糖广泛应用于乳制品、焙烤食品、涂抹(酱类)食品、冰淇淋等食品。

(7)植物固醇

植物固醇是植物油的天然功能性成分。目前已鉴定出 44 种植物固醇。食用油中的主要为谷固醇、菜籽固醇和豆固醇,其中谷固醇占总固醇的 $60\% \sim 90\%$。植物固醇具有降低胆固醇的吸收、降低血胆固醇水平、降低低密度脂蛋白(LDL)和极低密度脂蛋白(VLDL)、升高高密度脂蛋白(HDL)的作用。可作为生产人造黄油的原料。

(8)番茄红素

番茄红素在番茄中含量丰富,西瓜和番石榴中的含量也较多,属于类胡萝卜素,在植物质体中合成。它具有抗癌、预防冠心病、消除老年视网膜黄斑变性等作用。番茄红素可用作黄色和红色食品色素。

2.动物源性生物活性物质

(1)牛磺酸

牛磺酸又称 α-氨基乙磺酸,是一种含硫基的非蛋白氨基酸,最早从牛黄中分离出来。牛磺酸具有促进婴幼儿脑组织和智力发育、提高神经传导和视觉机能、防止心血管病、增加脂类和胆固醇的溶解性、降低血糖浓度、抑制白内障的发生、改善记忆等功能。

人体合成牛磺酸的半胱氨酸亚硫酸羧酶活性较低,因此,机体需要的牛磺酸主要依靠食物提供。牛磺酸几乎存在于所有的生物之中,含量最丰富的是海鱼、贝类,如墨鱼、章鱼、虾、牡蛎、海螺、蛤蜊等;鱼类中的青花鱼、竹荚鱼、沙丁鱼等牛磺酸含量也很丰富。

(2)肉碱

肉碱作为碱性成分广泛存在于肌肉中。肉碱是一种含氮物质,与脂肪代谢能量有关,可促进线粒体内的长链脂肪酸的氧化,具有减肥功效。它还可以促进酮素的生成,起到节省葡萄糖、糖原及蛋白质的作用,从而避免肌肉降解。肉碱主要来源于牛肉、猪肉等瘦肉,蔬菜、水果和谷物中含量较少。

(3)核酸

核酸是生物体内的高分子化合物,包括脱氧核糖核酸(DNA)和核糖核酸(RNA)两大类,主要生理功能有提高免疫力、抗氧化、降低胆固醇含量、促进组织细胞的再生和修复、抗放射线和化疗损伤、预防痴呆等。核酸广泛存在于动、植物性食物中。富含核酸的食物主要有海鱼类、动物内脏和干豆类。在菠菜、竹笋、蘑菇中核酸含量较多,在乳及乳制品、蛋类、米面和一般蔬菜中含量较少。

效果评价

通过本任务的学习,你是否掌握了水、膳食纤维、植物源性生物活性物质、动物源性活性物质与人体健康的关系,是否能根据人体健康状况合理选择食物的种类和数量?

任务八　人体对食物的消化与吸收

通过本任务的学习,做到:

1. 了解消化系统的组成和功能。

2. 掌握各类营养素的消化吸收过程,明确小肠是消化吸收主要场所的原因。

微课

食物的消化与吸收

知识准备

人体进行新陈代谢需要不断从外界摄取各种营养物质。食物中的天然营养物质(如碳水化合物、蛋白质、脂肪)一般都不能直接被人体利用,必须先在消化道内分解,变成结构简单的小分子物质(如葡萄糖、甘油、脂肪酸、氨基酸等),才能透过消化道黏膜的上皮细胞进入血液循环,被人体组织利用。

消化是指食品在消化道内分解成能被生物体吸收利用的小分子物质的过程。它包括两种方式:一种是靠消化道运动,如口腔的咀嚼和消化管的蠕动,把大块食物磨碎,称为物理性消化(或机械性消化);另一种是靠消化液及其酶的作用,把食物中的大分子物质分解成可被吸收的小分子物质,称为化学性消化。这两种消化形式是相互配合、同时进行的。消化作用的化学反应机制是水解作用。吸收是指食品经过消化后,透过消化道黏膜进入血液或淋巴液循环的过程。消化和吸收是两个紧密联系的过程。除了水、无机盐、维生素、单糖、氨基酸和某些脂质以外,其他高分子营养素(多糖、蛋白质、肽和一部分脂质)在被吸收利用以前,都必须先经消化液(唾液、胃液、胰液和肠液)中各种酶的催化水解。不能被消化和吸收的食物残渣,最终形成粪便排出体外。

一、人体消化系统的组成

人体的消化系统是由长 8～10 m 的消化道和消化腺组成的,其功能是对食物进行消化和吸收,为机体新陈代谢提供物质和能量。

1.消化道

消化道是肌体完成代谢的场所,是一条从口腔到肛门的肌性管道。根据位置、形态和功能的不同,消化道可分为口腔、咽、食道、胃、小肠(又分为十二指肠、空肠、回肠)、大肠(又分为盲肠、结肠、直肠)和肛门,全长 8～10 m,如图 1-1 所示。消化道可以通过蠕动、节律性分节运动、摆动和紧张性收缩等运动方式混合食物和推进食物。它既是食物通过的管道,又是食物消化、吸收的场所。

2.消化腺

消化腺是分泌消化液的器官,包括唾液腺、胃腺、胰腺、肝脏和小肠腺等。这些消化腺有的就存在于消化道的管壁内,如胃腺、肠腺,其分泌的消化液直接进入消化道内;有的则存在于消化道外,如唾液腺、胰腺和肝腺,它们分泌的消化液经专门的腺管进入消化道。

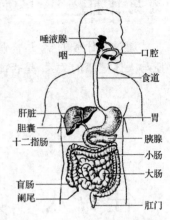

图 1-1　人体消化系统的组成

二、人体对食物的消化

食物在人和动物休内的消化过程可分为三个阶段:口腔内消化、胃内消化、小肠内消化。在这三个阶段中,分别由不同的消化腺分泌的消化液(表 1-18)进行消化。消化液中含有许多成分,其中消化酶是最重要的成分。

表 1-18　　　　　　　　各种消化液的分泌量及主要消化作用

消化液	分泌量/(L/24h)	pH	消化食物	产物
唾液	1～1.5	6.6～7.1	淀粉	麦芽糖(中间产物)
胃液	1.5～2.5	0.9～1.5	蛋白质	蛋白胨、多肽(中间产物)
胆汁	0.5～1.0	6.8	脂肪	乳化的脂肪微粒
胰液	1.0～2.0	7.8～8.4	淀粉、蛋白质、脂肪	葡萄糖、氨基酸、甘油、脂肪酸
小肠液	1.0～3.0	7.6	淀粉、蛋白质、中间产物、乳化脂肪	葡萄糖、氨基酸、甘油、脂肪酸

1.口腔内消化

口腔的主要消化是机械性消化,经牙齿的咬切、撕裂、咀嚼,将大块的食物磨碎,再经舌的搅拌,使食物与唾液混合形成食团,以利于食物的吞咽。

(1)唾液的成分

唾液的 pH 为 6.6～7.1,其中水分约占 99%,有机物主要为黏液蛋白,还有唾液淀粉酶和少量无机盐(Na^+、K^+、Ca^{2+}、Cl^-、HCO_3^-),另有少量气体如 N_2、O_2 和 CO_2 等。正常人每日分泌唾液量为 1～1.5 L。

(2)唾液的作用

湿润与溶解食物并刺激味蕾引起味觉,清洁和保护口腔。唾液中含有淀粉酶,能将各类食物中的淀粉水解成麦芽糖,但因食物在口腔中停留时间短,因此淀粉不能被完全消化。而且唾液中不含消化蛋白质和脂肪的酶类,故脂肪和蛋白质在口腔中不能被消化。

2.胃内消化

胃是食物的贮运场和加工厂,胃襞的蠕动可对食团进行胃液的化学性消化,胃襞肌肉的机械性消化使食物与胃液充分混合成为食糜,同时也能调节食糜进入十二指肠的速度,从而调节消化吸收的速度。

胃液是胃腺各种细胞分泌的混合物,正常人每日分泌胃液量为 1.5～2.5 L。纯净的胃液是一种无色透明的酸性液体(pH 为 0.9～1.5),主要含有胃酸、胃蛋白酶原、黏液和内因子。

(1)胃酸

胃酸是胃壁细胞分泌的盐酸,主要有以下功能:①激活胃蛋白酶原,使之转变为有活性的胃蛋白酶;②维持胃内的酸性环境,为胃内的消化酶提供最合适的 pH,并使钙、铁等矿物质元素处于游离状态,以利于吸收;③杀死随同食物进入胃内的微生物;④造成蛋白质变性,使其更容易被消化酶分解。

胃酸进入小肠后能刺激胰液和小肠液的分泌,并引起胆囊收缩分泌胆汁。

(2)胃蛋白酶

由胃腺的主细胞分泌出来时为无活性的蛋白酶原,在盐酸作用下被激活(最适 pH 为 2),是胃液中的主要消化酶,能将蛋白质进行初步水解。

(3)黏液

由胃黏膜表面的上皮细胞和胃腺中的黏液细胞分泌,主要成分是糖蛋白,其次为黏多糖等大分子。它覆盖在胃细胞膜的表面,形成一个厚约 500 μm 的凝胶层,具有润滑作用,使食物易于通过,减少胃内容物对胃襞的机械损伤,对胃有保护作用。黏液为中性或偏碱性,可降低胃酸酸度,减弱胃蛋白酶活性,从而防止胃酸和胃蛋白酶对胃细胞膜的消化作用。

(4)内因子

由胃襞细胞分泌的一种糖蛋白。内因子可在胃腔内与食物中的维生素 B_{12} 结合成复合物,使维生素 B_{12} 在肠管内不被酶分解,并能促进回肠吸收维生素 B_{12} 入血,供红细胞生成所需。如内因子缺乏,维生素 B_{12} 吸收障碍,可导致恶性贫血。

食糜自胃进入小肠的过程称为胃的排空。胃的排空时间因食物形态、性质和胃蠕动情况而异。一般流体比固体快,碳水化合物排空较快,蛋白质较慢,脂肪最慢,因此人们吃脂肪含量高的食物不易饥饿就是这个缘故。水可以直接通过胃到达小肠,在胃中几乎不停留。各种食物通过胃的速度不同,使食物具有不同的饱腹感。一般混合食物的排空时间为 4～5 h。

胃的吸收功能很弱,只能吸收少量的水和乙醇。

3. 小肠内消化

小肠与胃的幽门末端相连,长 3～5 m,分为十二指肠、空肠和回肠三部分,是食物消化和吸收的主要场所。胰液是含有碳酸氢钠和各种消化酶的碱性液体。食糜先被这些碱性消化液中和,然后食糜所含的高分子营养素受各种消化酶作用而被分解。胆汁含有胆酸盐,能乳化脂肪,使其能更好地分散在水中,有利于脂肪的消化和吸收。小肠腺分泌的肠液中也含有多种消化酶,能进一步对食物进行消化分解。正常人有 90%～95% 的营养素吸收在小肠的上半部完成。未被消化的食物残渣,由小肠进入大肠。

食糜进入十二指肠后,因带酸性,刺激胰腺分泌胰液,肝脏分泌胆汁,小肠黏膜分泌小肠液,在小肠运动的作用下,基本完成食物的消化吸收过程。

(1)胰液的成分和作用

胰液是由胰腺分泌的一种无色无臭的碱性液体,pH 为 7.8～8.4,主要成分有 $NaHCO_3$ 和各种消化酶,通过胰管直接进入小肠,$NaHCO_3$ 能中和由胃进入小肠的盐酸,使肠内保持弱碱性环境,以利于肠内消化酶的作用。成年人每天分泌 1～2 L 胰液。胰液中含有的胰淀粉酶能将食物中的淀粉分解成麦芽糖,并在麦芽糖酶的作用下进一步分解成葡萄糖;胰蛋白酶、胰凝乳蛋白酶和羧肽酶,可将蛋白质消化成蛋白胨、肽,并进一步分解成氨基酸;胰脂肪酶能将脂肪分解成甘油和脂肪酸。由此可见,胰液是消化液中最强的一种。因此,当胰腺功能受损时(如慢性胰腺炎),食物的消化将明显受到影响,这时在患者的粪便中可出现未消化的肉类、纤维和脂肪微粒。

(2)胆汁的成分和作用

胆汁是由肝脏分泌的一种金黄色或深绿色、味苦的碱性液体。它平时贮存在胆囊中,当食物进入小肠后,引起胆囊收缩,胆汁就进入十二指肠中,成年人每天分泌胆汁 0.5～1.0 L,其成分除水分、钠、钾、钙、碳酸氢盐等无机成分外,还含有胆盐、胆色素、脂肪、胆固醇、卵磷脂和黏蛋白等。其中胆盐是参与消化和吸收的主要成分。一般认为胆汁中不含消化酶,它的主要作用是:①胆汁中的胆盐、胆固醇、卵磷脂等都可作为乳化剂,使脂肪乳化为细小的微粒,增加了胰脂肪酶的作用面积,使其对脂肪的分解大大加速;②胆盐可激活胰脂肪酶,使后者催化脂肪分解的作用加速;③胆盐与脂肪的分解产物如游离脂肪酸、甘油一酯等结合形成水溶性复合物,促进了脂肪的吸收;④通过促进脂肪的吸收,间接帮助脂溶性维生素的吸收。此外,胆汁还是胆固醇和胆色素代谢产物排出体外的主要途径。

(3)小肠液的成分和作用

小肠液是小肠黏膜分泌的一种弱碱性液体,pH 约为 7.6,成年人每天分泌量为 1.0～3.0 L。小肠中除含有多种黏蛋白、肠激酶外,还含有多种消化酶,对食物中三大营养素成分都有消化作用。其中主要的消化酶有淀粉酶、麦芽糖酶、蔗糖酶、乳糖酶、肠肽酶等。这些酶和胰液中的消化酶及胆盐相互配合,进一步分解肽类、双糖和脂类,使其成为可被吸收的物质。

食物中的三大营养素在消化道内消化过程如下:

$$\text{淀粉} \xrightarrow[\text{胰、肠淀粉酶}]{\text{唾液淀粉酶}} \text{麦芽糖} \xrightarrow[\text{肠麦芽糖酶}]{\text{胰麦芽糖酶}} \text{葡萄糖}$$

$$\text{脂肪} \xrightarrow[\text{乳化作用}]{\text{胆汁}} \text{脂肪微粒} \xrightarrow[\text{肠脂肪酶}]{\text{胰脂肪酶}} \text{甘油和脂肪酸}$$

$$\text{蛋白质} \xrightarrow[\text{胰蛋白酶}]{\text{胃蛋白酶}} \text{多肽} \xrightarrow{\text{肽酶}} \text{氨基酸}$$

4.大肠内的消化

大肠为消化道的下段,包括盲肠、阑尾、结肠和直肠四部分。成人大肠全长约 1.5 m。食物从胃到小肠末端的移动需 30～90 min,而通过大肠则需 1～7 d。

大肠可分泌少量 pH 为 8.3～8.4 的碱性液体,主要成分为黏液蛋白,保护黏膜和润滑粪便。在大肠所分泌的碱性液体中,几乎不含消化酶,没有明显的消化作用。但是小肠液中的酶随着食糜一起进入了大肠,所以在大肠内食物的消化作用仍在继续进行。

大肠的主要功能是吸收来自小肠的食糜残渣水分和形成并控制粪便。大肠内容物主要受细菌的分解作用,细菌所含的酶能使食物残渣与植物纤维素分解,对糖类和脂肪进行发酵式分解,对蛋白质进行腐败式分解。正常情况下,机体一方面通过肝脏对这些毒物进行解毒作用,另一方面通过大肠将这些毒物排出体外。大肠内的细菌还能利用肠内某些简单的物质合成少量人体所需要的维生素 K 和 B 族维生素,被人体吸收和利用。

三、人体对营养物质的吸收

消化道内的吸收是指消化道内的物质,包括水分、盐类及食物的消化产物透过黏膜上皮细胞进入血液和淋巴液的过程。

食物经过消化后,将大分子物质变成小分子物质,其中多糖分解成单糖,蛋白质分解成氨基酸,脂肪分解成脂肪酸、甘油等,维生素与矿物质则在消化过程中从食物的细胞中释放出来,通过消化管襞进入血液循环。由血液循环输送到身体各部分才能被组织和细胞进一步利用。

1.小肠是营养物质吸收的主要场所

在口腔和食道内,食物实际上是不被吸收的,胃只吸收少量酒精和水分。食物经消化后,各种营养物质主要在小肠被吸收。小肠黏膜细胞的正常代谢功能是维持正常吸收机制的必要条件。人的小肠很长,为 3～5 m,是消化道中最长的一段,小肠黏膜具有环状褶皱并拥有大量绒毛及微绒毛。绒毛为小肠黏膜的微小突出结构,长度为 0.5～1.5 mm,密度为每平方毫米 10～40 个,绒毛上再分布微绒毛,其中分布有微血管、乳糜管(淋巴管)和神经。由于有褶皱和大量绒毛与微绒毛的存在,使小肠有巨大的吸收面积(总吸收面积为 200～400 m²),加上食物在小肠内停留时间较长(3～8 h),这些都是小肠吸收营养物质的有利条件。

一般认为,糖类、蛋白质和脂肪的消化产物,大部分是在十二指肠和空肠吸收的,当其到达回肠时通常已吸收完毕。回肠被认为是吸收机能的贮备,但是它能主动吸收胆汁盐和 B 族维生素。小肠中各种营养素的吸收位置如图 1-2 所示。

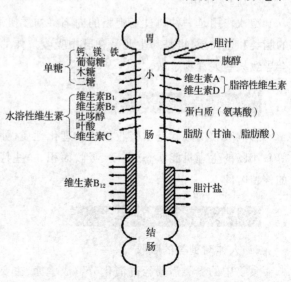

图 1-2 小肠中各营养素吸收位置

大肠虽有一定的吸收能力,但食糜经过小肠后绝大部分可吸收物质都已被吸收,剩下的几乎是不可吸收的废物,故大肠的主要功能是大量吸收水分以浓缩肠内腐渣,形成粪便。

2.营养物质的吸收方式

人体对营养物质的吸收是通过以下方式进行的。

(1)被动吸收

被动吸收取决于膜内外被吸收物质的浓度差、物质分子的大小与电荷状态等因素,这是一种简单的物理化学过程,包括被动扩散、易化扩散、滤过、渗透等作用。

①被动扩散。通常,物质透过细胞膜总是和它在细胞膜内外的浓度有关。这种方式不借助载体,不消耗能量,物质从浓度高的一侧向浓度低的一侧透过。由于细胞膜的基质是类脂双分子层,脂溶性物质更易进入细胞。物质进入细胞的速度决定于它在脂质中的溶解度和分子大小,溶解度越大,透过越快;如果在脂质中的溶解度相等,则较小的分子透过较快。

②易化扩散是指非脂溶性物质或亲水物质如 Na^+、K^+、葡萄糖和氨基酸等,不能透过细胞膜的双层脂类,需在细胞膜蛋白质的帮助下,由膜的高浓度一侧向低浓度一侧扩散或转运的过程。与易化扩散有关的膜内转运系统和它们所转运的物质之间具有高度的结构特异性,即每一种蛋白质只能转运具有某种特定化学结构的物质。

③滤过。消化道上皮细胞可以看作滤过器,靠膜两边的流体压力差,如胃肠腔内压力超过毛细血管时,水分或其他物质可借压力差滤入毛细血管内进入血液。

④渗透可看作特殊情况下的扩散。当膜两侧产生不相等的渗透压时,水分从渗透压低的一侧进入渗透压较高的一侧。

(2)主动吸收

有些营养物质可由浓度较低的一侧穿过膜向浓度高的一侧转运,需要能量及载体协助。物质主动转运中载体是一种脂蛋白,它具高度特异性,载体转运物质的能量来自ATP。主动吸收有高度的选择性,所以各种物质吸收的速度不相同。以几种己糖为例,吸收速度依次为:半乳糖＞葡萄糖＞果糖＞甘露糖,而戊糖又慢于己糖。

(3)胞饮作用

胞饮作用是一种通过细胞膜的内陷将物质摄取到细胞内的过程,可使细胞吸收某些完整的脂类和蛋白质,也是新生儿从初乳中吸收抗体的方式,这种未经消化的蛋白质进入体内可能会导致某些人食物过敏。

3.影响吸收的因素

影响吸收的因素有被吸收物质的理化性质(如相对分子量大小、溶解度、分子形状和浓度等)、小肠的生理机能状态(蠕动、吸收面积、一些特殊的生理和病理状况等)和食物在消化道中的停留时间。

4.人体对营养物质的吸收

(1)人体对糖类的吸收

食物中的糖类需要经过消化分解成单糖(主要为葡萄糖及少量半乳糖和果糖)后,以主动转运方式吸收。糖在胃中几乎不被吸收,但在小肠中几乎被完全吸收。各种单糖的吸收速度不同,依次为:D-半乳糖(110)＞D-葡萄糖(100)＞D-果糖(70)＞木糖醇(36)＞山梨醇(29)。

（2）人体对蛋白质的吸收

蛋白质在消化道内被分解为氨基酸后,在小肠黏膜被吸收,吸收后经小肠绒毛内的毛细血管进入血液循环,为主动转运过程。天然蛋白质被蛋白酶水解后,其水解产物大约 1/3 为氨基酸,2/3 为寡肽,这些产物在肠襞的吸收速度远比单纯混合氨基酸快,吸收后大部分以氨基酸形式进入门静脉。

（3）人体对脂肪的吸收

脂肪经胆盐乳化后,在十二指肠中被胰液、小肠液和脂肪酶水解为甘油和脂肪酸,甘油易溶于水,可被直接吸收入血液中;脂肪酸在消化道常与胆盐结合成水溶性复合物才被吸收。脂类的吸收主要在十二指肠的下部和空肠的上部。各种脂肪酸的极性和水溶性不同,吸收速率也不相同:短链脂肪酸＞中链脂肪酸＞不饱和脂肪酸＞饱和脂肪酸,水溶性越小的脂肪酸,胆盐对其吸收的促进作用越大。

脂肪的消化吸收会受到某些因素的影响。常温下,液态的植物性油脂能很好地被消化吸收,利用率也高,而且不易产生饱腹感;而动物性油脂由于熔点较高,消化率较低。另外,当脂肪乳化剂不足时,可降低其吸收率。食物中过量钙的摄入量会影响高熔点脂肪的吸收,但不影响多不饱和脂肪酸的吸收。部分油脂甚至可完全被吸收与利用,但是当油脂来不及消化,吸收也会减慢,并有部分从粪便中排出。一般脂肪的消化率为 95％,豆油、玉米油、奶油及猪油等油脂均可在 6～8 h 内完全被人体消化,消化吸收率随时间的延长情况为:2 h 内吸收率为 24％～41％、4 h 为 53％～71％、6 h 为 68％～85％、8 h 为 85％～96％。

（4）人体对维生素的消化与吸收

人体消化道没有分解维生素的酶,胃液的酸性、肠液的碱性以及氧气的存在都会影响维生素的稳定性。水溶性维生素在动、植物性食物的细胞中以结合蛋白质的形式存在,在细胞崩解过程和蛋白质消化过程中,这些结合物被分解,从而释放出维生素。水溶性维生素一般以简单扩散方式被充分吸收,特别是分子量小的维生素更易被吸收,分子量较大的如维生素 B_{12} 则必须与胃分泌的内因子相结合形成复合物后才能被吸收,吸收部位在回肠。

脂溶性维生素可随脂肪的乳化与分散而同时被消化。吸收机理可能与油脂相同,也属于被动转运的扩散作用,吸收部位仍在小肠上端。由于脂溶性维生素能在体内积聚,故若长期超量服用,易引起过量中毒。

（5）人体对水和矿物质的消化与吸收

成人每天进入小肠的水分约有 8 L。成人每日尿量平均约为 1.5 L,粪便中可排出少量水（约 150 mL）,其余大部分都由消化道重吸收。

水分的吸收主要在小肠,水可以自由地穿过消化道的膜,通过黏膜细胞进入体内,主要通过渗透作用和过滤作用,而且以渗透作用为主,小肠吸收其他物质的渗透压可促进水分的吸收。此外,小肠蠕动收缩时肠道内流体静压增高,也可使水分滤过黏膜细胞。

水分的吸收也可在大肠,这时各种溶质特别是 NaCl 的主动吸收所产生的渗透压梯度是水分吸收的主要动力。

很多矿物质在食物中以离子状态即溶解状态存在,如钾、钠、氯等可以直接被机体吸收。但如果以结合状态存在时,如乳酪蛋白中的钙结合在磷酸根上、铁存在于血红蛋白之中、许多微量元素存在于酶内时,胃肠中没有从这些化合物中分解矿物质的酶,它们往往在上述食物有机成分的消化过程中被释放出来。矿物质可由单纯扩散被动吸收,也可通过特殊转运途径主动吸收。

吸收后的水和无机盐经绒毛内毛细血管进入血液循环。

效果评价

通过本任务的学习,你是否明确了食物中各种营养素的消化吸收过程及其影响因素?

任务实施二

每日营养素需要量的确定

1. 健康与安全
(1)始终保持个人健康和安全,包括穿戴口罩、实验服、手套等个人防护用品或设备。
(2)按照相关规定、规范、质量、安全和环境标准开展工作。
2. 环保
(1)根据标准和要求,操作、维护和修理实验室设施、装置和设备,使用、管理和回收实验用品。
(2)维护良好的实验室卫生整洁。

一、任务目标

掌握人体每日产能营养素需要量的确定方法,了解我国营养素推荐摄入量。培养组员团队协作精神和安全环保意识,养成良好的实验劳动习惯。

二、任务案例

确定某人的每日产能营养素需要量

不同的个体对能量和营养素的需要量是不同的,其需要量可根据个体的年龄、性别、体重、劳动和活动情况来确定。

案例:某健康男性,30岁,身高170 cm,体重80 kg,从事办公室工作(轻体力劳动),请计算其每日需要的能量和产能营养素的量。

三、工作过程

【步骤1】:确定基础代谢的能量消耗(BEE)

基础代谢是指人体在清醒而又极端安静的状态下,不受肌肉活动、环境温度、食物及精神紧张等影响时的能量代谢。

$$一日基础代谢能量消耗＝基础代谢水平×体表面积×24\ h$$

其中,基础代谢水平用基础代谢率(BMR)表示,即单位时间内人体单位面积所消耗的基础代谢能量$[kJ/(m^2 \cdot h)]$;

体表面积$(m^2)＝0.006\ 59×$身高$(cm)＋0.012\ 6×$体重$(kg)－0.160\ 3＝0.006\ 59×170$

$(cm)+0.012\ 6\times80\ (kg)-0.160\ 3=1.120\ 3+1.008-0.160\ 3=1.968(m^2)$

按年龄和性别查表1-2得到,该男子的基础代谢率为154 kJ/$(m^2\cdot h)$。

一日基础代谢能量消耗(BEE)＝基础代谢率(BMR)×体表面积×24 h＝154 kJ/$(m^2\cdot h)$×1.968 m^2×24 h＝7 273.728 kJ

【步骤2】:确定每日能量的需要量

应用一日基础代谢能量消耗(BEE)乘体力活动水平(PAL)来计算人体能量消耗率或需要量。即:

$$能量消耗率或需要量＝BEE\times PAL$$

查表1-4得知,该男子的体力活动水平(PAL)为1.55。

能量消耗率或需要量＝BEE×PAL＝7 273.728 kJ×1.55＝11 274.278 kJ

【步骤3】:确定每日产能营养素需要量

根据一日总能量需要量以及产能营养素能量配比(蛋白质占15％,脂肪占25％,碳水化合物占60％)和能量系数(蛋白质、脂类和碳水化合物的能量系数分别是16.7 kJ/g、37.6 kJ/g和16.8 kJ/g),可计算出人体一日产能营养素的需要量。

蛋白质的需要量(g)＝11 274.278 kJ×15％÷16.7 kJ/g＝101.27 g

脂类的需要量(g)＝11 274.278 kJ×25％÷37.6 kJ/g＝74.96 g

碳水化合物的需要量(g)＝11 274.278 kJ×60％÷16.8kJ/g＝402.65 g

【步骤4】:确定膳食营养素推荐摄入量

我国营养学家根据有关营养素需要量的知识,经过大量科学实验论证,提出了适合中国居民的膳食营养素推荐摄入量(见附录一),该摄入量水平可以满足某一特定年龄、性别及生理状况群体中的绝大多数个体对营养素的需要,并能保持健康和维持组织贮备。我们在日常生活工作中将膳食营养素推荐摄入量作为个体每日营养素摄入的目标值,并依据其制定食谱、评价食谱。

【步骤5】:任务考核

某校一名男性大学生,18岁,体重63 kg,轻体力劳动,需要能量10.88 MJ,蛋白质80 g,脂肪产生的能量占总能量的20％～25％(若取中间值为22.5％)。请计算每日所需碳水化合物和脂肪的量。

蛋白质提供的能量＝80 g×16.7 kJ/g＝1 336 kJ

碳水化合物提供的能量＝10 880 kJ－1 336 kJ－10 880 kJ×22.5％＝7 096 kJ

脂肪的需要量＝10 880 kJ×22.5％÷37.6 kJ/g＝65.11 g

碳水化合物的需要量＝7 097 kJ÷16.8 kJ/g＝422.02 g

【任务训练】根据自身情况确定本人一日的能量和产能营养素的需要量。

效果评价

你是否掌握了确定能量需要量及三种产能营养素摄入量的方法。

考考你

一、名词解释

1.基础代谢　2.食物能值　3.氮平衡　4.乳糖不耐症　5.限制氨基酸

6.食物的成酸成碱作用　7.生物价　8.蛋白质互补作用　9.消化　10.吸收

二、填空题

1.谷类的第一限制氨基酸是_____,豆类的第一限制氨基酸是_____。

2.人群能量消耗的因素主要包括:_____、_____、食物特殊动力作用;对于婴幼儿、儿童、青少年和孕妇、乳母,还包括生长发育等因素。

3.中国营养学会推荐的最理想的膳食脂肪构成是:饱和脂肪酸、单不饱和脂肪酸、多不饱和脂肪酸的比例为_____。

4.维生素 D 缺乏症在婴幼儿表现为_____;在成人表现为_____;在老人表现为_____。

5.食物中的碳水化合物,经过人体的消化,分解成_____,被人体吸收。

6.大豆中含有的_____、_____等低聚糖不能被人体消化利用,但肠道微生物可发酵产气,因此又称为大豆胀气因子。

7.在食物中缺乏可引起癞皮病的维生素是_____。

8.与胎儿"神经管畸形"的形成密切相关的营养素是_____。

9.谷类食物中主要缺乏的必需氨基酸是_____。

10.最好的植物性优质蛋白质是_____。

三、选择题

1.乳糖不耐症人群适宜选用的奶制品是(　　)。

A.鲜牛奶　　　　　　B.酸奶　　　　　　C.奶粉　　　　　　D.炼乳

2.长期食用精白米等精制食品时,易患的营养缺乏病是(　　)。

A.眼干燥症　　　　　B.脚气病　　　　　C.癞皮病　　　　　D.佝偻病

3."克汀病"是由于母亲在妊娠期缺乏(　　)的摄入而造成的。

A.铁　　　　　　　　B.硒　　　　　　　C.锌　　　　　　　D.碘

4.大米的第一限制氨基酸是(　　)。

A.蛋氨酸　　　　　　B.赖氨酸　　　　　C.丙氨酸　　　　　D.组氨酸

5.为提高钙和铁的吸收,空心菜最好在沸水中焯1分钟以去除(　　)。

A.叶酸　　　　　　　B.草酸　　　　　　C.维生素　　　　　D.脂肪酸

6.以下食物中胆固醇含量最高的是(　　)。

A.猪脑　　　　　　　B.猪心　　　　　　C.猪肝　　　　　　D.猪里脊肉

7.在碱性加热的条件下不容易被破坏的维生素是(　　)

A.维生素 C　　　　　B.维生素 B_1　　　C.维生素 B_2　　　D.维生素 A

8.下列物质中,不能被人体消化吸收的是(　　)。

A.淀粉　　　　　　　B.麦芽糖　　　　　C.乳糖　　　　　　D.果糖

9.最好的补铁食物来源是(　　)。

A.奶类　　　　　　　B.动物血和肝脏　　C.菠菜　　　　　　D.蛋类

10.儿童缺锌的症状是(　　)。

A.侏儒症　　　　　　B.口角炎　　　　　C.甲状腺肿　　　　D.贫血

11. 婴幼儿和青少年的蛋白质代谢状况应维持(　　)。

A. 氮平衡　　　　　　B. 负氮平衡　　　　　C. 正氮平衡

12. 能促进钙吸收的措施是(　　)。

A. 经常在户外晒太阳　　　　　　　　B. 经常做理疗(热敷)

C. 多吃谷类食物　　　　　　　　　　D. 多吃蔬菜、水果

13. 以下属于单糖的是(　　)。

A. 果糖　　　　　　　B. 蔗糖　　　　　　　C. 麦芽糖　　　　　　　D. 乳糖

14. 维生素 B_2 缺乏的体征之一是(　　)。

A. 脂溢性皮炎　　　B. 周围神经炎　　　　C. "三 D"症状　　　　D. 牙龈疼痛出血

15. 能被人体消化吸收的碳水化合物是(　　)。

A. 棉籽糖　　　　　　B. 果胶　　　　　　　C. 纤维素　　　　　　　D. 淀粉

四、简答题

1. 影响基础代谢的因素有哪些?

2. 焦糖化作用和羰氨反应有何不同?

3. 碳水化合物、脂类、蛋白质的生理功能各自有哪些?

4. 如何评价蛋白质、脂肪的营养价值?

5. 简述维生素 A、维生素 C 的生理功能。

6. 简述维生素缺乏的原因。

7. 简述脂溶性维生素和水溶性维生素各自的特点。

8. 简述钙、铁的主要生理功能有哪些,影响钙、铁吸收的主要因素有哪些。

9. 简述膳食纤维的生理功能。

10. 简述消化系统的组成及小肠作为人体最主要的吸收器官的原因。

五、计算题

1. 某男生 20 岁,身高 1.75 m,体重 70 kg,基础代谢率 40 kcal/(m² · h),求普通混合膳食条件下,该男生维持 24 h 基础代谢消耗能量和食物特殊动力作用共需多少 kcal 热量?

2. 以自己为例,计算基础代谢消耗能量(至少用两种方法)。

拓展知识

认识反式脂肪酸

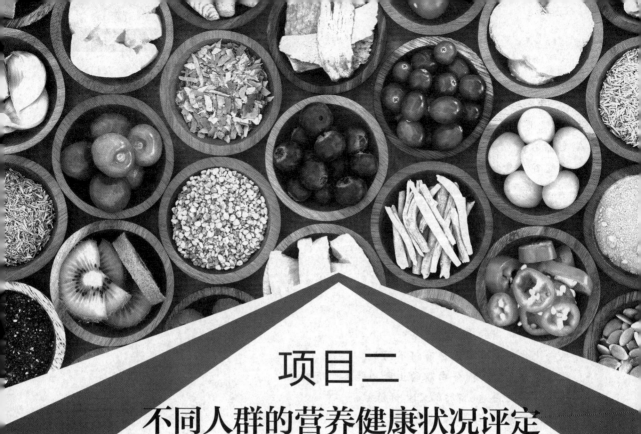

项目二
不同人群的营养健康状况评定

思政育人

"妊娠所忌：食兔肉，令子无声缺唇。食山羊肉，令子多疾。食鸡子、干鱼，令子多疮。食桑椹、鸭子，令子倒生。"——《饮膳正要》

《饮膳正要》为元·饮膳太医忽思慧所撰，是我国甚至是世界上最早的饮食卫生与营养学专著，对传播和发展我国卫生保健知识，起到了重要作用。结合中国传统典籍知识教育，丰富学生的传统文化学识，提升学生的文化品位和精神内涵；培养学生的思辨精神，激发学生的科学探究热情。

案例导入

贾女士的儿子今年5岁，刚出生时体重仅2 kg多，直到3岁才开始喊"爸爸""妈妈"。在幼儿园不能和小朋友们正常交流，老师讲课他也听不懂。到医院检查时，在医生的询问下，贾女士道出，在怀孕早期由于剧烈呕吐几乎无法进食，只能吃些蔬菜和水果，直到怀孕6个月情况才有所好转，但胃口一直不好，孩子出生又没有母乳，孩子的智商测试为57。张女士是一名白领，怀孕后担心小孩营养不良，发育不好，每天饭量特别大，想吃什么就吃什么，平时以肉类、鱼、虾为主，素菜、水果都吃得很少。结果生出的小孩体重为5 kg，先天性糖尿病。

案例分析

孕期营养不良和营养过剩都会造成婴儿先天性营养失衡。患儿表现为出生后神经系统功能缺陷和智力低下。这种婴儿体质虚弱、语言能力较差、说话时间延迟，不可避免地对婴幼儿的智力和其他方面的发育产生极大的危害。如果孕妇营养失调，那么给胎儿造成的不良影响今后将无法弥补，形成永久性缺陷。平衡膳食能够满足机体对各种营养素及能量的需要，要做到合理营养，既要了解食物所含营养素的种类和特点，还要明确处于不同生理或工作环境下机体对营养素和能量的需要情况。

　　不同人群主要指的是处于特殊生理阶段、特殊生活环境、特殊工作环境和特殊职业的人群。处于特殊生理阶段的人群包括孕妇、乳母、婴幼儿、学龄前和学龄期儿童、中老年人;处于特殊生活环境和工作环境的人群包括高温、低温、接触有毒有害因素等环境下生活或工作的人群,以及脑力劳动者、运动员等从事特殊职业的人群。这些人群的生理代谢特点、营养需要不同于正常人群。特殊人群是脆弱人群,是营养师和医务人员重点关注的人群,也是国家重点保护的人群。应该对他们实行特殊的营养保障,以保证其身体健康。

任务一　不同生理状态下人群的营养健康状况评定

通过本任务的学习,做到:

1. 了解处于特殊年龄、发育阶段人群的生理特点。

2. 掌握不同生理状况下人群的营养特点与合理膳食原则。

知识准备

　　根据人体生长发育特点,可以将人的一生按照年龄分为婴儿期、幼儿期、学龄前期、学龄期、少年期、成年期和老年期,女性由于特殊生理功能,还可以分为孕期和哺乳期。人体的生理状况因性别的差异和年龄的变化而有所不同,因此对食物中营养素的需求也不尽相同。

一、婴幼儿的营养健康状况评定

　　出生1～12个月为婴儿阶段,断乳后第二、三年为幼儿期。婴幼儿时期是人的一生中生长发育最重要的时期之一。该时期生长发育迅速,对营养的需要较成年人高,其营养状况对人体的身体素质具有非常重要的影响。

1.婴幼儿的生长发育特点

　　(1)生长发育最快

　　婴幼儿期是人的一生中生长发育最快的时期,在出生后第一年中身高增加20～25 cm,与出生时相比,增加40%～50%;体重增加6～7 kg,约为出生时的两倍。第二年内身高约增加10 cm,体重增加2～3 kg。两岁以后,生长速度急剧下降,并保持相对稳定,平均每年身高增加4～5 cm,体重增加1.5～2 kg。

　　(2)大脑发育极为迅速

　　出生5个月以后脑重由出生时的350 g增至600 g左右,到1周岁时,达900～1 000 g;

两岁时，就已基本完成了脑细胞分化。因此，婴幼儿期需要足够的营养来满足迅速生长发育的需要，年龄越小对能量和各种营养素的要求越高。

（3）消化器官未发育成熟

婴幼儿时期，体格生长和脑发育虽然旺盛，但消化器官未发育成熟，口腔黏膜和胃肠壁黏膜柔嫩，血管丰富，易损伤。婴儿出生后6～8个月开始出牙，最晚2～2.5岁时出齐，此时咀嚼能力较差，胃容量小。体内各种消化酶的活性较低，消化功能比成人弱，故膳食供给必须结合消化功能特点，合理喂养，可避免营养不良及消化功能紊乱。

2.婴幼儿的营养需要 ◢◢◢◢

（1）能量

婴幼儿时期是基础代谢率最高的时期，而且生长迅速，此时期的能量消耗主要用于基础代谢、生长发育、食物特殊动力作用和体力活动。其中生长发育所需能量与生长速度呈正比，每增加1 g新的机体组织，需要能量20～29 kJ（4.8～6.9 kcal）。1岁以内增长最快，此项所需能量占总能量的25%～30%，1岁以后，占总能量的15%～16%。

中国营养学会于2013年制定的中国居民膳食营养素参考摄入量建议能量摄入量：0.5岁以下为0.38 MJ/(kg·d)（90 kcal/d）；0.5～1岁为0.33 MJ/(kg·d)（80 kcal/d），1～2岁男孩为3.77 MJ/d（900 kcal/d），女孩为3.35MJ/d（800 kcal/d），2～3岁男孩为4.60 MJ/d（1100 kcal/d），女孩为4.18 MJ/d（1000 kcal/d）。若非母乳喂养应在此基础上增加20%。婴幼儿时期为机体生长发育最重要的时期，能量供给不足，生长发育就会滞后。

（2）蛋白质

婴幼儿处于生长发育的旺盛时期，需要正氮平衡以保证正常生长发育。婴幼儿蛋白质需要量按每日每千克体重计算：母乳喂养为1.6～2.2 g；人工喂养（牛乳）为3～4 g，因牛乳蛋白质价值较母乳低。婴幼儿的九种必需氨基酸需要量较成人高5～10倍，并要求氨基酸间有一个合适的比例模式，与成人稍不同的是，组氨酸是其必需氨基酸。大豆蛋白所含氨基酸也很丰富，可用于婴儿喂养，还可补充鸡蛋、鱼类等动物蛋白，应注意氨基酸的互补作用。

中国营养学会于2013年制定的中国居民膳食营养素参考摄入量中，建议蛋白质RNI(g/d)：0.5岁以下(AI)为9，0.5～1岁为20，1～2岁幼儿为25，2～3岁幼儿为25。

（3）脂肪

婴儿时期充足的能量，特别是高能量密度脂肪的供给是婴儿生长发育所必需的，也是适应婴儿肠胃道功能和渗透压的最佳选择。因此，2013版DRIs的脂肪的功能比标准为：0～0.5岁(AI)为48%，0.5～1岁为40%，1～3岁则为35%。另外，花生四烯酸、二十碳五烯酸（EPA）和二十二碳六烯酸（DHA）等对婴儿神经、智力及认知功能发育有促进作用，应该注意补充。

（4）碳水化合物

碳水化合物是促进婴幼儿生长发育所必需的营养素，如葡萄糖、果糖、蔗糖、乳糖等。碳水化合物能防止脂肪氧化，保护蛋白质，乳糖又可助钙吸收。从6月龄开始给婴儿添加适量淀粉，可以刺激唾液淀粉酶的分泌和活性。婴幼儿对碳水化合物的需要量为：0～0.5岁(AI)为60 g/d，0.5～1岁(AI)为85 g/d，1岁以上为120 g/d。

（5）矿物质

①钙　婴儿出生时体内钙占体重的0.8%，成人时为1.5～2.0%，因此需要大量摄入钙，

微课

评估婴幼儿青少年的营养需求与合理膳食

以满足生长发育的需要。母乳喂养的婴儿一般不会明显地缺钙,母乳的钙基本能满足婴儿的生长发育。0～0.5岁钙的AI为200 mg/d,0.5～1岁AI为250 mg/d,1～3岁为600 mg/d。

②铁　婴儿体内贮留的铁只够使用4～6个月,人乳和牛乳都属于贫铁食物。因此应该在4～6个月后逐步添加辅食,多摄入富含铁的食物,避免出现缺铁性贫血,给婴儿每日喂一点蛋黄、肝膏汤,可补充铁。0～0.5岁婴儿铁的AI为0.3 mg/d,0.5～1岁婴儿铁的RNI为10 mg/d,1～3岁幼儿铁的RNI为9 mg/d。

③锌　锌是婴儿易缺乏的微量元素之一,锌缺乏能影响味觉,影响食欲,影响细胞分化,使之生长迟缓等。0～0.5岁婴儿锌的AI为2.0 mg/d,0.5～1岁婴儿锌的RNI为3.5 mg/d,1～3岁幼儿锌的RNI为4.0 mg/d。

(6)维生素

①维生素A　婴幼儿维生素A缺乏可影响细胞分化和体重的增长,使上皮组织角化导致眼干燥症、夜盲症等。0～0.5岁婴儿维生素A的AI为300 μgRAE/d,0.5～1岁婴儿维生素A的AI为350 μgRAE/d,1～3岁幼儿维生素A的RNI为310 μgRAE/d。[注:μgRAE为视黄醇活性当量,与以往的视黄醇当量(μgRE)相当]

②维生素D　维生素D可调节钙、磷代谢,缺乏时可发生佝偻病。维生素D很难通过乳腺,各种乳和乳制品中维生素D较低,因此,要额外补充维生素D。婴幼儿维生素D的AI或RNI均为10 μg/d。

③维生素C　乳中维生素C含量受母乳的影响,因此以母乳喂养的婴儿需要补充维生素C,婴儿出生后两周便可开始补充。可采用菜汤、橘子水、西红柿汁和其他水果、蔬菜等。婴幼儿维生素C的AI或RNI均为40 mg/d。

3.婴儿的合理膳食原则

通常婴儿的喂养可分为母乳喂养、人工喂养和混合喂养三种方式。

(1)母乳喂养

母乳喂养是指用母亲的乳汁喂养婴儿的方式。乳汁有三种,其形成原因如下:孕妇分娩出胎儿后,在最初的5天内,乳汁分泌功能未完全建立,泌乳量较少,乳汁呈淡黄色,质地黏稠,称为初乳,之后第6～10天的乳汁称为过渡乳,之后称为熟乳,乳白色,泌乳量大。

多年的研究显示,母乳是婴儿最适宜的食物,用母乳喂养的婴儿更健康。①母乳中富含优质蛋白,以白蛋白为主,易于消化吸收,氨基酸组成丰富,必需氨基酸的含量和构成与机体相符,能被婴儿最大限度利用。②母乳的脂肪球小,含有脂肪酶,易于婴儿消化吸收。而且它还含有丰富的必需脂肪酸。③含丰富的乳糖,能促进肠道乳酸杆菌的生成,抑制大肠杆菌的繁殖,减少腹泻的发生。④母乳中含多种无机盐,虽然大多数矿物质元素的含量低于牛乳,但钙、磷比例适宜,铁的吸收率高,新生儿肾功能不全,母乳喂养的婴儿不致肾负荷过度。⑤母乳中的维生素(除维生素D外)含量相当丰富。⑥母乳中含有大量的分泌型免疫球蛋白抗体、溶菌酶及特异性免疫球蛋白等免疫物质,可抑制病毒,杀灭细菌,能增强婴儿对疾病的抵抗力。⑦母乳喂养有利于建立母子感情。

婴儿获得母乳喂养至少在4个月以上,最好维持1年,原则有四点:①早期开乳,按需哺乳。②3～4个月开始添加辅食。③8个月后减少喂乳次数,用牛乳或其他辅助食品替代。④10～12个月应完全断乳。随着婴儿年龄的增长,母乳已不能满足婴儿对营养素的需要,同时,婴儿消化机能增强和牙齿的长出,对食物有了新的要求。这时应添加辅助食物,补充婴儿的营养需要,为断奶做准备。一般从七八个月到一岁逐渐完成。

(2)混合喂养及人工喂养

由于各种原因不能用母乳喂养婴儿,而完全采用牛乳、羊乳、马乳等动物乳及其制品或非乳类代乳制品喂养婴儿,称为人工喂养。由于母乳不足,或母亲因工作或其他原因不能按时给婴儿哺乳时,采用牛乳或其他代乳品作为补充或部分替代,称为混合喂养。

人工喂养时应尽量采用配方乳粉或牛乳、羊乳等乳制品,乳类的营养价值高于豆类、谷类等代乳品。

婴儿配方乳粉是依据母乳的营养素含量及其组成模式进行调整而生产的。调整蛋白质的构成,降低蛋白质的总量,以减轻肾负荷;增加了脱盐乳清粉,同时减少酪蛋白,以利于消化吸收。脂肪方面:脱去部分或全部富含饱和脂肪酸的奶油,代之以富含多不饱和脂肪酸的植物油,并调配其脂肪酸的构成和比例,使之接近于母乳。在矿物质和维生素上,减少矿物质总量,调整钙磷比例至 1.3~1.5：1,增加铁、锌等矿物质及维生素 A 和维生素 D。按 4：6 比例添加 α-乳糖与 β-乳糖,脱去牛乳中部分 Ca、P、Na 盐,强化维生素 A、维生素 D 及适量其他维生素,强化牛磺酸、核酸。但婴儿配方乳粉缺乏母乳特有的免疫因子及其他活性物质,故仍不能取代母乳。婴儿配方乳粉使用时可按产品说明书进行调制和喂哺。

与母乳比较,牛奶有以下缺点:一是牛奶的酪蛋白质量分数高,遇胃酸形成的凝块较大,不易消化。二是牛奶的脂肪球较大,也难消化。三是牛奶低级脂肪酸较多,对肠道有刺激作用。四是牛奶中乳糖少。因此常用水或米汤稀释再加少量糖使其蛋白质和糖含量接近母乳。

羊奶与牛奶比较,有以下特点:一是羊奶中乳白蛋白的质量分数较牛奶高,其蛋白质凝块比牛奶细和软,易于消化。二是羊奶脂肪球的大小接近母乳,也易于消化。三是羊奶中叶酸的质量分数不足,长期服用要补充叶酸。

(3)科学添加辅食

无论是母乳喂养还是人工喂养的婴儿,在喂养到 4~6 个月时都要及时添加各种辅食。添加辅食要首先添加谷类与果蔬类,后添加鱼、蛋、肉等。方法上,应由稀到稠、由细到粗、从少到多,视婴儿的消化适应力而循序渐进。最先添加的食物为液体状,如稀粥、青菜羹等,其次可添加粥、米糊、水果泥、鱼泥、豆腐等;视婴儿的适应情况,最后可添加烂饭、面包、馒头、肉末等。在食物的种类上,应先适应一种,再去尝试其他品种,不要一次性同时添加几种食物。应加入适量的植物油,但不必加盐,注意铁、钙等易缺乏营养素的强化。

4. 幼儿的合理膳食原则

断乳后的幼儿,牙齿尚没有长全,咀嚼力差,肠胃消化力弱,这时如饮食和营养措施不当,会影响消化吸收,幼儿的膳食应是符合其生理特性,易消化吸收又能满足其生长发育需求的平衡膳食。

(1)平衡膳食

所选用的食物应含有足量的营养素,而且各种营养素之间应保持合适的比例,要保证优质蛋白质的充分供给,蛋类、豆类、肉、鱼等,尤其是牛乳,每天不可缺少;多吃新鲜蔬菜与各种水果;主食等其他的食物也要能满足幼儿的生理需求,并在同一类的各种食物中轮流选用,做到膳食多样化,避免重复。这样既增加食欲,又可起到营养素之间取长补短的作用。

(2)易于消化

幼儿的咀嚼和消化功能低于成人,在选择中要避免选用过粗、过硬以及小儿无法消化的食物,如油炸花生米、黄豆等食物。应多选用质地细软,容易消化的饭菜,随着年龄增长可逐渐增加食物种类。

(3)适当增加餐次,合理烹调

根据幼儿活泼好动的特点,适当增加餐次,一日三餐两点为宜。注意色香味美,可增进食欲。食物要切碎、煮烂,用煮、蒸、炖等烹调方法。

(4)注意饮食卫生

为幼儿制备膳食,必须新鲜可口,不用变质食品,餐具干净,常消毒。

(5)饮食习惯的培养

幼儿饮食习惯的好坏,关系着他们的营养状况。饮食习惯好,良好的营养食品才能被更好地吸收利用,所以培养幼儿养成良好饮食习惯,是保证营养的一个重要问题。因此,在幼儿期要养成不偏食、不挑食、少吃零食的习惯;培养幼儿细嚼慢咽,定点、定量的习惯。吃饭时要精神愉快。

二、儿童和青少年的营养健康状况评定

通常称 3~6 岁为学龄前儿童,7~12 岁为学龄儿童,13~15 岁为少年,16~19 岁为青年。

1. 儿童的营养与膳食

(1)儿童的生理特点

儿童包括学龄前儿童和学龄儿童阶段。虽然生长发育的速率不如婴幼儿,但仍在旺盛的过程之中。学龄前儿童生长发育较平稳,每年体重增加约 2 kg,身高增长 5~7 cm,四肢增长较躯干迅速,咀嚼能力逐渐增强,消化吸收能力已接近成年人。学龄儿童生长发育速度逐渐减慢,至小学高年级时进入第二个生长发育加速期,女孩生长发育加速时期比男孩早两年。此时期各内脏器官和肌肉系统发育较快,神经系统不断完善,智力发育迅速,处于学习阶段,活动量加大,相对地比成人容易产生饥饿感,他们的餐次应比成人多。

(2)儿童的营养需要

①能量 儿童时期生长发育旺盛,基础代谢率高,活泼好动,因此能量需要相对高于成人。中国居民膳食营养素参考摄入量中建议:学龄前儿童男孩为 5.23~5.85 MJ/d,女孩为 5.02~5.44 MJ/d。学龄儿童男孩为 6.28~8.58 MJ/d,女孩为 5.65~7.53 MJ/d。

②蛋白质 儿童正处在生长发育时期,各内脏器官和肌肉系统发育较快,需要供给足够的蛋白质。中国居民膳食营养素参考摄入量中建议,蛋白质的 RNI:学龄前儿童为 25~35 g/d,学龄儿童为 40~60 g/d。

③矿物质 钙、磷、铁、锌、碘以及其他微量元素对正在发育中的儿童都很重要,应格外重视。为满足儿童骨骼发育,儿童每日钙的供给量为 800~1 200 mg。随着儿童肌肉组织的发育和造血功能的完善,对铁的需要相对高于成人。中国营养学会推荐学龄前儿童每日铁供给量为 10 mg,学龄儿童每日为 13~18 mg。锌供给量学龄前儿童每日为 5.5 mg,学龄儿童每日为 7.0~10.0 mg。碘对儿童体格发育和智力发育有着重要作用,每日碘供给量学龄前儿童为 90 μg,学龄儿童为 90~110 μg。应抑制食盐的摄入量,避免吃太咸的食物。

④维生素 中国居民膳食营养素参考摄入量中建议,维生素 A 的 RNI:学龄前儿童为 360 μgRAE/d,学龄儿童为 500~670 μgRAE/d。

（3）儿童的合理膳食原则

①增加餐次　　儿童的胃容量比成人小，但相对的营养要求比成人高，又由于儿童活泼好动，易饥饿，所以需要增加餐次。可在一日三餐之外，增加一次点心。

②保证合理膳食，供给充足的营养素和能量　　在食品供给方面，给予多种食物，才能满足其对各营养素的需求。要增加瘦肉、蛋类、鱼类的供给，它们是优质蛋白质、脂溶性维生素和矿物质的良好来源，可适当选择虾类海产品及动物肝。儿童应以谷类食物为主食，并适当注意粗细粮搭配。

③每天喝奶，常吃大豆及其制品　　奶或奶制品富含蛋白质、钙，对儿童营养素的补充很重要。豆类是高蛋白、低脂肪的食物，含有丰富的矿物质和维生素，尤其是蛋白质组成中的赖氨酸含量较高，可以与谷物蛋白质互补，有利于儿童的生长发育。

④膳食应根据季节和当地供应情况，因地因时制定食谱　　在调配上应注意多样化，尤其是感官性状，既要在色、香、味方面引起食欲，主副食又要合理搭配，注意营养平衡。

⑤膳食清淡少盐，合理安排零食，避免过瘦与肥胖　　应尽可能安排原汁原味食品，以避免干扰和影响儿童的感知和味觉。儿童膳食应清淡、少盐、少油。安排零食以不影响儿童的正餐食欲为原则，尤其是甜品，宜放在餐后，而不在餐前。食量与体力活动要适当，以保持正常体重，避免过瘦与肥胖。

⑥要从小培养良好的饮食卫生习惯　　吃清洁卫生不变质的食物，同时注意卫生问题，养成细嚼慢咽、饥饱适度，不暴饮暴食、不挑食、不偏食的良好饮食习惯。

2.青少年营养与膳食

（1）青少年的发育特点

青少年时期包括青春发育期及少年期。12岁时青春期开始，随之出现第二个生长高峰。身高每年可增加5～7 cm，个别的可达10～12 cm；体重年增长4～5 kg，个别可达8～10 kg。此时不但生长快，而且第二性征逐步出现，加之活动量大，学习负担重，其对能量和营养素的需求都超过成年人。

（2）青春期的营养需要

①能量　　青春期的能量需要，女孩为8.37～10.04 MJ/d，男孩为9.41～13.39 MJ/d。

②蛋白质　　供能比为13%～15%，10岁以上男孩为50～75 g/d、女孩为50～60 g/d。动物蛋白和大豆蛋白占1/2。

③糖类　　供能比为50%～60%，每天应该有300～450 g糖类供应。

④矿物质　　钙的需要量为1 000～1 200 mg/d；铁的需要量女性为18～20 mg/d、男性为12～16 mg/d；碘的需要量为110～120 μg/d；锌的需要量女性为7.5～9.0 mg/d、男性为10.0～12.5 mg/d。

⑤维生素　　维生素A的供给量女性为700 mgRAE/d，男性为800 mgRAE/d，和成人相同。维生素C的供给量也与成人相同，为100 mg/d。维生素D的RNI为10 μg/d。维生素B_1、维生素B_2和烟酸，男性青少年的每日供给量分别是1.4～1.6 mg、1.4～1.5 mg和15～16 mg NE；女性分别是1.2～1.3 mg、1.2 mg和12～13 mg NE。

（3）青少年的合理膳食原则

①三餐定时定量，保证吃好早餐，避免盲目节食　　饮食中忌不定时用餐、以零食取代正餐和暴饮暴食等情况，注意各餐的能量分配，尤其要保证早餐有足够的能量，有条件时，课间应加

餐1次。

②供给充足的能量　青少年生长发育快,活动量大,故对能量的需要量较多,平均每天需要能量大约 2 800 kcal。

③保证优质蛋白质的摄入　青少年对蛋白质的需要量比成年人多,而且在质量上也比成年人要求高,每天需要蛋白质 80～90 g。青少年应多吃一些动物性蛋白,如蛋类、乳类、瘦肉类及动物肝脏。另外,还应将动物性蛋白分配到三餐中吃,不可集中在一顿饭吃,以防增加胃肠负担。

④吃富含铁和维生素 C 的食物　青少年由于生长迅速,铁的需要量增加。女孩加之月经来潮后生理性丢失,更易发生贫血。维生素 C 可以增加膳食中铁的消化吸收率,所以青少年应注意饮食多样化,常吃含铁丰富的食物和维生素 C 丰富的蔬菜和水果。

⑤培养良好饮食习惯　进食要定时定量,不挑食、不偏食,吃零食要适度,不应影响进食和平衡膳食。摄入盐量要适当,每日应控制食盐在 6 g 以下为宜。吃饭要细嚼慢咽,保证充分的进食时间。

三、老年人的营养健康状况评定

WHO 于 1991 年将人类年龄划分为:<44 岁为青年;44～59 岁为中年;60～75 岁为年轻老人;>75 岁为老人;>90 岁为长寿老人。

1.老年人的生理特点

(1)代谢功能降低

较中年人相比,老年人的基础代谢降低 10%～15%。合成代谢下降,分解代谢增加,合成代谢与分解代谢失去平衡,引起细胞功能的下降。

(2)细胞功能降低,机体成分改变

主要表现为身体内细胞数量下降,突出表现在肌肉组织的重量减少而出现肌肉萎缩;皮肤皱缩而出现各种衰老现象。体内水分减少,重要的维生素、无机盐在体内的含量下降;骨组织矿物质减少,骨质密度下降,骨质疏松发生率增高,易骨折。

(3)器官功能衰退

消化系统消化液、消化酶及胃酸分泌量减少;胃肠蠕动减慢,肝的胆汁分泌及代谢、解毒功能也下降;学习记忆等神经系统功能减弱。心脏功能降低;脑功能、肾功能均随年龄增长而有不同程度的下降。

2.老年人的营养需要

微课

评估老年人的营养
需求与合理膳食

(1)能量

由于基础代谢下降、体力活动减少和体内脂肪组织比例增加,老年人的能量需要量相对减少。60 岁以后,应较青年时期减少 20%,70 岁后减少 30%,老年人能量的 RNI:60～70 岁,轻体力劳动,男性为 8 500 kJ/d,女性为 7 110 kJ/d。

(2)蛋白质

老年人体内的蛋白质呈负氮平衡,以分解代谢为主,因此,老年人在膳食蛋白质的供应方面,应该是量少而质优。老年人蛋白质的 RNI:男性为 65 g/d,女性为 55 g/d,其中应多供应一些优质蛋白质,约占 50%。

（3）脂肪

老年人由于胆汁减少,酯酶活力下降,对脂肪的消化吸收能力降低,因此高脂肪膳食易引起老年性疾病,一般脂肪供给总能量的 20% 为宜,以富含多不饱和脂肪酸的植物油为主,不宜过多进食动物性脂肪、高胆固醇食物。

（4）糖类

老年人的糖耐量低,胰岛素分泌量有所减少,对血糖的调节能力变差,易患高血糖而诱发糖尿病,所以,老年人糖类的供应要适宜,一般以占总能量的 55%～65% 为宜。不宜摄取含蔗糖高的食品,果糖对老年人最适宜,可多摄取含较多果糖的食物（水果和蜂蜜）,此外,膳食中还应供给富含膳食纤维的食物,以促进老年人肠道的蠕动能力,以防便秘及肠道癌症。

（5）维生素

为调节体内代谢和增强抗病能力,各种维生素的摄入量都应达到我国的推荐摄入量。维生素 E 为抗氧化的重要维生素,当缺乏维生素 E 时,体内细胞可出现一种棕色的色素颗粒,称为褐色素,形成老年斑。补充维生素 E 可减少细胞内褐色素的形成。老年人摄入维生素 E 的 AI 为 14 mg/d。充足的维生素 C 可防止老年人血管硬化,使胆固醇易于排出体外,增强抵抗力,因此应充分保证供应,老年人每日摄入维生素 C 的 RNI 为 100 mg。

此外,维生素 A、维生素 B_1、维生素 B_2 等也同样重要。

（6）无机盐

老年人骨质疏松的发生率较高,也易骨折,再加上老年人对钙的吸收、利用等能力下降,因此,应保证摄取足够的钙,钙的 AI 为 1 000 mg/d,钙磷比要适宜,约 1:1.5;老年人对铁的吸收、利用能力也下降,易发生缺铁性贫血,也应供给足量的铁,铁的 AI 约为 12 mg/d,注意选择含血红素铁高的食物;硒具有抗氧化、抗癌症及增强免疫力的功能,老年人每日应至少摄入 60 μg。

3.老年人的合理膳食原则

（1）合理的能量供给

蛋白质供能比例高于成人,占总能量的 12%～14%;脂肪供能比值低于成人,超过 25%,其中饱和脂肪酸供能比小于 5%;碳水化合物的供能比值控制在 60% 左右。总能量的供给以维持老年人的体重为标准。

（2）多种食物合理搭配

主食中包括一定量的粗粮、杂粮,如全麦面、玉米、小米、荞麦、燕麦等。包括适量的动物性食物以提供优质蛋白质,注意选择大豆及其制品、乳与乳制品以补充钙及蛋白质;选择新鲜的水果、蔬菜以补充维生素和膳食纤维。

（3）选择合理的烹调方法

通过合理的烹调方法提高食物的消化吸收率。烹调加工应注意清淡、少盐。

（4）建立合理的饮食制

老年人对一时低血糖或高血糖耐受能力降低,所以,进餐间隔时间不宜过长,宜少吃多餐,定时进餐。

四、孕妇营养健康状况评定

妊娠是一个非常复杂、变化极其协调的生理过程,也是胚胎和胎儿在母体内生长发育的过程。从开始妊娠至妊娠终止,整个过程称为妊娠期,约 40 周。妊娠期在胎盘产生的激素的作用下,为适应胎儿生长发育,母体各系统必须进行一系列的自适应性生理变化。

1.孕期的生理特点

（1）代谢升高

母体的合成代谢增加、基础代谢率升高。怀孕有两方面的合成代谢,一方面是身体合成一个完整的质量为 3.2 kg 左右的胎儿,另一方面是母体代谢上的适应以及生殖系统的进一步发育。

（2）消化系统功能改变

怀孕期由于激素与代谢的改变,往往出现恶心、食欲减退、消化不良等现象。后又因子宫增大而影响肠的活动,同时机体却又需要吸收更多的营养素,消化液分泌减少,胃肠蠕动减慢,常出现胃肠胀气及便秘。

（3）肾功能改变

不仅肾的负荷,心脏、肺脏、肝脏等的负荷也增大。

（4）水代谢与血容量变化

妊娠过程中母体含水量约增加 7 L,血容量增加 40%,但红细胞却只增加了 20%～30%,血红蛋白浓度下降,常出现生理贫血。

（5）体重增长

健康妇女若不限制饮食,孕期一般增加体重 10.0～12.5 kg。体重增长包括两大部分:一是妊娠的产物,包括胎儿、胎盘和羊水;另一部分是贮备脂肪和其他营养物质。

2.孕期的营养需要

妊娠是指胚胎和胎儿在母体内生长发育的过程。妊娠期从开始妊娠至妊娠终止,约 40 周(280 天)。一般分为 3 个时期,孕早期(怀孕 1～3 个月)、孕中期(怀孕 4～6 个月)、孕晚期(怀孕 7～9 个月)。

微课

评估孕妇及乳母的营养需求与合理膳食

（1）能量

孕妇的能量需要除日常基础代谢、食物特殊动力作用以及日常生活和劳动等方面消耗外,还由于以下三方面情况而额外增加能量的消耗:①胎儿新生组织的形成及增长;②维持胎儿代谢的能量需要;③妊娠过程基础代谢增高。孕早期,由于生成新组织及胎儿生长速度较慢(1 g/d 左右),基础代谢与正常人相似,所需能量基本不变或略有增高。而孕中、晚期能量则增加得较快。中国营养学会于 2013 年制定的中国居民膳食营养素参考摄入量中建议妊娠自第 4 个月开始,每天可增加 840 kJ 能量摄入量,周体重增加 350～400 g 为宜。

（2）蛋白质

整个孕期蛋白质的需要量共计增加约 910 g,其中,400～500 g 用于胎儿的生长发育,这些增加的蛋白质必须于孕期在维持基础蛋白质摄入量的基础上持续地从食物中获取，否则就会对胎儿的正常生长发育造成很大影响。中国营养学会建议，蛋白质 RNI：孕中期每天增加 15 g，孕晚期每天增加 30 g，其中，豆类、乳类及动物类等优质蛋白应占 1/3 以上。

(3)脂类

孕晚期至胎儿临分娩时，胎儿体内的脂类占其体重的 5%～15%，这些脂类物质对于胎儿神经系统的形成与发育至关重要，占胎儿脑固有成分干重的 50%～60%。一般认为，妊娠全过程中脂类物质的增加平均为 2～4 kg，每天约 60 g 的增量，包括饱和脂肪酸、单不饱和脂肪酸与多不饱和脂肪酸，其中，应提供 3～6 g 必需脂肪酸以及适量的磷脂和胆固醇等，脂类物质提供的能量占全天总能量摄入的 20%～30%为最佳。

(4)糖类

糖类不仅是母体能量的主要提供者，也是胎盘与胎儿代谢所必需的，若此类营养物质供应不足，母体势必动用其他的供能物质如脂类来供能，如此一来则极易出现酮症酸中毒而影响胎儿。目前，多建议孕妇每天至少要摄取 150～200 g 糖类，其提供的能量占总能量的 55%～60%为最宜。此外，因孕妇极易便秘，膳食纤维也应适量摄取些。

(5)无机盐

由于妊娠期特殊的生理变化，孕妇极易缺乏的无机盐为钙、铁、锌、碘等营养物质。中国营养学会推荐妊娠时期各阶段无机盐的摄入情况见表 2-1。

表 2-1　推荐的孕妇易缺乏的无机盐的膳食摄入量

孕期	钙(AI)/mg	铁(AI)/mg	锌(RNI)/mg	碘(RNI)/μg
孕早期	800	20	9.5	230
孕中期	1 000	24	9.5	230
孕晚期	1 000	29	9.5	230

(6)维生素

由于妊娠期神经内分泌的生理调节，孕妇体内多种维生素的含量都较低，孕期尤其要注意维生素 A、维生素 D、维生素 C 及 B 族维生素的膳食供给，可适当补充一些维生素制剂。

3. 孕妇的合理膳食

(1)孕早期膳食

因为孕早期能量及营养素的 RNI 与孕前基本相同或略高，但常发生早孕反应(恶心、呕吐、厌食、厌油、偏食)，所以配食要以减少呕吐为原则，即易消化、少油腻、味清淡，少吃多餐，烹调使用碘盐。轻度呕吐者，稍加休息后再设法进食；呕吐严重者多吃些蔬菜、水果等成碱性食物，以防止酸中毒，同时应给予充足的 B 族维生素和维生素 C，以减轻妊娠反应；妊娠反应严重到完全不能进食者，应请医生处理。

(2)孕中期膳食

一般孕中期孕妇的妊娠反应已消失，食欲明显好转。胎儿发育迅速，孕妇的子宫、胎盘和乳房迅速发育，因此在孕中期孕妇的能量和各种营养素的需要量骤增。与前 3 个月相比，食物的量有一定增加，增加豆类、豆制品和动物性食物的比例，同样要注意多吃水果、新鲜绿叶菜、果仁等，烹调使用碘盐。从营养学角度看，孕妇没有绝对不能吃的食物，只是对那些有刺激作用,有可能给身体带来不良影响的食物要加以限制,即:限制咸、辣食品;少吃刺激性强的食品,如咖啡、浓茶等;不可任意服用营养制剂。

(3)孕晚期膳食

可在孕中期膳食基础上做适当调整。最好以增加副食来满足其对营养素的需要,适当减少进食量,除要注意多吃水果、新鲜绿叶菜、果仁外,还应该多吃乳制品,经常选用海产品、动物内脏等,烹调使用碘盐。

4.孕妇营养不良的后果

(1)对孕妇自身的影响

孕妇营养不良对自身的影响主要表现为四个方面:一是导致营养缺乏病或加重营养不良的程度。如缺钙引起骨质疏松或骨质软化,缺铁引起贫血,缺叶酸引起巨幼红细胞性贫血等。二是出现妊娠并发症。一般认为,妊娠毒血症与多种营养素缺乏有关。研究表明,蛋白质供给不足容易患并发妊娠毒血症(妊娠高血压综合征),尤其是缺锌的孕妇,此病的患病率明显上升。三是加重妊娠反应。营养不良孕妇通常体质较弱,在某种程度上营养不良与妊娠反应互为因果,妊娠反应加重进一步使孕妇营养状况恶化。四是增加产伤和感染机会。有研究表明,长期蛋白质供给不足,易发生产伤;而缺锌则容易引起感染且愈合缓慢。

(2)对胎儿的影响

孕妇营养不良对胎儿的影响是至关重要的。主要表现为五个方面:一是先天性疾病、先天畸形。母体营养不良可使胎儿细胞分化迟滞,进一步引起细胞数目减少和某些器官分化不全,最后导致器官变小甚至畸形。对人的直接观察发现:孕妇缺乏钙和维生素 D 可使胎儿骨骼、牙齿发育不好,从而导致婴儿先天性佝偻病及低钙抽搐;缺乏维生素 A 引起婴儿角膜软化;最典型的是缺碘引起克汀病及脑缺损。还有人对唇裂、腭裂婴儿的母亲进行回顾性营养调查,结果发现她们中 40% 有不同程度的营养缺乏,其中 60% 存在不同程度的贫血。环境、化学有害物质、放射线等多种因素也均可致畸。二是新生儿体重低下。母体营养不良可致婴儿出生体重低下,有很多调查研究表明,新生儿体重与母体营养状况密切相关。有资料表明,孕妇孕前体重在 47 kg 以下,妊娠期体重增加少于 7 kg 者,其所生婴儿有 40% 是足月小样儿(足月分娩的低体重儿)。三是胎儿、新生儿死亡率上升。母体营养不良可导致胎儿畸形和新生儿体重低下,两者均是导致新生儿死亡率上升的重要因素。四是对骨骼和牙齿发育的影响。胎儿的骨骼和牙齿在妊娠期就已开始钙化。妊娠期间母体的营养及婴儿期营养合理与否,对今后牙齿是否整齐、坚固及骨骼发育有一定的影响,其中特别是钙、磷充足的供给量及其合适的比例至关重要。五是中枢神经系统发育受阻。孕妇营养不良,不仅影响婴儿的体质,而且还影响其智力发展。因为脑细胞在增殖期缺乏营养,其数目就会下降,这在以后是无法弥补的。

五、哺乳期妇女的营养健康状况评价

在哺乳期,乳母要逐步补偿由于妊娠、分娩所消耗的营养素,还要保证分泌乳汁、哺育婴儿及维持自身的营养需要。因此,所需的营养超过了妊娠期。乳母的膳食营养直接影响到乳汁的质量和数量,严重的营养不良,会引起母体营养缺乏,乳汁营养价值降低,分泌量减少,泌乳期缩短。母乳是婴儿最好的食物,能满足婴儿的需要并易于消化,应尽量争取用母乳喂养婴儿。

食品营养与健康

1. 乳母的营养需要

(1) 能量

产后 1 个月内乳汁分泌每日约 500 mL,乳母的能量适当供给即可。至 3 个月后,每日泌乳量增加到 750~850 mL,对能量的需求增加。人乳的能量平均为 290 kJ/100 mL,机体转化乳汁的效率约为 80%,故共需 2 719~3 081 kJ 能量才能合成 750~850 mL 的乳汁。虽然孕期的脂肪贮备可为泌乳提供 1/3 的能量,但另外的 2/3 要由膳食提供。

中国营养学会 2013 年提出的乳母每日能量推荐摄入量,在非孕成年妇女的基础上每日增加 2 090 kJ(500 kcal),蛋白质、脂肪、碳水化合物的供能比分别为 13%~15%、20%~30%、55%~60%。

(2) 蛋白质

人乳蛋白质平均含量为 1.2 g/100 mL,正常情况下每日泌乳量约为 750 mL,所含蛋白质 9 g 左右。但是母体内膳食蛋白质转变为乳汁蛋白质的有效率为 70%,故分泌 750 mL 的乳汁需要消耗膳食蛋白质 13 g。若膳食蛋白质的生物价值不高,则转化效率更低。因此,中国营养学会建议,乳母应每日增加蛋白质 25 g,达到每日 80 g,其中一部分应为优质蛋白质。某些富含蛋白质的食品,如牛肉、鸡蛋、肝和肾等,有促进泌乳的作用。

(3) 脂肪

乳母的脂肪摄入量与成人相同即可。但需注意的是,乳母能量的摄入和消耗相等时,乳汁中脂肪酸与膳食脂肪的组成相似。脂类与婴儿的脑发育有密切关系,尤其是其中的不饱和脂肪酸对婴儿的脑发育影响更大,应注意乳母膳食脂肪的脂肪酸组成。

(4) 矿物质

为了保证乳汁中钙含量的稳定及母体钙平衡,应增加乳母钙的摄入量,乳母膳食钙的摄入量为 1 000 mg/d。乳母膳食应增加豆类及其制品、牛乳等富含钙的食品。同时,注意维生素 D 的补充,以促进钙的吸收及利用。尽管母乳中铁含量极少,仅为 0.05 mg/100 mL,但为恢复孕期缺铁状况,应注意铁的补充,膳食中应多供给富含铁的食物。乳母膳食铁的适宜摄入量为 24 mg/d。

(5) 维生素

乳母必须从膳食中获得足够的维生素,才能保证乳汁中维生素的量。维生素 B$_1$ 还能促进乳汁分泌。我国对乳母维生素的推荐摄入量为:维生素 A 为 1 300 μgRAE/d,维生素 D 为 10 μg/d,维生素 B$_1$ 为 1.5 mg/d,维生素 B$_2$ 为 1.5 mg/d,维生素 C 为 150 mg/d。

2. 乳母的合理膳食原则

(1) 摄入充足的能量

充足的能量是保证母体健康和乳汁分泌的必要条件。能量主要来自主食,乳母一日膳食组成中应有 400~500 g 主食,包括大米、面粉、小米、玉米面、杂粮等。

(2) 保证供给充足的优质蛋白质

保证每日摄入蛋白质中优质蛋白量占总蛋白质摄入量的 50% 左右。动物性食物如蛋类、肉类、鱼类等蛋白质含量高且质量优良,宜多食用,每日膳食中应有牛奶和大豆及其制品,既增加了优质蛋白的摄入量,也增加了钙的摄入。

(3) 多食含钙丰富的食物

乳及乳制品含钙量高且易于吸收利用,所以每天应适量食用。乳母应保证每日饮奶

250 mL 以上；鱼、虾类及各种海产品等含钙丰富，应多食用；深绿色蔬菜、大豆类食品也可提供一定量的钙。

（4）应有充足的新鲜蔬菜、水果

新鲜的蔬菜、水果含有多种维生素、无机盐、纤维素、果胶、有机酸等成分，还可增进食欲，补充水分，促进泌乳，防止便秘，是乳母不可缺少的食物。

（5）合理烹调，膳食多样

乳母的膳食应多采用炖、煮、熬、蒸等不易损害各种营养成分的烹调方法，尤其动物性原料宜采用这些方法烹制。油炸、煎、烤易于损害营养成分，不宜多用。蔬菜烹调时要尽量减少维生素 C 等水溶性维生素的损失。乳母膳食中的主食也不能太单一，更不能只吃精米精面，应每日食用一定量的各种杂粮、粗粮。

效果评价

通过本任务的学习，你是否能够正确评价不同生理时期人群的健康状况，并依据他们的健康情况判定其营养素摄入情况，而且能够提出合理化的膳食指导意见？

任务二 特殊环境条件下人群的营养状况

通过本任务的学习，做到：

1.了解高温环境、低温环境、运动条件和从事脑力劳动情况下人群的生理特点，明确此类人群的营养需要。

2.掌握高温环境、低温环境、运动条件和从事脑力劳动情况下人群的合理膳食原则。

知识准备

特殊环境人群指处于特殊生活、工作环境和从事特殊职业的各种人群，由于这些人群长期处于物理或化学因素的刺激下，或高强度的体力或脑力应激状态中，他们体内的代谢会发生对机体不利的变化，如果不注意其营养和提高机体的抵抗力，他们适应这些不利环境的能力就会降低，而且容易发生疾病。而适宜的营养和膳食可增加机体对特殊环境的适应能力，减少或避免这些损害。因此，了解特殊环境条件下人群的营养与需要、合理膳食都是十分必要的。

一、高温作业人员的营养健康状况评价

高温环境通常由自然热源（如太阳光）和人工热源（锻造场、锅炉房等）引起，前者一般是指在热带或酷暑 35 ℃以上的生活环境，后者为 32 ℃以上的工作环境，相对湿度大于 80% 或

环境温度大于 30 ℃ 的环境亦可视为高温环境。

1.高温环境人群的生理特点

（1）水和无机盐的丢失

在高温环境下，人体的排汗量因环境的温度、劳动强度和个体差异而有所不同。一般为 1.5 L/h，最高达 4.2 L/h。由于汗液中 99% 以上是水分，约 0.3% 为无机盐，因此大量出汗引起水和无机盐的丢失，严重的可导致体内水与电解质的紊乱。

（2）水溶性维生素的丢失

高温环境下大量出汗可造成水溶性维生素的大量丢失。最容易丢失的是维生素 C，其次是维生素 B_1 和维生素 B_2。每升汗液中维生素 C 含量可达 10 mg，维生素 B_1 可达 14 mg。

（3）氮的排出量增加

汗液中可溶性氮含量为 0.2～0.7 g/L，其中主要是氨基酸。此外由于失水和体温升高引起体内蛋白质的分解代谢增强，使尿氮排出量增加，因而在高温环境下机体易出现负氮平衡。

（4）消化液分泌减少，消化功能下降

高温条件下大量出汗可使唾液、胃液等消化液的分泌减少，胃肠蠕动减弱，机体的消化功能减退且食欲下降。

（5）能量代谢增加

在高温条件下机体通过大量出汗、心率加快等进行体温调节，可引起机体热能消耗增加。同时，持续在高温环境下工作和生活，体温上升引起机体基础代谢率增高，耗氧量加大，热能消耗也增加。

2.高温环境下的营养需要

（1）水和矿物质

水分的补充以能补偿出汗丢失的水量、保持机体内水的平衡为原则。根据高温作业者口渴程度、劳动强度及具体生活环境，建议补水量范围为：中等劳动强度、中等气象条件时日补水量需 3～5 L。补水方法宜少量多次，水的温度以 10 ℃ 左右为宜。无机盐的补充以食盐为主，出汗量少于 3 L/d 者，补食盐量约 15 g/d，出汗量大于 5 L/d 者，则需补充 20～25 g/d。所补食盐主要以菜汤、咸菜或盐汽水等分配于三餐之中；含盐饮料中氯化钠浓度以 0.1% 为宜。钾盐及其他矿物质以食用富含无机盐的蔬菜、水果、豆类及饮料来补充。

（2）水溶性维生素

根据高温环境下机体水溶性维生素的代谢特点，建议维生素 C 的摄入量为 150～200 mg/d，硫胺素为 2.5～3 mg/d，核黄素为 2.5～3.5 mg/d。日常膳食调配过程中，注意选择含这些维生素较多的食物，必要时可口服维生素制剂。

（3）蛋白质及热能

由于高温环境造成机体蛋白质分解加速及氮流失，能量消耗增加，应适当增加蛋白质和能量的摄入。但由于高温环境造成消化功能减退及食欲下降，因此补充蛋白质时优质蛋白质比例应不低于 50%。热能的供给以中国营养学会每日膳食推荐供给量为基础，环境温度在 30～40 ℃，每上升 1 ℃，热能供给应增加 0.5%。

3.高温环境下人群的合理膳食

高温环境下人群的能量及营养素的供给要适当增加,但高温环境下人群的消化功能及食欲下降,由此形成的矛盾需通过合理膳食的精心安排来加以解决。

(1)增加热能供应

一般认为高温作业者,总热能应较一般工人高出15%左右,即中等体力劳动者每日3 300~3 500 kcal,重体力劳动者每日4 000~4 500 kcal。

(2)适量的蛋白质

高温条件下应注意蛋白质摄入量,但不宜过多。一般认为,高温环境下生活和劳动人员蛋白质热能应占全日总热能摄入量的12%~15%,蛋白质食物来源应有一半来自鱼、肉、蛋、奶和大豆等食品。

(3)补钾及其他矿物质,增加维生素的摄入

补充含矿物质尤其是含钾盐和维生素丰富的蔬菜、水果和豆类,其中水果中的有机酸可刺激食欲,并有利于食物在胃内消化。

(4)补充水及无机盐

以汤作为补充水及无机盐的重要措施。由于含盐饮料通常不受欢迎,故水和盐的补充以汤的形式较好,菜汤、肉汤、鱼汤可交替选择,在餐前饮少量的汤还可增加食欲。对大量出汗人群,宜在两餐间隔补充一定量的含盐饮料。

(5)合理调配膳食,增进食欲

合理搭配,精心烹制谷类、豆类及动物性食物,如鱼、禽、蛋、肉,以补充优质蛋白质及B族维生素。

二、低温作业人员的营养健康状况评价

低温环境指温度低于人体舒适程度的环境。一般(21±3)℃为人体舒适的温度范围,因此,18 ℃以下的温度即可视为低温。低温对人的工作效率有不利影响。机体在低温环境下为了保持体温的相对恒定,通过各种方式使产热增加,散热减少,此种条件下对能量及各种营养素的需求及膳食有其自身的特性。

1.低温环境人群的生理特点

(1)消化系统

在低温环境下,胃酸分泌亢进,人体消化液和酸度都增高,食物消化快,使人的食欲增强,有饥饿感。

(2)心血管系统

低温环境刺激交感神经系统兴奋,引起皮肤血管收缩,皮肤降温快,导致人体热能消耗大,外周血管阻力增大。同时,血液的黏度增加,血液流动缓慢,易出现血液淤滞。

(3)呼吸系统

低温直接刺激呼吸道上皮组织,可引起气道阻力增加,增加哮喘病发生的危险。

(4)神经系统

低温环境影响中枢和外周神经系统及肌肉、关节的功能,出现皮肤感觉、肌肉收缩力、神经

肌肉的协调性以及灵活性的减弱,机体易疲劳。

(5)内分泌系统

低温环境下,人体各种腺素分泌增多,体内氧化代谢作用增强,耗氧量增加所释放的能量以热的形式向体外发散,使机体的能量消耗增加。若体内能量贮备丰富或补充及时,人的御寒能力就比较强。

2.低温环境条件下人群的营养需要

(1)供给充足的能量

在低温环境下,热能消耗增加 10%,要摄入足够的能量物质以维持能量平衡。在三大能量物质中,脂肪热量高,耐寒力强,膳食构成中脂肪能量比为 35%～40%、碳水化合物为 48%～50%、蛋白质为 14%～15%较为合理,其中动物蛋白最好在 50%～65%。

(2)供给充足的维生素

低温环境使机体热能消耗增加,与热能代谢有关的维生素如硫胺素、核黄素、烟酸等的需要量也随之增加,维生素 C 可增强机体的耐寒能力。一般认为低温条件下各种维生素需要量均比常温下高 30%～50%。例如每日维生素 C 摄入量为 100 mg 左右,维生素 B_1、维生素 B_2 分别为 2 mg、2.5 mg,维生素 A 的摄入量为 1 500 μgRAE,烟酸为 15 mg。

(3)注意无机盐和微量元素的摄入

低温条件下矿物质自机体排出量增加,钠、钾及其他矿物质元素损失较多,无机盐和微量元素的供给应稍高于正常水平。由于维生素 D 合成受限,低温地区钙的缺乏较为普遍。所以,应注意在膳食和饮水中补充钙、钠等矿物质。目前认为食盐摄入过多对健康不利,因此不提倡食用过咸食品。

3.低温环境下人群的合理膳食原则

首先要保证足够的热能,膳食应提高脂肪和蛋白质的供能比例。进食含脂肪高的膳食,对寒冷的耐力会增强。膳食种类上仍是以谷类为主,粗细搭配;适当增加食用油脂;适当补充牛乳、鱼、瘦肉、蛋、豆类等蛋白质丰富的食物,其中优质蛋白质至少占 50%;多吃蔬菜和水果等富含各种维生素、无机盐等的食物;在水果蔬菜缺乏地区或季节,可以食用果蔬加工制品,也可以适当补充维生素片。食盐的摄入量应比常温人群大,一般为 15～20 g/d。

三、运动员的营养健康状况评定

运动员训练、比赛需要良好的体能,还要有高度的灵敏性,合理营养是提高训练效果和比赛成绩的基础,并且有利于赛后疲劳的消除、体力的恢复以及某些运动性疾病的防治,同时也有利于平稳顺利转入下一阶段的训练和比赛。营养不足或过度,均会影响运动员身体健康,导致运动能力下降。

1.运动员的生理特点

运动员训练和比赛时生理变化主要是因肌肉活动量增大引起的,肌肉活动能量主要是来源于碳水化合物和脂肪的氧化分解,糖容易氧化,耗氧量比脂肪小,其代谢产物为二氧化碳和水,对体液的 pH 影响小,运动开始和大强度运动时,碳水化合物代谢供能比较高,而运动强度小或糖原贮备大量消耗后,脂肪供能比增高,运动时血糖浓度主要是由肝糖原和肌糖原降解产生,当运动糖贮备消耗完后会出现低血糖,接着出现神经系统障碍、头晕、无力、运动能力下降等;运动促进脂肪代谢,降低血脂,减少体内脂肪的过多贮备;而运动过程出汗增多,会使运动员处于失水、失盐状态,表现为体温增高、脉搏加快、心输出量减少、肌力减弱、感觉疲劳等。

2. 运动员的营养需要

（1）能量

运动员的能量消耗因运动项目不同、运动强度和持续时间不同而有较大的差异。每日为 $1\,680\sim10\,918$ kJ,多数为 $4\,200$ kJ,约占总能量的 40%。

（2）蛋白质

增加蛋白质的供应,有利于提高运动员的神经反射能力和体内酶的活性,促进肌肉的增长,增强肌肉的力量。各国运动员蛋白质的供应为每天 $1.5\sim2.5$ g/kg 体重。儿童、少年运动员处于快速发育阶段,所需的蛋白质高于成人运动员,为每天 $2\sim3$ g/kg 体重。

（3）脂肪

对于低温环境和高耗能运动,如长距离的滑雪、游泳等,运动员脂肪的供给量应占总能量的 35%。脂肪氧化消耗氧的量较多,缺氧运动项目如登山等运动则要限制脂肪的摄入量。一般控制在总能量的 $20\%\sim25\%$,其中富含不饱和脂肪酸的植物油应相应增加。

（4）碳水化合物

碳水化合物容易消化吸收,氧化时耗氧量少,产能效率高,最终代谢产物是二氧化碳和水,不增加体液的酸度。因此,比赛前、比赛的过程中补充高糖食物,可以提高运动员的耐力。运动员碳水化合物的供给量一般应占总能量的 $50\%\sim60\%$;缺氧运动项目可提高到 $65\%\sim70\%$。

（5）无机盐和维生素

运动员大量出汗后,一定要饮用含有多种电解质的盐类饮料。运动员缺乏维生素会影响体内酶的活力及激素水平,提前产生疲劳感。维生素的需要量取决于体重、运动项目和代谢情况。在大运动量或大量出汗时,运动员每日需要的无机盐为钾 $4\sim6$ g,氯化钠 20 g,钙 $10\sim15$ μg,镁 $500\sim800$ mg,铁 $20\sim25$ mg;每日需要的维生素为维生素 A $500\sim2\,400$ $\mu gRAE$,维生素 B_1 $5\sim10$ mg,维生素 B_2 $2.5\sim3$ mg,维生素 C $150\sim200$ mg,烟酸 $25\sim40$ mg。

3. 运动员在比赛前、比赛中及比赛后的营养要求

（1）比赛前的营养要求

赛前十天左右属于赛前调整期,此期间运动量少,饮食中的热量应相应减少,以免体重增加而影响比赛成绩。另外,要减少酸性食品的摄入,体液偏酸对比赛不利。

（2）比赛中的营养要求

如马拉松、公路自行车等运动量大,持续时间较长的运动项目比赛,常需要在比赛途中供给易于消化吸收的流质或半流质食品及运动饮料等,补充一定的能量、水分、无机盐和维生素等营养素。

（3）比赛后的营养要求

对运动量大、运动时间长、体力消耗大的运动员,比赛后应及时服用 100 g 左右葡萄糖,这对促进肝糖原的贮备、保护肝有良好的作用。此外,比赛后两三天内的膳食应与比赛前的大致相同。同时,要合理安排运动量并保证正常的睡眠时间。

4.运动员的合理膳食

(1)运动员膳食安排的原则

首先应均衡供应所需的全部营养素,膳食应多样化。应包括粮食、油脂(以植物油为主)和食糖、乳及乳制品(保证有发酵乳供应)、动物性食物(鱼、肉、家禽、蛋类)、大豆及豆制品、蔬菜及薯类、菌藻类、新鲜水果及坚果类。其次,尽可能提供碳水化合物含量较高或能量高的食物,避免因食物的体积过大而增加胃容量,影响运动成绩。再者,应选择既营养丰富又可口的食物,烹调既讲科学又有特色,注重膳食的色、香、味、形,能引起食欲,促进消化吸收。采用少量多餐制,除一日三餐外,可增加点心 2～3 次。同时注意食品卫生,严防食物中毒或由于饮食造成的伤害。

(2)运动员比赛期间的合理膳食

比赛前,运动员在比赛前一般进行状态调整,膳食的能量应相应减少以免增加体重。尽量少吃盐渍食品,少吃含纤维多的粗粮,多吃含糖多、易消化的食物,以增加糖原和碱性食物的贮备,如面包、米饭、蛋糕、蜂蜜、甜饼干、水果和新鲜蔬菜等。比赛当日,运动员宜食用中等数量含高糖、低脂肪的食物,以提供适宜的能量来维持正常的血糖水平和防止饥饿感的产生。可以选择烤面包、软蛋糕、米饭、水果和新鲜蔬菜等。不食用对胃肠刺激大的食物,如过于辛辣或香料过浓的食物;不食用产气类的食物,如干豆、韭菜等;不食用体积大和膳食纤维过多的食物,如粗杂粮、酸菜、洋白菜、豆类等。比赛后的几天饮食应维持较高的能量,增加多糖、维生素和矿物质的供应,以补充比赛过程中的消耗,恢复体液的正常水平。

四、脑力劳动者的营养健康状况评定

脑力劳动者是指以脑力劳动为主的人群,其工作性质决定了他们必须经常用大脑进行分析、思考和记忆。脑细胞对其能量物质的供应失调非常敏感,中枢神经系统对缺氧的耐受力很差,尤其在大脑的高级中枢部位,不能耐受 3～5 min 的严重缺氧。

1.脑力劳动者的营养需要

(1)能量

脑细胞对能量的消耗量很大。但是脑组织中贮存的能源如糖原物质却很少(每克脑组织中含糖原为 0.7～1.5 μg),只够使用几分钟,因此脑的能量需要主要由血液中的葡萄糖提供。所以碳水化合物是脑力劳动者经济方便的能量来源,应充分地保证供应。

(2)蛋白质

蛋白质是构成大脑的重要物质,约占大脑质量的 30%。脑力劳动者在记忆、思考的过程中要消耗大量的蛋白质,同时脑组织在代谢过程中也需要大量的蛋白质来进行更新。膳食中提供优质、充分的蛋白质是保证大脑皮质处于较好生理状态的重要前提。而蛋白质供应不足时,不仅影响大脑的生长发育和更新,还容易使人疲劳,工作效率低。

(3)脂肪

人脑重量的 60% 是脂类物质,它是脑组织重要的组成物质,特别是不饱和脂肪酸和磷脂。其中卵磷脂、神经鞘磷脂含有与记忆有关的胆碱和不饱和脂肪酸,脑力劳动者要多食用含磷脂较多的蛋类和必需脂肪酸较多的植物油。

（4）碳水化合物

其分解成葡萄糖后进入血循环成为血糖,后者是膳食中提供给脑组织活动的唯一能源。大脑对血糖极为敏感,如果血糖降低,脑的耗氧量也下降,轻者感到疲倦,重者会发生低血糖反应而昏倒。血糖浓度下降时,就会对认知行为产生影响和损害。

（5）维生素

脑力劳动者需要丰富的维生素 A、维生素 D、维生素 B_1、维生素 B_2、维生素 B_6、维生素 C,它们与维持正常的视觉、氨基酸代谢、脑及神经功能正常有密切的关系。人体和动物实验表明,水溶性维生素严重不足时,会使记忆受损,补充维生素后,可以恢复到正常水平。

（6）矿物质

锌、铁、铜、碘等无机盐对脑的学习记忆、中枢神经系统的兴奋性、脑的供氧有重要的作用。钙能抑制脑神经细胞的异常兴奋,使注意力集中,减少神经疲劳。

2.脑力劳动者容易出现的营养问题

脑力劳动者往往长期在室内伏案工作,阳光、空气都不如室外充分,脑力活动强度大,精神紧张,用眼机会多,视力下降快,颈部和腰部肌肉容易疲劳,血流缓慢,各内脏器官(特别是脑组织)的氧和葡萄糖等营养物质的供应可能不太充足,容易引起脑细胞疲劳,工作效率降低,久而久之会产生头晕、失眠、记忆力下降等神经衰弱症状。同时,长时间静坐工作,能量消耗少,易出现脂肪代谢障碍,导致高脂血症、动脉硬化、糖尿病、肥胖症、高血压、高尿酸血症、骨关节炎等慢性疾病。由于他们接触电脑、手机等电器机会较多,故提高其免疫力、增强抗辐射能力显得十分重要。

3.脑力劳动者的合理膳食

（1）提供充足的碳水化合物

脑力劳动者必须保证碳水化合物供给充足,增加谷类摄入,尤其是早餐必不可少。

（2）提高蛋白质比例

注意选用优质蛋白质,如大豆及其制品、乳、蛋或鱼、瘦牛肉、羊肉、虾、动物脑髓等,最好每日能搭配这些食品三种以上。

（3）增加磷脂食物的供应

经常摄入磷脂类丰富的食物,可以使人感到精力充沛,使工作和学习效率提高。含磷脂丰富的食物品种很多,大豆、蛋黄、花生米、核桃仁、松子、葵花籽、芝麻等富含卵磷脂。还有龙眼、蜂蜜、菠萝、香蕉等健脑食品。

（4）供应多种维生素

应多选用各种动物的肝脏、牛奶、羊奶、奶油、小米、核桃、胡萝卜、青菜、菠菜、大白菜、西红柿、黄花菜、空心菜、枸杞子及各种新鲜水果等保护视力的食物,防止近视及其他眼疾。

（5）避免高糖和高脂肪膳食

脑力劳动者宜吃一些含蛋白质、卵磷脂、维生素、矿物质丰富的食物,少吃脂肪和甜食,以免由于运动少造成肥胖、高血糖和高血脂。

五、职业接触有毒、有害物质人群的营养健康状况评定

职业接触有毒、有害物质种类繁多，如农药、粉尘、铅、汞、三氯甲烷、四氯化碳、苯、苯胺、硝基苯、一氧化碳、二氧化硫等。这些化学毒物长期、少量进入机体，就会发生职业中毒，使神经系统、血液系统、消化系统等出现症状，危害人体健康。而机体的营养状况与化学毒物的作用及其结果均有密切联系。合理的营养措施，能提高机体各系统对毒物的耐受和抵抗力，增强对有毒、有害物质的代谢解毒能力，减少毒物吸收并促使其转化为无毒物质排出体外，利于康复和减轻症状。

1. 营养素与毒物

（1）蛋白质

良好的蛋白质营养状况，既可提高机体对毒物的耐受能力，也可调节肝的活性至最佳状态，增强机体解毒能力。尤其是含硫氨基酸充足的优质蛋白质可提高谷胱甘肽还原酶的活性，增加机体对铅及其他重金属、卤化物、芳香烃类毒物的解毒作用。

（2）谷胱甘肽

谷胱甘肽（GSH）是由谷氨酸、半胱氨酸和甘氨酸组成的三肽。外源毒物经代谢活化后产生的亲电子代谢物可与 GSH 结合，形成无毒的结合物。再经代谢后形成惰性产物硫醚氨酸排出体外。

（3）金属硫蛋白

金属硫蛋白能与镉、汞、锌、铜、铁等结合，使其暂时失去毒性作用。目前重金属中毒的治疗亦较多使用巯基络合物，如二巯基丙醇苯甲酸钠卡、二巯基苯甲酸和二巯丁二钠等。

（4）脂肪

膳食中脂肪能增加脂溶性毒物在肠道吸收和体内蓄积。膳食中脂肪的供能比超过 30% 时，使脂溶性毒物如有机氯、苯及铅、饱和烃类、卤代烃类、芳香烃类等在肠道吸收和体内蓄积增加。

（5）碳水化合物

增加膳食中碳水化合物的量，可以提高机体对苯、卤代烃类和磷等毒物的抵抗力。糖原的减少对肝脏解毒功能有不良影响。

（6）维生素

①维生素 A　动物实验证明，维生素 A 能降低某些毒物的致癌性，例如，黄曲霉毒素 B_1、3,4-苯并芘、二甲基蒽、7,12-二甲基、1,2-苯并蒽等。因此，中毒者应摄入较多的维生素 A。

②维生素 C　能清除毒物代谢时所产生的自由基，保护机体免受大多数毒物造成的氧化损伤。维生素 C 还可使氧化型谷胱甘肽再生成还原型谷胱甘肽，继续发挥对毒物的解毒作用。此外，维生素 C 可提供活泼的羟基，有一定的解毒作用。

（7）微量元素

①铁　缺铁会使某些酶活性降低，进而影响线粒体的生物氧化和解毒反应。例如镉、锰、铅等，补充铁对这些毒物有一定的防治作用。

②锌　锌在消化道可拮抗镉、铅、汞、铜等的吸收，在体内可恢复被铅等损害的一些酶的活性。锌具有抗氧化能力，能提高机体免疫功能，故补锌能提高抗毒能力。

③硒　硒以硒胱氨酸的形式存在于谷胱甘肽过氧化物酶分子中。硒能发挥抗氧化作用，

起到保护细胞膜的作用。硒亦参与抗氧化剂——辅酶Q的组成。硒能与某些金属毒物如汞、铅、镉等形成难溶的硒化物,减轻这些毒物的毒性。

2.接触铅作业人员的营养健康状况评定

(1)铅对人体的影响

铅的用途很广,是我国最常见的工业毒物之一。铅及其化合物主要存在于冶金、印刷、陶瓷、蓄电池、油漆、染料等行业中。铅的危害主要是通过消化道和呼吸道进入人体,分布在肝、肾、脾、肺、脑中,以肝脏中浓度最高;铅蓄积在骨骼系统中,引起神经系统和造血系统损害,从而引起多种慢性或急性中毒。

(2)接触铅作业人员的营养与膳食

①供给充足的维生素 维生素可在肠道与铅结合形成溶解度低的抗坏血酸铅盐,降低铅在肠道的吸收。维生素C有抗氧化作用,可延缓或减轻中毒症状,同时可直接参与解毒过程,促进铅的排出。膳食中要多食用含维生素C丰富的食品或补充维生素C片,每日应供给维生素C 100～150 mg。

②补充富含含硫氨基酸的优质蛋白质 富含含硫氨基酸的优质蛋白质,对降低体内的铅浓度有利,蛋白质供给量应占总热能的14%～15%,其中1/2为优质蛋白质。

③补充保护神经系统和促进血红蛋白合成的营养素 适当补充维生素B_1、维生素B_6、维生素B_{12}、叶酸,后两者可促进血红蛋白的合成和红细胞的生成,维生素B_1的食物来源主要包括豆类、谷类、瘦肉;叶酸来源于绿叶蔬菜;维生素B_{12}的来源主要为动物肝脏及发酵食品。

④适当限制膳食脂肪的摄入 脂肪的供能比不宜超过25%,以避免高脂肪膳食导致铅在小肠吸收的增加。

⑤多食多糖类物质丰富的食物 果胶膳食纤维可以使肠道中的铅沉淀,降低铅在体内的吸收。膳食中应多吃含果胶及膳食纤维丰富的水果、蔬菜及其制品。

⑥调整饮食中钙磷比例(即成碱性食品及成酸性食品的交替使用) 钙和铅在人体内有相似的代谢过程,在机体内能影响钙贮存和排出的因素同样会影响铅的贮存和排出。当体液反应呈碱性时,铅多以溶解度很小的正磷酸铅[$Pb_3(PO_4)_2$]的形式沉积于骨组织中,这种化合物在骨组织内呈惰性,不表现出毒性症状;当机体体液反应呈酸性时,机体内铅多以磷酸氢铅($PbHPO_4$)的游离形式出现在血液中。当膳食为高磷低钙的呈酸食品(如谷类、豆类、肉类等)时,有利于骨骼内沉积的正磷酸铅转化为可溶性的磷酸氢铅进入血液,并进一步排出体外,常用于慢性铅中毒时的排铅治疗;而膳食为高钙低磷的呈碱性食品如蔬菜、水果、乳类等食物时,则有利于血中磷酸氢铅浓度较高时,形成正磷酸铅进入骨组织,以缓解铅的急性毒性。

3.接触苯作业人员的营养健康状况评定

(1)苯对人体的影响

苯属于芳香族碳水化合物,主要用于有机溶剂、化工原料等,接触苯的工作主要有炼焦、石油裂化、油漆、染料、塑料、合成橡胶、农药、印刷以及合成洗涤剂等。苯主要以蒸气形式经呼吸道吸入体内,是一种神经细胞毒物,可损害骨骼,破坏造血功能,毒性很大。

(2)接触苯作业人员的营养与膳食

①增加优质蛋白质的摄入 膳食蛋白质对苯的毒性有防护作用。优质蛋白质尤其是含硫氨基酸丰富的食物可提高机体的解毒能力。建议动物蛋白应占总量的50%。如鸡蛋、瘦肉、

鱼、小米、小麦和黄豆等食物中含硫氨基酸较为丰富。

②适当限制膳食脂肪供给　苯属于脂溶性有机溶剂，摄入脂肪过多可促进人体对苯的吸收，增加苯在体内的蓄积，并使机体对苯的敏感性增加，因此在膳食中保持一般水平即可，脂肪供能比不超过25%。

③碳水化合物可以提高机体对苯的耐受性　因为碳水化合物的代谢产物葡萄糖醛酸具有解毒作用，在肝、肾等器官内苯与葡萄糖醛酸结合，随胆汁排出。

④补充维生素C　苯作业工人体内维生素C含量偏低，同时维生素C提供羟基可使苯在体内羟化解毒，维生素C摄入量应在平衡膳食的基础上每日额外补充150 mg。

⑤补充促进造血的有关营养素　适当补充铁、维生素 B_{12} 及叶酸，以促进血红蛋白的合成和红细胞的生成。对苯中毒引起的出血倾向者除补充维生素C外，还应补充维生素K。

4. 接触磷作业人员的营养健康状况评定

(1)磷对人体的影响

磷在人体中是重要的元素之一，但体内磷不能过量，尤其是不能超过钙的含量，否则，磷与钙就会结合成不溶于水的磷酸钙，被排出体外，引起低血钙症，导致神经兴奋性增强、手足抽搐和惊厥。

(2)接触磷作业人员的营养与膳食

①补充维生素　维生素C能促进磷在体内氧化，每日应补充维生素C 150 mg左右；维生素 B_1、维生素 B_2 也同样应分别补充4 mg、1.5 mg，因此，要多食用含维生素丰富的食物。

②三大能量物质的摄入要求　膳食中要摄入丰富的碳水化合物，同时要保证优质蛋白质的摄入，但脂肪量应减少。

5. 接触汞作业人员的营养状况评定

(1)汞对人体的影响

汞在现代工业中有着广泛的应用，主要存在于汞矿的开采、冶炼、实验、测量仪器的制造和维修、水银温度计的制造。化学工业用汞也较广，农药、化妆品等都有接触的机会。如防护不当，均可引起中毒，汞中毒也是常见职业病之一。汞是常温下唯一以液态形式存在的金属，易蒸发，易吸附。汞可以通过呼吸道、消化道、皮肤侵入人体，主要蓄积于肾脏，其次为肝脏、心脏及中枢神经系统。轻者出现口腔炎，重者出现如胃功能紊乱、尿中出现蛋白质、红细胞甚至肝大等不同的中毒症状，应及时治疗和进行膳食调理。

(2)接触汞作业人员的营养与膳食

①应保证有足够的动物性食物与豆制品　接触汞作业人员在膳食中应补充动、植物优质蛋白质，特别是富含含硫氨基酸、半胱氨酸的蛋白质。这些食物含有较高的甲硫氨酸，其中的巯基可与汞结合，使汞失去对含巯基酶系统的毒性作用。

②微量元素硒与维生素E对汞中毒均有明显的保护作用　在调配日常膳食时，应注意选择含蛋白质、硒较高的海产品、肉类、肝脏等以及含维生素E较多的绿色蔬菜、奶、蛋、鱼、花生与芝麻等。

6. 接触农药作业人员的营养状况评定

(1)农药对人体的影响

生产和使用农药及食用农药超标食物的人员，都会不同程度地受到农药的危害，尤其是过去常使用的毒性大且难降解的有机磷、有机氮、砷化物、汞化物等对人体造成的危害都很大,进入体内后可长期蓄积,损害中枢神经系统和肝肾等器官,现在很多毒性大的农药已被禁止使用,近年来已发明和使用许多毒性低的农药,但仍要求接触农药人员在操作过程中注意防护,使用时按浓度要求配制和喷洒。

(2)接触农药作业人员的营养与膳食

①蛋白质供应充足　每日膳食供应蛋白质 90 g 以上,可降低农药在体内的毒性,加速有机磷农药的分解代谢。此外,半胱氨酸可促进有机磷农药的分解。酪蛋白高的食物可缓解农药造成的危害。

②适当限制膳食脂肪的摄入　为避免高脂肪膳食所导致的毒物在小肠吸收的增加,专家建议脂肪供能不宜超过 25%。

③保证蔬菜和水果的摄入量　蔬菜和水果中丰富的维生素和矿物元素不仅有利于增加机体解毒功能,而且其中丰富的植物纤维、果胶、植酸等成分,对于促进毒物排出具有重要作用。

维生素 C、烟酸、叶酸、蛋氨酸对乐果的细胞毒性作用有防治效果;维生素 B_1、维生素 B_2、维生素 C、烟酸、叶酸、蛋氨酸对敌螨通的细胞毒性作用也有防治效果。此外,滴滴涕、狄氏剂造成体内维生素 A 缺乏,继而增加其他化学物质的毒性,因此,应供给适量的维生素 A。注意多食用一些解毒食品,如绿豆、猪血、鸭血、绿茶等。

综上所述,接触有毒有害物质的人群的营养与膳食主要原则:满足机体正常基本的营养要求,针对不同有毒物质对人体造成的伤害,通过合理膳食补充相应的营养素来增强机体对外界有害因素的抵抗力,尽量减少有毒有害物质对人体的伤害;其次,通过普及营养知识,增强人们对职业病的认识和预防知识,也是降低职业病发生率的途径之一。另外,对于一些接触粉尘、纤维等物质的人群,除注意防护外,日常饮食中应注意选择一些具有解毒性的食物,这类食物有动物血、木耳、绿豆、海带、茶叶、无花果、胡萝卜等。

效果评价

通过本任务的学习,你是否能够正确评价特殊条件人群的健康状况,并依据他们的健康情况判定其营养素摄入情况,而且能够提出合理化的膳食指导意见。

任务实施三

居民营养健康状态调查

【健康、安全与环保】

健康、安全与环保(Health, Safety, Environment)是当前石油与化工行业普遍认可的一种管理模式,具有系统化、科学化、规范化、制度化等特点。一种事前通过识别与评价,确定在活动中可能存在的危害及后果的严重性,从而采取有效的防范手段、控制措施和应急预案来防止事故的发生或把风险降到最低程度,以减少人员伤害、财产损失和环境污染的有效管理方法。为贯彻安全和环保的各项要求,保证检测人员的安全和健康,及时发现和消除安全隐患,防止安全事故的发生,保障各项实验实训环节顺利运行,本书添加本部分内容。

一、任务目标

通过对不同人群的营养和健康调查,及时了解居民膳食、营养和健康状况及其变化规律,揭示社会经济发展对居民营养和健康状况的影响,发现目前在不同生理时间或不同生活条件下人群存在的营养和健康问题,为指导居民采纳健康生活方式提供科学依据。初步学会对调查报告的分析与评价。培养组员团队协作精神和安全环保意识,养成良好的实验劳动习惯。

二、任务案例

针对某小区居民或某类人群的膳食、营养和健康状况进行市场调查。

三、工作过程

【步骤1】:确定调查目的

根据所了解的营养健康问题进行分析总结,并针对存在的问题提出合理化改进建议。要求掌握在设计问卷时应该注意的问题,使问卷调查内容全面、特点突出、抓住问题重点。

【步骤2】:确定调查对象

针对选定人群包括幼儿、学龄前儿童、青少年(男女)、中年(男女)人群、老年人群、慢性疾病群体等进行问卷调查。

【步骤3】:确定调查项目

调查问卷应该根据教材中的食物与营养健康内容及目前我国不同群体经常存在的营养健康问题,由调查小组讨论自行设计,其内容可以包括:居民生活习惯、饮食习惯、身心健康状况等。

【步骤4】:制作调查提纲和调查表

当调查项目确定后,可将调查信息科学地分类、排列,构成调查提纲或调查表,方便调查登记和汇总。

【步骤5】:确定调查时间

制订实施计划和方案(小组成员分工、时间安排等),以组为单位确定调查对象、调查时间,准备好调查用的器材。根据授课情况合理安排时间,要求时间长短要合理。

【步骤6】:确定调查地点

选定人群相对比较集中的地方。

【步骤7】:确定调查方式和方法

以调查小组的形式进行,约4名同学为一小组,小组自选小组负责人,采用现场访谈询问法。

【步骤8】:数据分析,撰写调查报告

各小组以组为单位在个人调查的基础上汇总数据,总结分析该类人群的膳食、营养和健康状况,写出相关的调查总结报告。报告内容包括调查问卷设计、调查人群分析、特定人群营养健康特征以及存在的营养健康问题,根据调查信息总结调查人群的饮食类型、饮食习惯、健康状况,提供合理的营养健康建议。

【任务训练】针对某类居民的膳食、营养、健康状况现场调查。

效果评价

你是否掌握了针对不同人群的营养健康状况调查方法和调查报告撰写的方法。

附市场调查问卷表示例：

_____先生/女士同,您好！

我们是××学院的学生,为了了解我市居民营养健康状态,我们开展了这个调查。您的回答对于我们来说有着重要的参考意义,恳请您认真如实填写,我们会对您的个人信息绝对保密,衷心感谢您的大力支持！(您可以直接在选项前面打"√")

居民营养健康状态调查表

编号：　　　　　　　　　　　　年　月　日

（一）基本信息

姓名		性别		年龄		民族	
身高	cm	体重	kg	腰围	cm		
职业	□学生　□机关干部　□技术人员　□企业主　□工人　□个体户　□教师　□其他						
是否近视、远视、散光等	□是　　　　□否						

（二）生活习惯（请在符合的前面打√,可多选）

序号	问 题	选 择
1	您运动的时间	□天天运动　□每周2～3次　□每周>4次　□每周1次　□从不或偶尔
2	您运动的方式	□打球　□跑步　□快走　□散步　□太极拳　□跳舞　□瑜伽
3	您每天睡眠时间	□>8 h　□6～8 h　□4～6 h　□<4 h
4	您吸烟吗	□不吸　□偶尔　□每天<10 支　□每天10～20 支　□每天>20 支
5	您的排便规律	□1～2 次/天　□1 次/2 天　□1 次/3 天　□3 天以上 1 次
6	您每天饮水量	□<600 mL　□600～1 200 mL　□1 200～1 800 mL　□1 800～2 400 mL　□>2 400 mL
7	您通常睡觉时间	□晚 8:00～10:00　□晚 10:00～12:00　□晚 12:00～凌晨 2:00
8	您会通宵不眠吗	□没有　□偶尔　□有时　□经常
9	您的工作时间	□5 h 以下　□5～8 h　□8～10 h　□10 h 以上
…	…	……

（三）饮食习惯（请在符合的前面打√,可多选）

序号	问 题	选 择
1	您的饮食类型	□完全素食　□奶蛋素食　□荤素混合饮食　□全荤(不吃蔬菜、水果)
2	您吃早餐的习惯	□有　□没有　□有时吃　□随便吃一点　□吃营养早餐
3	您吃午餐的方式	□回家吃　□带饭　□单位食堂　□洋快餐　□餐馆点菜　□不吃
4	您喜欢吃什么	□蔬菜　□水果　□肉类　□乳制品　□谷物、面食　□其他
5	您饮食口味倾向于	□清淡　□偏酸　□偏辛辣　□偏咸　□偏香　□偏甜
6	您喝牛奶的情况	□每天一次　□每周>两次　□每周>三次　□基本不喝　□不舒服
7	您吃豆制品的情况	□天天吃　□每周三次以上　□每周两次以下　□基本不吃
8	您偏食何种食物	□素食　□猪肉　□牛肉　□羊肉　□鱼虾　□其他
9	您的主食一般是以	□大米白面为主　□粗粮为主　□三者基本等量
10	您喜欢吃甜食吗	□喜欢　□不喜欢　□无所谓
…	…	……

(四)健康状况:您是否有以下健康问题?(请在符合的前面打√,可多选)

序号	问 题	选 择
1	您认为自己的健康状况	□很好　□良好　□一般　□差　□不清楚
2	您存在睡眠困扰吗	□不存在　□觉轻多梦　□不宜入睡　□经常早醒　□半夜醒来很难入睡
3	您有眩晕的感觉吗	□没有　□偶尔有过　□经常有
4	您有多汗问题吗	□体胖,活动易出汗　□陈发性出汗　□身体片面性多汗
5	您的眼睛有下列困扰吗	□眼干涩　□夜视力差　□眼部酸痛　□对光亮敏感
6	如果您患有以下疾病,您认为哪种与您的膳食相关	□糖尿病　□高血压　□高脂血症　□高胆固醇　□心脑血管疾病 □脂肪肝　□胆结石　□胰腺炎　□胃肠溃疡
…	…	……

说明:以上调查表的内容和格式仅供参考,具体实施时,小组成员可根据被调查的特定人群的实际情况和调查目的自行选择内容和设计调查表。

(人群)营养健康状况调查汇总表

调查人群_____　　　人数_____　　　调查时间_____

(一)基本信息

1.年龄

年龄							
人数							
百分比							

2.体重

体重							
人数							
百分比							

3.职业

职业	学生	机关干部	技术人员	企业主	工人	个体户	教师	其他
人数								
百分比								

(二)生活习惯

1.运动时间

指标	天天运动	每周2~3次	每周>4次	每周1次	从不或偶尔
人数					
百分比					

2.运动的方式

指标	打球	跑步	快走	散步	太极拳	跳舞	瑜伽
人数							
百分比							

3.睡眠时间

指标	>8 h	6~8 h	4~6 h	<4 h
人数				
百分比				

(三)饮食习惯

1.饮食类型

指标	完全素食	奶蛋素食	荤素混合饮食	全荤(不吃蔬菜、水果)
人数				
百分比				

2.吃早餐的习惯

指标	有	没有	有时吃	随便吃一点	吃营养早餐
人数					
百分比					

3.吃午餐的方式

指标	回家吃	带饭	单位食堂	洋快餐	餐馆点菜	不吃
人数						
百分比						

(四)健康状况

1.自己的健康状况

指标	很好	良好	一般	差	不清楚
人数					
百分比					

2.睡眠困扰

指标	不存在	觉轻多梦	不宜入睡	经常早醒	半夜醒来很难入睡
人数					
百分比					

3.眩晕的感觉

指标	没有	偶尔有过	经常有
人数			
百分比			

说明:具体实施时,小组成员可根据调查内容设计调查汇总表。

通过本次居民营养健康现状调查,发现存在的问题:_____

_____

建议:_____

_____

考考你

一、名词解释

1.人工喂养　2.断奶过渡期　3.特殊环境人群　4.高温环境　5.妊娠期

二、填空题

1.在分娩后_____内,乳母分泌的乳汁呈淡黄色,质地黏稠,称之为_____。

2.为适应学龄前儿童的消化功能特点,餐次安排以一日_____制为宜。

3.成年妇女体内含钙_____千克,孕期需要增加贮存钙约_____克。

4.婴幼儿添加辅食的顺序为:首先添加_____,其次添加_____和水果汁(或泥)、动物性食物(蛋羹、肉松)。

5.婴幼儿添加辅食,每次添加_____新食物,逐渐增加辅食种类,由_____状食物逐渐过渡到_____。

三、选择题

1.孕妇摄入的营养素中与新生儿先天畸形有关的是(　　)。

A.叶酸、维生素 B_6、铁　　　　　　　B.维生素 A、碘、钙

C.维生素 C、锌、碘　　　　　　　　D.锌、叶酸、维生素 A

2.学龄前儿童合理的膳食制度以(　　)为宜

A.三餐　　　　　　　　　　　　B.三餐一点

C.三餐两点　　　　　　　　　　D.三餐三点(注:点指适量点心)

3.儿童佝偻病是由于缺乏(　　)造成的。

A.铁　　　　　　B.锌　　　　　　C.镁　　　　　　D.钙

4.孕期维生素 D 缺乏可导致母体和出生的子女(　　)。

A.贫血　　　　　　　　　　　　B.钙代谢紊乱

C.凝血障碍　　　　　　　　　　D.锌代谢紊乱

5.为预防胎儿神经管畸形发生,应在(　　)补充叶酸摄入。

A.孕晚期　　　　　　　　　　　　　B.孕中期

C.孕早期　　　　　　　　　　　　　D.计划怀孕或可能怀孕前

四、简答题

1.简述母乳喂养的优点有哪些?

2.学龄前儿童的生长发育特点有哪些,儿童的食物选择和膳食制度有哪些?

3.青春期的生长发育和基本营养特点是什么?

4.孕妇、乳母的营养需求各有哪些,如何安排孕妇和乳母的合理膳食?

5.老年人的生理特点有哪些,影响老年人营养的因素有哪些?

6.试从苯和农药对人体的危害说明苯作业和农药作业人群的膳食原则。

五、分析一下现在大学生的饮食结构和饮食习惯会有哪些潜在的危害。

拓展知识

考试期间学生的营养饮食

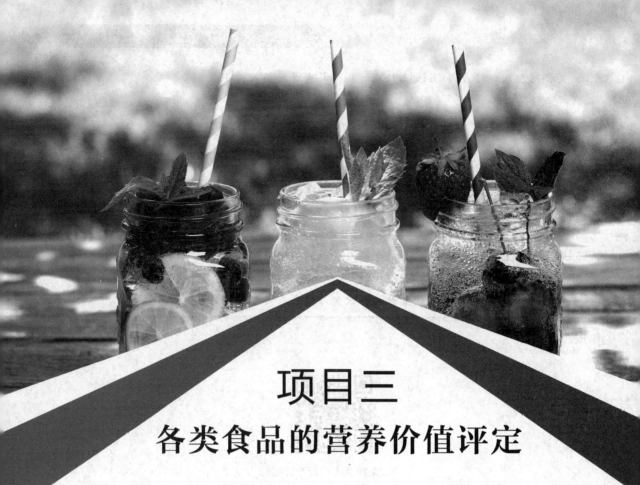

项目三
各类食品的营养价值评定

思政育人

"腊八粥,一名八宝粥,。每岁腊月八日,雍和宫熬制,定制,派大臣监制,盖供膳上焉。其粥用糯米杂果品和糖而熬,民间每家煮之相馈遗。"——《顺天府志》

"蒌蒿满地芦芽短,正是河豚欲上时。"—— 苏轼《惠崇春江晚景》

元宵节吃元宵,端午节吃粽子,中秋吃月饼……我国地域辽阔,食材资源丰富,还有丰富的地方饮食文化,增强学生的爱国热情、民族自豪感和开创精神。同时,不同的食物营养特点也不同,以此来引导学生结合实际学习相关知识,提高知识的实用性,培养学生独立的思辨能力,求真务实的科学精神。

案例导入

贾女士的儿子小明今年 10 岁,平时每天都要吃零食,常吃的零食大多是水果、糖果、巧克力、面包或饼干、膨化食品、方便面及羊肉串等,也喜欢吃"洋快餐"。

案例分析

小明吃的这些食物提供了哪些营养素?它们的营养价值高吗?有没有违背营养科学道理?现在生活条件改善了,很多孩子挑食,这也不吃,那也不吃,很多家长拿孩子没办法,只要孩子喜欢吃什么就满足他们,很少去考虑营养问题。所以"小胖墩儿"越来越多,孩子的发育期年龄越来越小,营养不良的孩子也越来越多。我们必须明确各类食物的营养价值才能在实际生活中进行合理饮食,达到促进健康的目的。

自然界供人类食用的食物种类繁多，食物中的营养各具特点，其营养价值各不相同。没有一种食品的营养价值能满足人体的全部营养需要。通常被称为"营养价值高"的食物往往是指多数人容易缺乏的那些营养素含量高，或多种营养素都比较丰富的食物。营养素的种类和含量可因食物的种类、品种、产地、部位和成熟度等不同而存在差异。在生产过程中，食物的营养价值也会发生改变。有些食物的营养价值有所提高；有些食物在加工过程中，营养素损失，遭受一些有害物质污染，造成食物的营养价值降低。因此，食品加工时应该充分考虑加工条件对食物营养素的影响。

任务一　食物营养价值的评定及意义

微课

食物营养价值

通过本任务的学习，做到：

1. 了解食物的分类和营养价值评定的意义。

2. 掌握食物营养价值的评定方法。

知识准备

人体需要的能量和营养素主要是靠食物获得，包括谷类、豆类、蔬菜、水果、畜禽肉类、水产品、乳类、蛋类及以天然食物为原料加工的制品。食物的营养价值并非绝对的，而是相对的。食品加工对营养价值也有一定影响。谷物在加工中会损失一些水溶性维生素；大豆在加工成豆腐的过程中去除了纤维素和抗营养因子，提高了大豆蛋白质的营养价值。

一、食物的分类

1. 根据其来源与性质，可分为动物性食物、植物性食物及各食物的加工制品

(1)动物性食物，如畜、禽肉类，水产品，乳类，蛋类等，主要提供优质蛋白质、脂肪、脂溶性维生素、B族维生素和矿物质等。

(2)植物性食物，如水果、蔬菜、谷类、豆类、坚果类等，主要提供能量、蛋白质、碳水化合物、脂类、大部分维生素和矿物质等。

(3)加工制品。由上述两类食物为原料加工制成的食品，如酒、罐头、饮料等。

2. 根据其代谢产物的性质可分为成酸性食物、成碱性食物及中性食物

(1)成酸性食物，如畜、禽肉类，鱼类及蛋类等动物性食物，花生、核桃等坚果及谷类等食物

中的硫、磷、氯等含量高,在体内代谢最终产物呈酸性。

(2)成碱性食物,如水果、蔬菜、豆类、乳类、杏仁、椰子等食物中钾、钠、钙、镁等含量高,在体内代谢最终产物呈碱性。

(3)中性食物,如食用油、食糖、淀粉等不含上述成酸、成碱元素,在体内代谢后呈中性。

二、食物营养价值的评定方法

食物营养价值是指食物中所含的能量和营养素满足人体需要的程度。食物营养价值的高低取决于营养素的种类、数量和比例,以及它被人体消化、吸收和利用的效率等。

1.食物中营养素的种类与含量

在评定一种食物的营养价值时,首先应确定其所含营养素的种类和含量。这是评价其营养价值的基础。食物中所提供的营养素的种类越齐全,含量越丰富,营养素的构成比例与人体越接近,该食物的营养价值越高。

要了解食物含有营养素的种类和含量,以及每日由食物摄取的营养素能否满足自身的需要,就必须对食物所含的营养素成分和数量有所了解。食物原料中营养素种类和含量的分析结果发表在常见食物的营养成分表上,这是我国目前应用广泛、重要的评定原料营养价值的工具书,它集中介绍了食物原料中营养素种类和含量的分析结果。在指导居民改善膳食结构时可参考该表对食物的营养素含量进行初步确定。

2.食物中营养素质量的评定

对某种食品或某一营养素的营养价值进行评价时,营养素的质和量一样,都非常重要。对营养素的质量评价主要是指蛋白质、必需氨基酸、钙、铁、锌等营养素可被机体消化吸收和利用的程度。例如,在评定膳食蛋白质的营养价值时,除了评价蛋白质的含量外,还需从膳食蛋白质的消化率和利用率两个方面进行全面评价。

评定食物矿物质和维生素营养价值的高低主要依据矿物质和维生素的生物利用率。如动物性食物中的铁比植物性食物所含的铁的生物利用率高。膳食中还存在一些影响铁吸收的因素,维生素 C 可促进铁的吸收;草酸盐、植酸盐等成分可与铁离子结合形成不溶的复合物,不利于铁的吸收。

3.营养质量指数

营养质量指数(INQ)是目前评价食物营养价值常用的简明指标,即营养素密度与能量密度之比。营养素密度是指一定量食物所含某种营养素的含量占该营养素推荐摄入量的比值。能量密度是指一定量食物产生的能量占能量推荐摄入量的比值。INQ 值用于评价食物营养价值的优点是简单实用。

营养素密度=一定量食物所含某种营养素的含量/该营养素推荐摄入量

能量密度=一定量食物产生的能量/能量推荐摄入量

营养质量指数(INQ)=营养素密度/能量密度

INQ=1,表示该食物的营养素与能量含量达到平衡;INQ>1,表示该食物的营养素的供给量高于能量的供给量,为营养价值高的食物;INQ<1,表示此食物中该营养素的供给量低于能量的供给量,为营养价值低的食物,长期食用此类食物,可能造成该营养素的不足。

【例 3-1】已知某种市售薯片,其食品标签中能量标志为 555 kcal/100 g,食用者为 11 岁女孩。

问题: 评价该薯片的能量高低。

【例 3-1 分析】由食品标签可知:该薯片能量为 555 kcal/100 g。

查中国居民膳食参考摄入量表(附录一),得:11 岁女孩每日能量摄入量推荐为 1 800 kcal。

能量密度=一定量食物产生的能量/能量推荐摄入量$=\dfrac{555}{1\ 800}=0.31$

计算结果说明:100 g 薯片就提供了这个女孩全天 1/3 的能量,故薯片是高能量的食品。

【例 3-2】已知某种市售鸡蛋,食用者为一个成年男子轻体力劳动者。

问题: 应用营养质量指数(INQ)来评价鸡蛋的营养价值。

【例 3-2 分析】以成年男子轻体力劳动者营养素供给量标准为例,根据食物的营养成分表中的鸡蛋的营养素含量计算出每 100 g 鸡蛋主要营养素的 INQ 值,见表 3-1。

表 3-1 鸡蛋中几种营养素的 INQ 值

	热能/kJ	蛋白质/g	铁/mg	钙/mg	维生素A/μg	维生素B_1/mg	维生素B_2/mg	烟酸/mg	维生素C/mg
推荐摄入量	9 405	65.0	12.0	800	800	1.4	1.4	15	100
100 g 鸡蛋	710.6	14.7	2.7	55	432	0.31	0.16	0.1	0
标准/%	7.6	22.6	22.5	6.9	54.0	22.1	11.4	0.7	0
INQ	—	3.0	3.0	0.9	7.1	2.9	1.5	0.1	0

从表 3-1 可以看出,鸡蛋的几种营养素中除钙、烟酸和维生素 C 外,INQ 均大于1,说明鸡蛋是营养价值高的食物。

以往常通过食物中单一营养素含量来衡量食物的营养价值,但随着社会的不断进步,对食物营养价值的评定越来越关注营养素之间的合理搭配和食物的多样化。

三、评定食物营养价值的意义

评定食物营养价值的意义:

(1)评定食物营养价值有助于全面了解各种食物的天然营养素的种类和特点,了解其营养价值,以充分利用食物资源。

(2)了解食物中的营养素在加工过程中的变化和损失,以便采用合理的加工方法来充分保存营养素,从而提高食物营养价值。

(3)有助于指导人们合理选择食物,合理配置营养,达到平衡膳食的目的。

效果评价

通过本任务的学习,你是否掌握了食物的分类,掌握了食物营养价值的评定方法,明确了评定食物营养价值的意义,掌握了营养质量指数(INQ)的概念和计算方法,并能评价某食物的营养价值?

任务二　动物性食物的营养价值评定

通过本任务的学习，做到：

1. 熟悉畜、禽肉类，蛋及蛋制品，水产品，乳及乳制品的营养素的种类和营养特点。
2. 重点掌握畜、禽肉类，蛋及蛋制品，水产品，乳及乳制品的营养价值。

知识准备

　　动物性食物是人们日常饮食中不可缺少的食物，中国居民膳食中常用的动物性食物包括畜、禽肉类，水产品，乳类和蛋类及其制品，其富含人类所需要的多种营养物质，主要提供优质蛋白质、脂肪、脂溶性维生素、B族维生素和矿物质等营养成分。动物性食物经过加工后，营养素容易被消化吸收，是营养价值较高的食品，在人们的膳食结构中占有重要的地位。

一、畜、禽肉类的营养价值评定

　　畜、禽肉类是指畜类和禽类的肉，前者是指如猪、马、牛、羊、兔、驴等牲畜的肉，后者包括鸡、鸭、鹅、鸽子等。畜、禽肉类在化学组成以及营养价值上有许多相似之处，其营养成分的含量随动物的种类、部位、年龄及肥瘦程度的不同而有显著差异。内脏中蛋白质、维生素和矿物质比较丰富，但胆固醇含量也较高。畜、禽肉类的营养价值较高，饱腹作用强，可加工烹制成各种美味佳肴，是一种食用价值很高的食物。

1. 畜肉类的营养价值

（1）蛋白质

　　畜肉类的蛋白质含量一般为 10%～20%，蛋白质营养价值高，富含各种必需氨基酸，且氨基酸模式接近人体需要，消化吸收率高，属于优质蛋白质。其蛋白质生物价在 80% 左右，氨基酸评分在 90 以上。

　　畜肉类的蛋白质含量与动物的种类、年龄、部位及肥瘦程度有关。中等脂肪、低脂肪的牛肉分别为 17.5% 和 20.2%，羊肉分别为 15.7% 和 19%，猪肉分别为 11.9% 和 20.3%。

　　畜肉类的心、肝、肾等内脏器官蛋白质含量较高。皮肤中蛋白质的含量达 35%～40%，但绝大多数为胶原蛋白和弹性蛋白，在氨基酸模式中蛋氨酸的比例最低，为不完全蛋白质。

（2）脂肪

　　畜肉类的脂肪含量也因动物的种类、年龄、部位和肥瘦程度的不同而有较大差异，低者为 2%，高者可达 89% 或更高，平均含量为 10%～30%。在畜肉中，猪肉的脂肪含量最高，其次是

微课

动物性食物的营养价值评价

羊肉,牛肉和兔肉最低,肥猪肉达 90%,瘦猪肉约为 6.2%,牛五花肉约为 5.4%,瘦牛肉为 2.3%。畜肉内脏中脂肪含量较少。

畜肉类中脂肪的主要成分是甘油三酯,以饱和脂肪酸为主,还含有少量的卵磷脂和胆固醇等。胆固醇含量因部位不同而差异较大。肥肉比瘦肉高 2~3 倍。内脏更高,为瘦肉的 4~5 倍,尤以脑中的含量最高。如猪脑中胆固醇含 2 571 mg/100 g,牛脑中含 2 447 mg/100 g。

(3)矿物质

畜肉类的矿物质含量为 0.6%~1.1%,内脏中的含量高于瘦肉,瘦肉高于肥肉。畜肉类的矿物质含有磷、铁、钾、钠、镁、氯及微量元素锰、铜、锌、镍等,以动物肝脏和血中的矿物质最为丰富,畜肉中的铁主要以血色素铁的形式存在,消化吸收率高。

(4)维生素

畜肉类可提供多种维生素,主要以 B 族维生素和维生素 A 为主。动物内脏含量高于瘦肉,尤其肝脏富含维生素 A 和维生素 B_2。维生素 A 的含量以牛肝和羊肝为最高,维生素 B_2 的含量在猪肝中最为丰富。猪肉、牛肉和羊肉三者比较,猪肉的维生素 B_1 含量最高,牛肉中叶酸含量最高。

(5)含氮浸出物

煮肉时溶出的成分即浸出物,以含氮化合物最多。含氮浸出物为非蛋白质的含氮物质,如核苷酸、胍类化合物(肌酸、肌酐等)、嘌呤碱、游离小分子氨基酸、肽和有机酸等。这些浸出成分与肉的风味有密切关系,是肉汤呈现鲜味的主要来源,浸出物越多,肉味越鲜美。浸出物含量虽然不多,但能促进胃液分泌,对蛋白质和脂肪的消化起到很好的作用。

2.禽肉类的营养价值

(1)蛋白质

禽肉类的蛋白质含量与畜肉类的蛋白质含量相近,约占禽肉总量的 20%。禽肉类蛋白质能提供人体自身不能合成而必须从食物中摄取的各种必需氨基酸,氨基酸模式与人体接近,是优质蛋白质。常见禽肉类的蛋白质含量为鸡 19.3%,鹅 17.9%,鸭 15.5%。

(2)脂肪

禽肉类的脂肪与畜肉类相似,相对于畜肉类来说,禽肉类的脂肪含量较少,熔点低,含 20%左右的亚油酸,易于消化吸收。在禽肉类中,鸭和鹅的脂肪含量约为 20%,鸡和鸽子的脂肪含量为 9%~14%。

必需脂肪酸的含量与组成是衡量食物油脂营养价值的重要方面。亚油酸是一种重要的必需脂肪酸,禽肉类脂肪所含的亚油酸高于畜肉类脂肪,因此禽肉类脂肪的营养价值高于畜肉类。

由于禽肉中结缔组织较柔软,脂肪分布在肌肉组织间,分布较均匀,所以禽肉比畜肉更鲜嫩、味美,而且更容易消化吸收。

(3)矿物质

禽肉类的钙、磷、铁等含量均高于猪、牛、羊等畜肉类。禽肝中富含多种矿物质,且平均水平高于畜肉类的肝脏。禽肉类的肝脏和血液中铁的含量十分丰富,是铁的最佳来源,禽肝中铁的含量为猪肝、牛肝的 1~6 倍。禽肉类的心脏和胗中的矿物质也很丰富。

（4）维生素

禽肉类中 B 族维生素含量与畜肉类接近，烟酸含量较高，并含较多的维生素 E。禽肉类的内脏中富含维生素 A 和维生素 B_2。鸡肝中维生素 A 含量相当于羊肝或猪肝的 1～6 倍。

由于维生素 E 具有抗氧化的作用，故一般禽肉类脂肪在 -18 ℃下冷冻保藏一年也不致酸败。

（5）含氮浸出物

禽肉类能溶出包括肌酸、肌酐、嘌呤碱和少量游离小分子氨基酸等含氮浸出物，是肉汤呈现鲜味的主要成分，能给禽肉增添特殊的香味。和畜肉相比，禽肉含氮浸出物多，所以禽肉的味道比畜肉更鲜美。

含氮浸出物与年龄有关，同一品种的禽类，幼禽肉汤中的含氮浸出物低于老禽，所以幼禽肉的汤汁不如老禽肉汤汁鲜美，因此一般喜欢用老母鸡来熬汤，仔鸡爆炒。

畜、禽肉类所含营养丰富，主要营养素含量见附录二《常见食物的营养成分表》。

3. 食品加工对畜、禽肉类营养价值的影响

一般的加工过程对畜、禽肉类中蛋白质影响不大，而且蛋白质因加热变性更有利于消化吸收，但高温处理时 B 族维生素会损失。在炖煮过程中矿物质及水溶性维生素损失较多，如猪肉中矿物质损失达 34.2％，但丢失的营养素一般溶于汤汁中，并未受到破坏。

在煎炸或烧烤处理中，如果畜、禽肉类过度加热或在热油锅中加热较长时间，可能使氨基酸和蛋白质分解出有害物质，使生物价值降低。若温度继续升高，蛋白质焦糊，产生有毒物质，将会使肉失去营养价值。

大多数动物性食物在冷冻状态下贮存可降低营养素的损失，但冻结可使蛋白质发生不可逆变性，而且在解冻时汁液流失，带走食品中 10％的水溶性维生素。合理的方法是快速结冻和低温下缓慢解冻。

二、蛋及蛋制品的营养价值评定

蛋类包括鸡蛋、鸭蛋、鹅蛋、鹌鹑蛋和鸽子蛋等。蛋制品是以蛋为原料加工制成的，有皮蛋、咸蛋等。蛋的成分大部分是水，从营养角度看，蛋类营养素含量丰富、质量好，营养价值高。各种蛋类在营养成分上大致相同，是蛋白质、脂肪、B 族维生素、维生素 A、维生素 D 和微量元素的良好来源。蛋壳虽不能食用，但蛋壳 90％以上为碳酸钙，经洗涤、消毒、烘干、粉碎后可作为钙粉的原料。

1. 蛋的营养价值

（1）蛋白质

蛋的蛋白质含量为 10％～15％，鸡蛋为 12.7％，鸭蛋为 12.6％，鹅蛋为 11.1％，鹌鹑蛋为 12.8％。蛋清的蛋白质含量略低，蛋黄较高。蛋黄和蛋清的蛋白质生物价都极高，含人体所需的各种氨基酸，种类齐全，含量丰富，比例适宜，与人体的需要接近，易消化吸收，全蛋的生物价高达 94％，是天然食品中最理想的优质蛋白质。所以常以鸡蛋蛋白质作为参考蛋白质。

（2）脂肪

蛋中脂肪含量为 12％左右，大部分集中在蛋黄。蛋黄中脂肪含量达 28％～33％，多由不饱和脂肪酸组成，脂肪熔点较低，易消化吸收。蛋黄中磷脂和胆固醇含量高。

蛋黄是磷脂的极好来源,主要为卵磷脂和脑磷脂。这些磷脂对维持人体的正常生理功能非常重要,所含卵磷脂具有降低血胆固醇的作用,并能促进脂溶性维生素的吸收。

(3)矿物质

蛋中的矿物质主要存在于蛋黄中,蛋清部分含量较低。蛋黄含矿物质为 $1.0\%\sim1.5\%$,其中磷最为丰富,占 60% 以上,钙占 13% 左右。

蛋黄是多种微量元素的良好来源,包括铁、硫、镁、钾、钠等。铁是组成血红蛋白的主要成分,蛋黄中铁的含量虽然较高,但以非血红素的形式存在,并且因为蛋黄中有一些干扰物质的存在,影响铁的消化吸收,使得蛋黄中的铁吸收率仅为 3%。

(4)维生素

蛋中的维生素含量受品种、季节和饲料的影响。鲜蛋的蛋黄中维生素含量非常丰富,且品种较为完全,除了维生素 C 外,几乎包含所有的 B 族维生素、维生素 A、维生素 D、维生素 E、维生素 K 等。蛋清中维生素的含量较少,主要是维生素 B_2。

鸭蛋和鹅蛋的维生素含量总体而言高于鸡蛋。蛋类及蛋制品(可食部分)中的主要营养素含量见附录二《常见食物的营养成分表》。

2. 蛋制品的营养价值

(1)皮蛋

皮蛋又称松花蛋,由新鲜鸭蛋用石灰、碱、盐等配制的料汤制作而成。与鲜蛋相比,在制作过程中,加入碱、盐,使蛋清暗褐透明,蛋黄呈褐绿色,使水分减少,矿物质含量上升,蛋白质含量增加至 14.8%,蛋的营养价值相对提高。但是 B 族维生素几乎全部被破坏,维生素 A、维生素 D 的含量与鲜蛋接近。蛋被加工成皮蛋后,蛋白质被分解,形成独特的鲜味和风味。

(2)咸蛋

咸蛋是将新鲜禽蛋浸泡在盐水中或用盐泥包裹蛋壳的表面腌制而成的。与鲜蛋相比,咸蛋的营养成分与鲜蛋相似,但由于食盐的渗透作用,使水分下降,脂肪、碳水化合物等含量上升,蛋白质因部分渗出,含量有所下降,钙、钠等矿物质的含量明显上升。咸蛋经过加工后,味道鲜美,具有独特风味。

3. 加工对蛋类营养价值的影响

蛋类在加热后不仅能杀菌,还能破坏生蛋清中抗生物素和抗胰蛋白酶,使蛋白质变性,展开肽键,提高蛋白质的消化吸收率。

在一般的加工条件下,如煎、炒、煮时,除维生素 B_1 和维生素 B_2 有少量损失外,对蛋的营养价值影响较小。煎得过焦的鸡蛋蛋白质消化率略降低,维生素损失较大。

鲜蛋可加工成皮蛋、咸蛋等,它们的营养价值与鲜蛋相似,经加工后,蛋白质易于消化吸收。皮蛋加工需要加入碱,使 B 族维生素损失较多,几乎全部被破坏。传统的皮蛋加入氧化铅,使皮蛋的铅含量提高。皮蛋、咸蛋等的矿物质含量增加,尤其是糟蛋在加工过程中生成的醋酸可软化蛋壳,使糟蛋中的钙含量是鲜蛋的数十倍。

三、水产品的营养价值评定

水产动物种类繁多,全世界仅鱼类就有近 3 万种。水产品是指在水域中捕捞、获取的水产资源,包括鱼类、软体类、甲壳类、海兽类和藻类等动植物。常见的水产品有各种鱼类、虾、蟹、贝类等。根据来源可分为淡水类和海水类。水产品含有高生物价的蛋白质、脂肪、脂溶性维生素和矿物质,是营养价值较高的优质食品。其营养素的种类和含量与畜肉类、禽肉类有许多相似之处,但也有许多不同点。水产品(可食部分)中的主要营养素含量见附录二《常见食物的营养成分表》。

1. 蛋白质

鱼类含蛋白质一般为 $15\%\sim22\%$,肌肉纤维短而细,结缔组织较少,比畜肉更易消化。鱼类的必需氨基酸组成较平衡,氨基酸模式与人体接近,利用率较高,是膳食蛋白质的良好来源。

除了蛋白质外,鱼类还含有较多的其他含氮化合物,主要有游离氨基酸、肽、胺类、胍、嘌呤类等,是鱼汤的呈味物质。

甲壳类和软体动物蛋白质含量多数在 15% 左右,属于优质蛋白,其中酪氨酸和色氨酸的含量比牛肉和鱼肉高,在贝类肉质中还含有丰富的牛磺酸,其含量普遍高于鱼类,以海螺、毛蚶和杂色蛤最高,每 100 g 新鲜可食部分含牛磺酸 $500\sim900$ mg。

2. 脂肪

鱼类含脂肪很少,一般为 $1\%\sim10\%$,不同鱼种的脂肪含量差异很大,如鳕鱼、银鱼低于 1%,河鳗高达 28.4%。

鱼类脂肪多由不饱和脂肪酸组成,占 60% 以上,熔点较低,消化吸收率达 95%。鱼油的不饱和脂肪酸主要是长链多不饱和脂肪酸,如二十二碳六烯酸(DHA)和二十碳五烯酸(EPA),具有降低胆固醇、预防动脉粥样硬化等心脑血管疾病、抗癌防癌等生理功效。

甲壳类和软体动物含有易被吸收的脂肪:虾、贝、蟹类脂肪含量不高,平均为 $1\%\sim3\%$,大部分为不饱和脂肪酸。

3. 矿物质

鱼类中的矿物质含量为 $1\%\sim2\%$,磷、钾、钙、镁、铁、锌含量较多,其中钙的含量高于禽肉,河虾中钙的含量很高,每 100g 含钙量高达 325 mg,但吸收率较低。海水鱼富含碘,含碘量高于淡水鱼,有的海水鱼每 100 g 含碘 $50\sim100$ mg,而淡水鱼每 100 g 仅含碘 $5\sim40$ mg。鱼类中锌的含量极为丰富,牡蛎、扇贝等含锌量每 100 g 均高于 10 mg。

甲壳类和软体动物含有大量矿物质:虾、贝、蟹类均含有丰富的钙、磷、钾,尤以铁的含量较多;虾米、虾皮和螺内含钙较高,河蟹、虾皮、虾米中含硒比较多;乌鱼子、海蛎肉中含锌较多。牡蛎、扇贝等含锌量每 100 g 均高于 10 mg。

4. 维生素

鱼油和鱼肝含有丰富的维生素 A 和维生素 D,是维生素 A 和维生素 D 的重要来源,也含有维生素 E。维生素 B_1 存在于鱼肉和肝脏中,但生鱼含有可分解维生素 B_1 的硫胺素酶,经烹调加热被灭活,因此,新鲜鱼如不及时加工处理,鱼肉中的维生素 B_1 就会被分解破坏。鱼肉和肝脏是维生素 B_2 的良好来源。鱼类中维生素 B_6、维生素 B_{12}、烟酸、叶酸等的含量不高,主要存在于鱼类的内脏中。河蟹含丰富的维生素 A,扇贝中维生素 E 的含量较高。

甲壳类和软体动物含有丰富的维生素:对虾、河蟹等含丰富的维生素 A,维生素 B_2 的含量也不少,由于贝类以能合成维生素 B_{12} 的微生物为食物,所以维生素 B_{12} 的含量也较高。

四、乳及乳制品的营养价值评定

乳类通常是指动物的乳汁,主要是指牛乳和羊乳,有时也包括人乳和马乳等。以乳类为原料进行加工,可制成各种乳制品,如奶粉、酸奶、炼乳等。

乳类的水分含量为 86%～90%,因此其营养素含量与其他食物相比较低。某些乳制品在加工过程中去除了大量水分,营养素的含量比鲜乳要高,但其中的一些营养素由于受加工的影响,相对含量有所下降。

乳类含有人体需要的几乎所有的营养素,除含有丰富的优质蛋白质和维生素外,含钙量也较高,吸收利用好,是膳食钙的极好来源。因此增加乳类食品的摄入,对改善我国居民的营养健康状况具有重要意义。

1. 乳的营养价值

乳类营养全面,是哺乳动物生命早期的唯一食物,是其他任何食物都难以取代的。乳的成分主要包括水分、蛋白质、脂肪、乳糖、矿物质、维生素等。

正常牛乳的成分大体上是稳定的,受乳牛的品种和各种环境因素的影响而有所波动。其中,变化幅度最大的是脂肪,蛋白质次之,乳糖和矿物质的含量较为稳定。

(1)蛋白质

牛乳中的蛋白质含量比较稳定,约为 3%,羊乳为 4.55%,人乳为 1.31%,人乳蛋白质含量低于牛乳。传统上将牛乳蛋白质划分为酪蛋白和乳清蛋白两类。在牛乳蛋白质中,酪蛋白约占总蛋白质的 80%,乳清蛋白约占 20%,二者均为完全蛋白质。牛乳蛋白质的必需氨基酸构成均衡,生物价为 85%,仅次于鸡蛋,属于优质蛋白质,易被人体消化吸收。

人乳中酪蛋白与乳清蛋白的构成比例与牛乳不同。牛乳中酪蛋白含量多而乳清蛋白较少,人乳则相反,这是牛乳蛋白质的生物价不如人乳高的主要原因。在乳制品加工时,在牛乳中添加乳清蛋白,调整牛乳的蛋白质组成使其接近于人乳,可生产出母乳化的婴幼儿的乳制品。

(2)脂肪

牛乳中脂肪含量为 2.8%～4.0%,与人乳大致相同。脂肪提供的能量占牛乳供能的一半。乳脂肪主要以微粒状脂肪球的形式分散在乳浆中。

牛乳的脂类主要由甘油三酯组成,其中油酸占 30%,硬脂酸及软脂酸为 40%,还有少量的甘油单酯和二酯、磷脂和固醇类等。随季节、饲料的不同,牛乳及羊乳脂肪的成分略有改变。

乳脂肪熔点较低,易消化,吸收率高达 98%,是脂溶性维生素的载体,对乳的风味和口感也有重要影响。

(3)碳水化合物

牛乳中碳水化合物含量为 3.4%～7.4%,绝大部分是乳糖,其在牛乳中含量为 4.66%,在人乳中含量为 7.11%。

乳糖有助于肠道乳酸杆菌的生长和繁殖,抑制腐败菌的生长,改变肠道菌丛,预防肠道疾病发生,还能促进钙的吸收。

乳糖在人体内经乳糖酶的作用分解为葡萄糖和半乳糖后被人体吸收。乳糖酶在婴儿体内存在较多,但随年龄增长,人体内乳糖酶含量逐渐减少,成年人若体内乳糖酶不足或活性低,食用牛乳后,乳糖不能被分解吸收,而产生腹痛、腹泻等症状,导致乳糖不耐症。

在生产乳制品时可加入乳糖酶使乳糖分解,这样既可增加乳制品的甜味,又可预防乳糖不耐症的发生。

（4）矿物质

牛乳中矿物质含量为 0.70%～0.75%,人乳和羊乳中矿物质含量均低于牛乳。牛乳中矿物质主要包括钙、磷、钠、钾、镁、硫等,还有部分铜、锌、锰等微量元素,是动物性食物中唯一的弱成碱性食物。牛乳中的矿物质或存在于溶液中,或以与蛋白结合的形式存在。

牛乳中的矿物质含量因品种、饲料和泌乳期等因素的不同而有所差异,初乳中含量最高,常乳中含量略有下降,发酵乳中钙含量高并具有较高的生物利用率,是膳食中最好的天然钙来源。牛乳属于贫铁食品,用牛奶喂养婴儿时要注意及时补充铁。

（5）维生素

牛乳中含人体所需要的各种维生素,其中的含量因季节、饲养条件及加工方式不同而有变化,在放牧期,牛乳中维生素 A、胡萝卜素、维生素 C 含量明显高于冬春季的棚内饲养,而且由于日照时间长,维生素 D 的含量也相应增加。由于牛乳中维生素 C、维生素 D 的含量并不多,因此,以牛奶为主要食物的婴儿要注意维生素 C、维生素 D 的补充或对牛乳进行强化。由于羊的饲料中青草比例较大,故羊乳维生素 A 的含量高于牛乳。

2.乳制品的营养价值

乳制品主要包括炼乳、奶粉、酸奶等。因加工工艺不同,乳制品营养成分有很大差异。

（1）炼乳

炼乳是鲜牛奶经减压浓缩后去除大部分水分制成的产品,分为淡炼乳和甜炼乳。

淡炼乳又称无糖炼乳,是将牛乳在低温真空条件下浓缩,除去 2/3 的水分,再经灭菌而成。因在加工过程中,维生素受到一定程度的破坏,故常添加维生素予以强化。按适当比例加水复原后,营养价值与鲜奶几乎相同。淡炼乳外观呈稀奶油状,在胃酸和凝乳酶的作用下,易形成柔软的凝块。淡炼乳脂肪经高压加热处理使脂肪球微细化,表面积变大,增加了脂肪球与酪蛋白的吸附,可避免脂肪上浮聚集,所以较易消化吸收,适合喂养婴儿。

甜炼乳是在鲜乳中加入 15% 的蔗糖后,按上述工艺制成的。甜炼乳含有高浓度的蔗糖,其含糖量高达 45%,利用其渗透压的作用抑制微生物的繁殖。因为糖分过高,需加大量的水冲淡,使甜炼乳中蛋白质和矿物质的含量相对下降,不适宜喂养婴儿,特别是初生儿。

（2）奶粉

奶粉是鲜奶经脱水干燥后制成的产品,分为全脂奶粉、脱脂奶粉、加糖奶粉和配方奶粉等。

全脂奶粉是将鲜奶浓缩除去 70%～80% 水分后制成的粉末状产品。目前多采用喷雾干燥法生产。喷雾干燥法生产的奶粉粉粒小,溶解度高,无异味,复原性好,对脂肪、蛋白质和其他营养成分影响很小,保留了鲜乳的色、香、味,营养价值较高。过去使用滚筒干燥法,牛乳与热的金属滚筒接触,生产的奶粉颗粒较大,溶解度小,营养素损失较多。一般全脂奶粉所含的营养物质相当于鲜乳所含营养物质的 8 倍。

全脂奶粉中损失的维生素主要是水溶性维生素,如维生素 B_1、维生素 B_6、维生素 C,可通过营养强化来弥补,还可以通过营养强化补充铁、锌和钙等矿物质。

脱脂奶粉是以脂肪含量不超过 0.1% 的脱脂奶为原料,脱水制成的乳粉。此种奶粉含脂肪仅为 1.3%,由于脱脂过程脱去了奶油,使脂溶性维生素损失较多。其他营养成分变化不大,含有大部分蛋白质,几乎保留了全部的钙、B 族维生素。

（3）酸奶

　　酸奶是以全（脱）脂鲜奶为原料，加入乳酸菌或双歧杆菌经发酵而制成的产品。酸奶营养丰富，保留了鲜奶的全部营养成分。在发酵过程中，鲜牛乳的酪蛋白与酸凝固，乳中的部分蛋白质分解成肽链、氨基酸，因此更容易消化吸收，可提高蛋白质的消化利用率。发酵使乳中脂肪酸的含量增加 2 倍。

　　牛乳中的乳糖被发酵成乳酸，乳糖减少，故对于那些乳糖不耐症的人来说，酸奶是可以接受的，不会出现腹痛、腹泻的现象。分解产生的乳酸可促进消化液的分泌、促进食欲；能与钙作用生成乳酸钙，使钙更容易被人体吸收。在发酵过程中，某些乳酸菌还能形成人体所必需的B 族维生素。乳酸菌中的乳酸杆菌和双歧杆菌为肠道益生菌，进入肠道生长繁殖，可阻止肠内一些有害菌的繁殖和活动，调整肠道菌群，防止腐败菌产生毒素对人体造成不利影响。总的来说，酸奶在增进人体健康方面具有一定的作用，对消化功能不良的婴幼儿、乳糖不耐症患者或老年人更为有益。

效 果 评 价

　　通过本任务的学习，你是否掌握了各种动物性食物及其制品的营养素种类和特点，是否掌握了它们的营养价值？

任务三　植物性食物的营养价值评定

微课

通过本任务的学习，做到：

1. 熟悉谷类、豆类、蔬菜和水果的营养素分布和营养特点。

2. 重点掌握谷类、豆类、蔬菜和水果的营养价值。

植物性食物的
营养价值评价

知 识 准 备

　　植物性食物主要包括谷类、豆类、蔬菜、水果等，主要提供能量、蛋白质、碳水化合物、脂类、维生素和矿物质等。

一、谷类食物的营养价值评定

　　谷类主要包括小麦、大米、高粱、玉米、小米、大麦等。在中国居民膳食结构中，小麦、大米是主要的食物来源。在整个膳食中谷类提供了人体所需的 $50\%\sim70\%$ 的能量和 55% 的蛋白质，也是大部分矿物质和 B 族维生素的重要来源。通常将小麦、大米以外的谷物如高粱、玉米及小米等称为杂粮。谷类食物的营养特点相似，但由于种类、品种、地区、生长条件以及气候、施肥和加工方法的不同，其营养素含量有一定的差别。

1. 谷粒的结构和营养素分布

谷类的形态大小不一，但基本结构大致相似，去壳后主要由谷皮、糊粉层、胚乳和胚芽组成。结构如图 3-1 所示。

谷皮为谷类的外壳，占谷粒质量的 $13\%\sim15\%$，主要由纤维素、半纤维素等组成，也含有一定量的蛋白质、脂肪、植酸、维生素及较多的矿物质，但完全不含淀粉。在磨粉、碾米时成为麸皮，作为饲料和高纤维食品的原料。

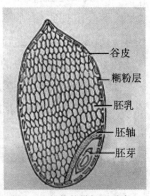

糊粉层位于谷皮与胚乳之间，占谷粒质量的 $6\%\sim7\%$，含有较多的蛋白质、脂肪、矿物质和丰富的 B 族维生素，具有重要的营养意义，但在高精度碾磨加工时，易与谷皮同时脱落而混入糠麸中，致使大部分营养素损失。

图 3-1　谷粒的纵切面示意

胚乳是谷粒的主要部分，占谷粒质量的 80% 左右，含有大量的淀粉和较多的蛋白质。蛋白质主要分布在胚乳的外周部分，越靠胚乳中心，蛋白质含量越低。胚乳中的脂肪、矿物质、维生素、粗纤维很少。胚乳碳水化合物含量高，质地紧密，在碾磨过程中易先被碾碎。胚乳是谷粒主要营养成分集中之处，加工时应尽量全部保留下来。

胚芽位于谷粒的一端，占谷粒质量的 $2\%\sim3\%$，富含脂肪、蛋白质、矿物质、B 族维生素和维生素 E，其营养价值很高。胚芽质地较软而且有韧性，不易粉碎，但在加工过程中易与胚乳脱离，与糊粉层一起混入糠麸。但由于胚芽中酶的活性也强，所以加工时如谷粒留胚芽多则易变质。此外，在胚芽和胚乳连接处，有丰富的维生素 B_1，谷类加工精度越高，维生素 B_1 的损失就越大。

2. 谷类的营养价值

谷物的种类、品种、成熟度、产地和种植条件等不同，其营养成分有一定不同。

（1）蛋白质

谷类蛋白质含量一般在 $7\%\sim17\%$，不同谷类中各种蛋白质组分所占比例有所不同。普通小麦含蛋白质 $8\%\sim13\%$，大米和小米含蛋白质 $7\%\sim9\%$，燕麦的蛋白质含量可达 $15\%\sim17\%$。因谷粒外层蛋白质含量较高，所以精加工的米、面比粗米、标准粉的植物蛋白质含量低。精面粉蛋白质含量为 7.2%，而标准粉为 9.9%。

在谷类蛋白质必需氨基酸含量中，赖氨酸的含量较低，尤其是小麦和小米中赖氨酸少。谷类蛋白质一般都不同程度地以赖氨酸为第一限制性氨基酸，苏氨酸为第二限制性氨基酸（玉米为色氨酸）。它们的生物价值比较低，除莜麦、大米及大麦可达 70% 左右外，一般为 $50\%\sim60\%$。而燕麦和荞麦的蛋白质赖氨酸十分丰富，生物价值较高。

为提高谷类食品的营养价值，常利用膳食蛋白质的互补作用，或在面粉或米粉中添加赖氨酸等营养强化剂的方法来提高谷类蛋白质的营养价值。提倡谷类和豆类混食，多种谷类混用。

（2）糖类

谷类中糖类占总量的 70%～80%，主要是淀粉，还有少量纤维素、半纤维素、糊精、戊聚糖、葡萄糖和果糖等，主要集中在胚乳中。淀粉在人体内经水解生成葡萄糖，最后被吸收利用，是人类最经济、最理想的能量来源。

谷类中的淀粉含有两种形式：直链淀粉和支链淀粉，一般分别占 15%～25% 和 75%～85%。它们的比例与谷类的品种和成熟度有关，糯米的淀粉几乎全为支链淀粉，籼米含直链淀粉多。

（3）脂肪

小麦、大米等谷物的脂肪含量很低，仅占 1.0%～3.0%，但玉米可达 4.6%。谷类的脂肪主要以甘油三酯为主，还含有少量植物固醇和卵磷脂，主要存在于胚芽及糊粉层中，在谷类加工时，脂肪大部分转入副产品中。谷类脂肪中不饱和脂肪酸含量很高，如小麦和玉米胚芽中的甘油三酯有 80% 为不饱和脂肪酸，其中亚油酸可达 60%，因此营养价值很高，有防止动脉粥样硬化的作用。

（4）矿物质

谷类矿物质含量为 1.5%～3.0%，大部分集中在谷皮和糊粉层里，胚乳中心部分含量较低，主要有磷、钾、镁、钙、钠、铁、铜等元素。由于多以不溶性的植酸盐形式存在，消化吸收率较低，几乎不能被机体吸收利用。出粉率高的面粉中植酸和纤维素含量高，影响矿物质的吸收利用。

（5）维生素

谷类是膳食 B 族维生素的重要来源。其中维生素 B_1、烟酸较多，还有维生素 B_2、维生素 B_3、维生素 E 等。B 族维生素大部分分布在胚芽和谷皮中，胚乳中很少。因而米、面在加工过程中维生素损失较多。玉米中的烟酸主要是结合型的，必须经加工处理转变为游离型才能被人体利用。黄色玉米和小米中还含有一些类胡萝卜素。谷类中缺乏维生素 C、维生素 A 和维生素 D。

3. 加工对谷物营养价值的影响

糙米或全麦含食物纤维和植酸较多，若加工过于粗糙，不但影响消化，口感也差，谷类合理加工有利于食用和消化吸收。但因谷粒各种营养素分布的不均匀性，生物价值较高的蛋白质、脂肪、矿物质和维生素主要存在于谷粒表层和胚芽中，故加工方法和加工精度就对各种营养素的存留率产生显著的影响，加工精度越高，营养素损失就越多。影响最大的是维生素和矿物质。加工精度对谷类营养素的影响见表 3-2、表 3-3。

表 3-2　　　　　　　　　不同出粉率的小麦中主要营养素含量　　　　　　　　　g/100 g 小麦

营养素	出粉率		
	72%	80%	85%
水分	14.5	14.5	14.5
粗蛋白	8～13	9～14	9～14
粗脂肪	0.8～1.5	1～1.6	1.5～2

（续表）

营养素	出粉率		
	72%	80%	85%
糖/(g/100 g)	1.5~2	1.5~2	2~2.5
铁/mg	1	1.8	2.2
钙/mg	18	27	50
纤维素/(g/100 g)	微量~0.2	0.2~0.4	0.4~0.9

表 3-3　　　　　　不同出粉率的面粉中 B 族维生素含量的变化　　　　　　mg/100 g

B 族维生素	出粉率				
	50%	72%	80%	85%	95%~100%
维生素 B$_1$	0.08	0.11	0.26	0.31	0.40
维生素 B$_2$	0.03	0.04	0.05	0.07	0.12
烟酸	0.70	0.72	1.20	1.60	6.00

　　一般来说,加工精度高,出粉率低;反之,加工精度低,出粉率高,由表 3-2、表 3-3 可以看出,在小麦的碾磨加工中,随着出粉率的降低,糊粉层和胚芽损失越多,营养素损失越大。低精度小麦粉含脂肪稍多,含粗纤维多,而高精度的小麦粉含脂肪少,含粗纤维少。经过加工,小麦粉中的 B 族维生素和矿物质损失严重,特别是高精度的小麦粉,维生素含量更低。出粉率在 80% 左右,其维生素 B$_1$ 的留存率约为 95%,维生素 B$_2$ 约为 50%,烟酸约为 35%;至 72% 出粉率时,这些 B 族维生素的含量一般仅保留原有总量的 40% 以下。

　　但加工精度也不宜太低,如精度太低,在高出粉率的小麦粉中,虽然保留了较多的营养素,但因植酸和纤维素的作用,降低了食物的利用程度,如钙和铁的有效价值降低,感官性质也不好。而高精度的小麦粉中铁与钙含量又明显减少,故谷类加工既要保持较高的消化率和较好的感官性质,又要最大限度地保留所含营养成分。

　　淘米时,可使维生素 B$_1$ 损失 30%~60%、维生素 B$_2$ 和烟酸损失 20%~25%,矿物质损失 70%。各种营养素的损失将随搓洗次数增多、浸泡时间延长、用水量增多而加重。米、面在蒸煮过程中因受热会损失营养素,主要是 B 族维生素。各种面制品也因烹饪方法不同可使营养素发生不同程度的损失。制作一般饮食时,蛋白质和矿物质含量很少变化。制作油条时,因为加碱和高温,维生素 B$_1$ 全部损失,维生素 B$_2$ 和烟酸破坏率高达 50%。在焙烤过程中,氨基酸(尤其是赖氨酸)和还原糖发生美拉德反应,虽然有助于风味物质的生成,但赖氨酸的含量下降,降低蛋白质的营养价值。

二、豆类食物的营养价值评定

　　豆类品种较多,按营养价值可分为两类:一类是大豆类,含有较多的蛋白质和脂肪,糖类相对较少,包括黄豆、青豆及黑豆等;另一类为其他豆类,含有较多的糖类,中等的蛋白质,脂肪相对较少,包括豌豆、蚕豆、绿豆、赤豆等。豆制品是以大豆为原料生产的非发酵食物和发酵食物,如豆芽、豆浆、豆腐、豆腐干、腐竹、腐乳、豆瓣酱等。豆类蛋白质中含有八种必需氨基酸,氨基酸组成比较合理,其中以大豆最好,是中国居民膳食中优质蛋白质的重要来源。各种豆类的营养成分见表 3-4。

表 3-4　　　　　　　　　　各种豆类的营养成分

食物名称	水分/g	蛋白质/g	脂肪/g	膳食纤维/g	糖类/g	胡萝卜素/μg	视黄醇/μg	维生素B₁/mg	维生素B₂/mg	维生素B₅/mg	维生素E/mg	钙/mg	铁/mg
黄豆	10.2	35.1	16	15.5	18.6	220	37	0.41	0.2	2.1	18.9	191	8.2
青豆	9.5	34.6	16	12.6	22.7	790	132	0.41	0.18	2	10.09	200	8.4
黑豆	9.9	36.1	15.9	10.2	23.3	30	5	0.2	0.33	2	17.36	224	7
豌豆	12.8	23	1	6	54.3	280	47	0.29	—	—	1.97	195	5.9
蚕豆	11.5	24.6	1.1	49	49	50	8	0.13	0.23	2.2	4.9	49	2.9
绿豆	12.3	21.6	0.8	6.4	55.6	130	22	0.25	0.11	2	10.95	81	6.5
赤豆	12.6	20.2	0.6	7.7	63.4	80	13	0.16	0.11	2.1	14.36	74	7.4
豇豆	10.9	19.3	1.2	7.1	58.5	60	10	0.16	0.08	1.9	8.61	40	7.1

（1）大豆的营养价值

①蛋白质　大豆中蛋白质含量高达 35%～40%，是来自植物性食物的优质蛋白质，主要为球蛋白，蛋白质的氨基酸模式与人体组织的蛋白质接近，营养价值高。大豆蛋白质含有丰富的赖氨酸，而蛋氨酸含量较低，若将豆类和谷类混合食用，大豆蛋白质可以补充谷类蛋白质赖氨酸的不足，谷类蛋白质也在一定程度上补充豆类中蛋氨酸的不足，起到蛋白质互补作用，使其营养更为全面。大豆中蛋白质的氨基酸组成见表 3-5。

表 3-5　　　　　　　　　大豆中蛋白质的氨基酸组成　　　　　　　　g/100 g 蛋白质

	异亮氨酸	亮氨酸	赖氨酸	蛋氨酸＋胱氨酸	苯丙氨酸＋酪氨酸	苏氨酸	色氨酸	缬氨酸
WHO 建议的氨基酸构成比	4.0	7.0	5.5	3.5	6.0	4.0	1.0	5.0
大豆蛋白	5.3	8.1	6.4	5.3	8.6	4.1	1.4	4.9

②脂肪　大豆含 15%～20% 的脂肪，常作为食用油的原料。豆类脂肪中的不饱和脂肪酸超过 85%，其中亚油酸为 35%～60%，油酸为 20%～50%，亚麻酸为 2%～13%。脂肪中还含有丰富的磷脂、维生素、固醇类物质和类胡萝卜素等，所以豆油具有较高的营养价值，是高血压、动脉粥样硬化等疾病患者的优良食用油脂。

③糖类　大豆含 20%～30% 的糖类，几乎不含淀粉，包括可溶性糖类和不溶性糖类两类，不溶性糖类主要是纤维素和果胶等，可溶性糖类主要是人体可利用的蔗糖和不被人体消化吸收和利用的低聚糖，如棉籽糖、水苏糖等。棉籽糖、水苏糖在人体内难以消化吸收，当它们到达大肠后，经大肠细菌发酵分解产生 CO_2、CH_4 和 H_2，引起胀气。大豆低聚糖是肠内双歧杆菌的生长促进因子，而且不被肠道有害菌利用，对肠道具有一定的保护作用。在制作豆制品的过程中，棉籽糖、水苏糖溶于水而基本上被除去，因此食用豆制品不会引起严重的腹胀。

④矿物质和维生素　大豆富含钙和铁，还含有钾、钠、镁、锰、锌、铜和铝等。但豆类中存在植酸等抗营养因子，能和钙、铁形成不溶性植酸盐，影响钙、铁的利用率，有人认为还会影响膳食中其他食物来源铁的生物利用率。

大豆的维生素含量较少，而且种类不全，以 B 族维生素为主，主要是维生素 B₁、维生素 B₂和烟酸，还含有一定的胡萝卜素和维生素 E。受热处理时，大豆中的维生素大部分被破坏，残留在豆制品中的维生素量很少。干大豆不含维生素 C,黄豆发芽后可产生丰富的维生素 C。

(2)大豆中的抗营养因子

大豆中的抗营养因子主要包括胰蛋白酶抑制素、植物血细胞凝集素及植酸等。在这些抗营养因子中,胰蛋白酶抑制素对豆制品的营养价值影响最大。蛋白酶抑制素是指能够抑制胰蛋白酶、糜蛋白酶和胃蛋白酶等酶活性的物质,在大豆中含量高、活性强、最普遍存在的是胰蛋白酶抑制素。

一般认为,要提高大豆中的蛋白质生物价,至少要钝化 80% 以上的胰蛋白酶抑制素。植物血细胞凝集素对人体有一定的毒性,能使人血液中的红细胞发生凝集,在豆类中含量较高,耐热性低于胰蛋白酶抑制素,经过湿热处理可使其失活。

植酸是肌醇-6-磷酸酯,是一种螯合剂,可与钙、镁、铁、锌等螯合成不溶性的复合盐,因此植酸的存在会影响人体对金属离子的吸收,植酸还可导致碳水化合物、脂肪和蛋白质的消化利用率下降。

大豆中的抗营养因子不利于营养素的吸收,甚至对人体有一定的毒性,但绝大部分抗营养因子都是热不稳定的,加热可破坏大豆中的胰蛋白酶抑制素、血细胞凝集素和其他有害物质。豆类及豆制品的充分加热处理对其营养价值有积极作用。

(3)常见其他豆类的营养价值

其他豆类有赤豆、豇豆、芸豆、绿豆、豌豆和蚕豆等。与大豆相比,糖类含量较高,为 55%～65%。蛋白质含量为 20%～25%,其质和量均不及大豆。脂肪含量也低于大豆,为 0.5%～2%。

不同的豆有不同的特点:豌豆含蛋白质 20%～24%,以球蛋白为主,含糖类 50% 以上,脂肪仅 1%,以磷脂为主,钙、铁含量高,含多种维生素。赤豆所含的蛋白质与脂肪含量稍低于豌豆,糖类的含量高达 60% 或以上,钙、铁的含量稍低于豌豆。绿豆的营养组成与赤豆相似,绿豆淀粉中戊聚糖、半乳聚糖、糊精和半纤维素等比例较高,所以,绿豆粉丝韧性强,久煮不化。

(4)豆制品的营养价值

豆制品不仅包括以大豆为原料生产的豆制品,还包括以其他豆类为原料生产的豆制品,包括非发酵豆制品和发酵豆制品两类。

非发酵豆制品,如豆浆、豆乳粉、豆腐、豆腐干、内酯豆腐等,均由大豆制成,制作中经各种处理,降低了纤维的含量,提取大豆蛋白质,提高了消化率,但部分可溶性固体物由于溶于水而损失。

发酵豆制品,如豆瓣酱、豆豉、黄豆酱、腐乳等,是大豆经过加工、接种霉菌发酵等工艺制成的,其蛋白质被部分分解为肽和氨基酸,易于消化和吸收,并使氨基酸游离,味道鲜美,豆类发酵对营养价值的最大贡献是提高了维生素 B_{12} 的含量。

合理加工通常可提高大豆蛋白质的消化率,从而提高大豆的营养价值。如炒熟大豆的蛋白质消化率仅为 60%,豆腐的蛋白质消化率可达 92%～96%。同时,合理加工也可除去大豆中有害成分以及大豆的豆腥味。

①豆腐 豆腐含蛋白质 5%～6%,脂肪 1% 左右,碳水化合物 3% 左右。豆腐的主要材料是大豆,经过加工去除了大量的粗纤维和植酸,破坏胰蛋白酶抑制素和植物血细胞凝集素,营养价值提高。

②豆腐干 豆腐干水分含量为 65%～78%,经压榨排出大量水分,营养成分得以浓缩,可以说是"浓缩的豆腐",含有大量蛋白质、脂肪、糖类和矿物质。

③豆浆 豆浆是将大豆经浸泡、磨浆、煮浆而成的。因稀释度不同,豆浆的营养成分变化

大。豆浆中含有一定的植物性蛋白质、磷脂、B族维生素和钙、铁等矿物质。

④豆芽 豆芽是用黄豆或绿豆在适宜的水分和温度下发芽生成的,热量较低,水分和膳食纤维较高。大豆蛋白质在发芽过程中分解成氨基酸或多肽,有增鲜作用。在发芽过程中,可产生丰富的维生素C,因此豆芽是维生素C的良好来源。

⑤粉丝、粉皮 粉丝、粉皮是由淀粉含量高的豆类制作而成的,营养成分以糖类为主。

⑥发酵豆制品 经微生物作用后,使豆制品中维生素 B_{12} 和维生素 B_6 及维生素 B_2 的含量有所增加,如臭豆腐中维生素 B_{12} 达到 $1.88\sim9.80$ g/100 g;发酵使蛋白质部分降解,产生游离谷氨酸;棉籽糖、水苏糖则被根酶分解而除去,使发酵的豆制品易消化和吸收,不引起胀气,味道鲜美。

三、蔬菜和水果的营养价值评定

蔬菜包括叶菜类、根茎类、豆荚类、花菜类、瓜茄类和菌藻类。水果包括仁果类、核果类、浆果类、柑橘类和瓜果类等。蔬菜、水果每日摄入量很大,占每日进食量的一半左右,在膳食中具有重要位置。

总的来说,新鲜蔬菜和水果的营养成分、营养价值相似。水果的营养价值比蔬菜稍低一些,但水果中富含有机酸和芳香物质等,也是膳食中重要的组成部分。新鲜蔬菜、水果的水分含量多大于 90%,糖类含量不高,蛋白质和脂肪含量更低,不能作为能量和蛋白质来源,但富含维生素及矿物质,还含有膳食纤维和有机酸等成分,是人体膳食纤维、矿物质和维生素的重要来源,能刺激胃肠蠕动和消化液的分泌,有助于促进食物的消化。

1. 碳水化合物

蔬菜、水果中所含的碳水化合物包括单糖、双糖、淀粉、膳食纤维。蔬菜中碳水化合物的含量约为 4%,水果中的含量比蔬菜多。根茎类蔬菜如芋头、藕、马铃薯、甘薯等含淀粉比较高。一些有甜味的蔬菜如胡萝卜、西红柿等含单糖、双糖比较高。未成熟水果中碳水化合物多以淀粉为主,成熟之后淀粉转化为可溶性糖,主要为蔗糖、果糖和葡萄糖,甜味增加。蔬菜中膳食纤维包括纤维素和半纤维素等,水果中膳食纤维以果胶为主,果胶凝胶力强,可形成凝胶,故果胶含量丰富的水果如山楂、苹果和柑橘等是制备果酱、果冻的理想材料。蔬菜和水果是人们膳食纤维的主要来源,可促进肠道蠕动,利于通便,具有一定的预防结肠癌、降血糖、降血脂和降胆固醇等作用。

2. 矿物质

蔬菜、水果是膳食中矿物质的主要来源,含丰富的钙、磷、钾、铁、镁、铜、碘、锌等元素,这些矿物质主要与酸结合成盐类(如硫酸盐、磷酸盐、有机酸盐),在体内的代谢产物为碱性,对维持体内的酸碱平衡起到很重要的作用。

叶菜类含矿物质较多,尤其是绿叶菜。含钙比较多的蔬菜主要有菠菜、蕹菜、芫荽、马铃薯、芹菜、韭菜等;含铁比较高的蔬菜主要有黄花菜、荠菜、芹菜、芫荽等绿叶蔬菜;菌藻类中铁、锌和硒的含量丰富。但是多数蔬菜中含有草酸,影响钙和铁的吸收,草酸溶于水,加热易挥发,所以食用含草酸多的蔬菜时,可在加工前用开水焯或爆炒将其去除。草酸含量多的蔬菜有菠菜、鲜竹笋、洋葱等。

水果中矿物质的种类不及蔬菜,但含有丰富的钙、磷、钾、铁、铜、锰等元素。

3. 维生素

蔬菜和水果中含有丰富的维生素,其中最重要的是胡萝卜素、维生素 C、维生素 B_2 和叶酸。蔬菜和水果中的维生素含量与品种和颜色等因素有关,一般深绿色蔬菜含量比浅色蔬菜高。

蔬菜中胡萝卜素与其他色素共存,凡绿叶、黄色或红色蔬菜中都含有较多的胡萝卜素,深绿色叶菜中胡萝卜素的含量尤其高,如韭菜、菠菜、莴苣叶等。各种新鲜蔬菜均含维生素 C,以辣椒、菜花等含量丰富。多数瓜茄类和根茎类蔬菜中维生素 C 含量低,但苦瓜中维生素 C 含量比较高。蔬菜中维生素 B_2 含量不算丰富,但却是我国居民维生素 B_2 的重要来源。

大部分水果中维生素数量远低于绿叶蔬菜,但部分水果中含有丰富的维生素 C 和胡萝卜素,含维生素 C 比较丰富的水果主要有鲜枣、草莓、猕猴桃、山楂、柑、橙等。含胡萝卜素比较丰富的水果多为黄、橙色,主要有杧果、柑、橘和杏等。

4. 蛋白质、脂肪

果蔬中除坚果外,蛋白质含量极低,蔬菜中的含量比水果稍高,多数蔬菜的蛋白质含量在 1%～2%,而且蛋白质的质量不如动物性蛋白好,在氨基酸模式中赖氨酸、蛋氨酸含量不足,不符合人体的需求。果蔬不含脂肪或其含量极低。

5. 其他成分

(1)芳香物质、色素

果蔬中含有多种芳香物质,其主要成分是醇、酯、醛、酮、烃等,果蔬中还含有天然色素如叶绿素、类胡萝卜素、花青素、花黄素等,赋予食物香味和丰富多彩的色泽,具有增进食欲的作用。

(2)果酸

水果中含有各种有机酸,以柠檬酸、酒石酸、苹果酸为主,使水果具有独特的果酸味,还可增强消化液分泌,同时对维生素 C 具有保护作用。

此外,某些蔬菜和水果中还含有促进消化的酶和一些具有特殊功能的生物活性成分。如萝卜中含淀粉酶和芥子油,生食时可增进食欲、帮助消化;无花果含蛋白酶,可助消化;大蒜含有植物杀菌素和二烯丙基硫,可抗菌、消炎、降低血清胆固醇;南瓜和苦瓜能促进胰岛素的分泌,有降低血糖的作用;黄瓜含丙醇二酸有抑制糖类转化为脂肪的作用;番茄中的类黄酮可维持微血管的正常功能;菠菜中含大量抗氧化剂,具有抗衰老、降低老年人记忆力减退的作用。

6. 加工对蔬菜、水果营养价值的影响

蔬菜、水果在加工中,如果处理不当,其中的维生素及矿物质都会被损失和破坏,特别是维生素 C。加工对蔬菜中维生素和矿物质的影响与洗涤、切碎程度、用水量、pH、加热温度和时间有关。加工前用开水焯并挤掉汤汁的做法会造成矿物质和维生素的损失比较多;蔬菜先漂洗后切碎比先切碎后漂洗,维生素和矿物质保留多,烹调加热温度越高,加热时间越长,维生素损失越大,大火快炒是叶菜类较好的烹调方法;烹调中适量加醋或加芡汁可避免维生素 B_1、维

生素 C 的损失；烹调时尽量不用铜锅和铁锅，避免维生素 C 损失，特别是铜锅使维生素 C 损失最多，铁锅次之；大多数果蔬在冷藏、隔氧、降低 pH 条件下可降低维生素 C 的损失。如绿色蔬菜在 0 ℃下贮存则可保存一半维生素 C；浓缩橘汁在 −22 ℃下保存 1 年，维生素 C 仅损失 2.5%。

　　胡萝卜素是脂溶性维生素，加油炒有利于胡萝卜素的吸收；在高温下，脂溶性维生素在空气中会与氧接触而被氧化、破坏，如胡萝卜素在空气中干燥加工损失达 26%；新鲜蔬菜也不要放置时间过久及在强烈的日光下暴晒，会造成维生素的损失。

效果评价

　　通过本任务的学习，你是否掌握了各种植物性食物的营养素种类和特点，是否掌握了它们的营养价值？

任务实施四

食物营养价值的评价

【健康、安全与环保】

　　健康、安全与环保（Health，Safety，Environment）是当前石油与化工行业普遍认可的一种管理模式，具有系统化、科学化、规范化、制度化等特点。一种事前通过识别与评价，确定在活动中可能存在的危害及后果的严重性，从而采取有效的防范手段、控制措施和应急预案来防止事故的发生或把风险降到最低程度，以减少人员伤害、财产损失和环境污染的有效管理方法。为贯彻安全和环保的各项要求，保证检测人员的安全和健康，及时发现和消除安全隐患，防止安全事故的发生，保障各项实验实训环节顺利运行，本书添加本部分内容。

一、任务目标

　　掌握使用 INQ 指数评价食物营养价值的高低。培养组员团队协作精神和安全环保意识，养成良好的实验劳动习惯。

二、任务案例

　　案例：已知某种市售葡萄干面包，食用者为从事轻体力劳动的成年男子，分析评价该面包的营养价值。

三、工作过程

　　【步骤 1】：查找食物能量和营养素对应数值。

　　根据葡萄干面包外包装上的营养成分表，查找每 100 g 面包所含的能量、营养素数据，结果填入表 3-6。

表 3-6　　　　　　　　　　　　　　　能量和营养素对应数据

能量及营养素	RNI 或 AI	含量（每 100 g）面包	INQ
能量/kcal			
蛋白质/g			

（续表）

脂肪/g			
碳水化合物/g			
维生素 A/μgRAE			
维生素 B₁/mg			
维生素 B₂/mg			
钙/mg			
铁/mg			

【步骤 2】：根据消费者对象查找相应的能量、营养素参考摄入量。

在中国居民膳食营养素参考摄入量表中查找从事轻体力劳动成年男子对应的能量和营养素的 RNI 或 AI 数值。填入表 3-6。

【步骤 3】：计算该面包的营养质量指数。

按公式分别计算能量密度、营养素密度和葡萄干面包的营养质量指数，结果填入表 3-6。

$$能量密度＝100\ g\ 面包产生的能量/能量推荐摄入量$$

$$某营养素密度＝100\ g\ 面包中某种营养素的含量/该营养素推荐摄入量$$

$$INQ＝营养素密度/能量密度$$

【步骤 4】：根据计算出的 INQ 值对产品进行评价。

【任务训练】运用 INQ 指数评价食物的营养价值。

效果评价

你是否掌握了运用 INQ 指数分析某一种（类）食物的营养价值的方法？

考考你

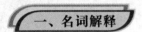

一、名词解释

1.营养质量指数　2.营养素密度　3.能量密度

二、填空题

1.茶叶，尤其绿茶含有较多的_____，对肿瘤有预防作用。

2.对某种食品的营养价值进行评价时，营养素的质和_____都非常重要。

3.干豆类几乎不含维生素_____，但经发芽做成豆芽后，其含量明显提高。

4.据研究，每人每日吃_____个鸡蛋，对血清胆固醇水平既无明显影响，还可发挥禽蛋其他营养成分作用。

5.在评价食物蛋白质营养质量时，常以鸡蛋蛋白质作为_____。

三、选择题

1.铁含量最丰富和良好的食物来源（　　）。

A.猪血　　　　　　B.鸡蛋　　　　　　C.菠菜　　　　　　D.芹菜

2.某食物中蛋白质 INQ＞1,则(　　　)。

A.表示该食物蛋白质的供给量高于能量的供给量

B.表示该食物蛋白质的供给量低于能量的供给量

C.表示该食物蛋白质的供给量高于机体的供给量

D.表示该食物蛋白质的供给量低于机体的供给量

3.营养密度较高的食品是(　　　)。

A.牛奶　　　　　　　B.白酒　　　　　　　C.硬糖　　　　　　　D.肥猪肉

4.含有优质蛋白质的食物是(　　　)。

A.禽肉类　　　　　　B.谷类　　　　　　　C.蔬菜类　　　　　　D.水果类

5.含有饱和脂肪酸最多的是(　　　)。

A.猪油　　　　　　　B.鱼油　　　　　　　C.玉米胚芽油　　　　D.豆油

6.下列是食品中含钙最丰富的是(　　　)。

A.牡蛎　　　　　　　B.海带　　　　　　　C.虾皮

D.大豆　　　　　　　E.牛奶

7.消化功能不良和有乳糖不耐症的人,较适宜选择食用的乳制品为(　　　)。

A.脱脂乳粉　　　　　B.全脂乳粉　　　　　C.酸乳

D.炼乳　　　　　　　E.乳酪

8.动物性作物中,胆固醇含量最高的是(　　　)。

A.肾　　　　　　　　B.心　　　　　　　　C.肝

D.肥肉　　　　　　　E.脑

9.下列食物含碘最丰富的是(　　　)。

A.海产鱼　　　　　　B.淡水鱼　　　　　　C.鸡肉

D.稻米　　　　　　　E.牡蛎

10.下列食物含锌最丰富的是(　　　)。

A.猪肝　　　　　　　B.鸡蛋　　　　　　　C.小虾皮

D.海鱼　　　　　　　E.牛乳

四、简答题

1.简述营养质量指数的概念及其评价标准。

2.简述饱和脂肪酸和不饱和脂肪酸的主要食物来源。

3.简述食物优质蛋白质的主要食物来源。

4.简述谷类、大豆的营养价值。

五、到幼儿园或老年公寓做一次膳食调查,分析其膳食安排的合理性。

拓展知识

世界卫生组织提出身心健康八大标准

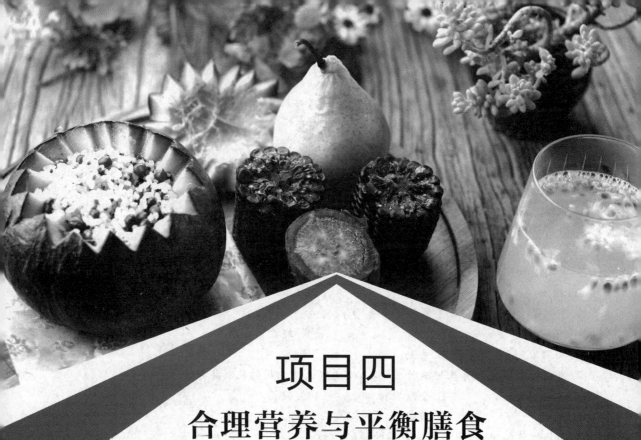

项目四
合理营养与平衡膳食

思政育人

"五谷为养,五果为助,五畜为益,五菜为充,气味合而服之,以补精益气。""谷肉果菜,食养尽之,无使过之,伤其正也。"——《皇帝内经·素问》

《皇帝内经·素问》是世界上最早关于合理膳食的著作,其论述和现代营养学理论相一致。将我国古代的养生学说与现代营养理论对接,让学生深刻体会历史悠久、博大精深的中国传统饮食文化,让学生为我国源远流长的优秀文化而自豪,从而培养学生的文化自信。同时,倡导学生弘扬和传承传统食品文化,在日常生活中形成健康、文明、科学的饮食习惯,提倡勤俭节约、杜绝浪费,以自己的行动推动健康中国的行动。

案例导入

同学们在一起聊天。同学甲:"我早餐吃得可好了,吃了一个鸡蛋,喝了一杯牛奶,还有一个馒头,多有营养呀!看,我的身体又高又结实!"同学乙:"是吗?我可喜欢菠萝包了,我早餐吃了两个菠萝包,喝了一杯咖啡,营养也不错。"同学丙:"我早餐吃了一个火腿鸡蛋三明治,喝了一杯鲜橙汁。"

案例分析

到底哪位同学的早餐在提供能量和营养素的数量、质量和比例方面最符合营养需求呢?

营养学不能停留在说明人群的营养现状上，必须分析社会人群营养制约因素和营养问题的形成条件，包括环境条件和社会经济条件，并制定改善营养的政策，落实营养措施，改善人群的营养状况。

运用营养科学的理论、技术，通过营养调查发现人群的膳食及营养问题，并阐明这些问题的程度、影响因素和后果，通过制定合理的食物与营养政策等措施，正确地引导食物的生产和消费，科学地调整膳食结构，以解决人群的营养问题，增进健康，最终促进经济和社会进步。

任务一　合理营养与平衡膳食的关系

通过本任务的学习，做到：

1. 掌握合理营养、平衡膳食的概念及其与人体健康的关系。
2. 了解合理烹饪的基本要求和膳食制度的制定原则。

知 识 准 备

营养是维持人体正常生理功能和健康的物质基础，其核心是"合理营养"，即使机体科学、合理地摄取、消化、吸收和利用食物中的营养素，以维持生命活动的整个过程。平衡膳食是达到合理营养的手段，合理营养需要通过平衡膳食的各个具体措施来实现。合理营养和平衡膳食对人类维持生命和健康是十分重要的，营养过剩或营养不良都是营养失调，都会对机体造成不利影响，甚至导致某些疾病的发生。

一、合理营养与平衡膳食的关系

1. 合理营养与人体健康

微课

合理营养与
平衡膳食

（1）合理营养的概念

合理营养就是使人体的营养生理需要与膳食营养素供给之间保持平衡。合理营养必须按照个体特征按时把含有对生命最适量营养素的食物提供给机体。

合理营养是一个综合性的概念。它既要求通过膳食调配提供满足人体生理需要的能量和各种营养素，又要考虑合理的膳食制度和烹调方法，以利于各种营养素的消化、吸收和利用。此外，还要避免膳食构成的比例失调，避免某些营养素摄入过多，并尽量避免在烹调过程中营养素的损失和有害物质的形成。合理营养是十分重要的。如果人体对营养的生理需求与膳食之间的平衡关系出现失调，就会对人体健康产生各种不利的影响。

(2)合理营养的基本要求

①多样化的食物来源 食物来源多样化是实现合理营养的前提。任何一种食物,都不可能满足人体对营养素的全部需求,应该适当多品种地选用食物,只有食用不同种类的食物,才能够获得人体所需要的全部营养。根据食物营养素的特点,每日膳食中的食物品种应达到五大类,包括:谷类和薯类;蔬菜和水果类;鱼、虾、肉、禽、乳、蛋类;豆类及豆制品;油脂类。这五类食物不能相互替代,吃的品种越多,摄入的营养素就越全面。

②膳食中提供的能量和各种营养素平衡 膳食应提供足够的能量和所需的各种营养素,以满足人体的正常需求。合理营养要求膳食中的营养素种类齐全,数量充足,比例适当,并与人体的生理需要保持平衡。

③重视三餐搭配 食物搭配要科学合理,要根据不同食物的特点进行合理搭配,主食要注意谷类与薯类、细粮与粗粮的搭配,副食要注意荤素合理搭配。我国居民多数习惯一日三餐,三餐进食量及间隔时间要合理分配,每日进餐要定时,如果工作太晚,还应该加餐一次。每餐进食量要适宜,做到饥饱适度,不暴饮暴食。

④科学烹饪 烹饪加工方法是否科学、合理,将直接影响食品中营养成分的保存。烹饪加工一方面可以使食物中的营养素易被消化吸收,提高其在人体内的利用率,还可以杀菌,赋予食物色、香、味,使食物在营养、安全、美味等方面得到全方位的提升;但另一方面,也会使某些营养素遭到破坏,造成营养素的损失。

⑤注意饮食卫生 蔬菜、水果吃前要清洗干净;食品要尽快加工,加工后要尽快食用;购买的食品应在保质期范围以内;少吃生的海鲜和炸、烤、熏、腌制食物。

餐具要定期蒸煮消毒;食品在加工过程中,生的食品用具和熟的食品用具应当分开。注意清洗与消毒,防止交叉污染。尽量实行分餐制,减少外出聚餐。

2.平衡膳食与人体健康

(1)平衡膳食的概念

平衡膳食,又称合理膳食、均衡膳食或健康膳食,是指能够提供满足人体能量和各种营养素需要的膳食。平衡膳食是合理营养的基本原则。膳食的供给,既应满足机体的生理需要,又应避免膳食构成的比例失调和某些营养素过量而引起机体不必要的负担与代谢上近期或远期的紊乱。提供人体所需的多种营养物质的膳食必须由多种食物来源来实现。平衡、多样、适量是平衡膳食的基本特征。

(2)平衡膳食的基本要求

①能量平衡 提供人体能量的三大产能营养素分别是碳水化合物、脂肪和蛋白质。不同性别、年龄、职业、劳动强度的人对能量的需求各不相同。能量平衡包括总能量平衡和产能营养素摄入量比例的平衡。当总能量平衡和三大产能营养素摄取比例合理时,它们就能发挥各自的作用,否则就会出现对健康不利的后果。对人群膳食结构与人体健康关系的长期研究表明,三大产能营养素在人体中提供能量的比例应该是:碳水化合物占总供能的 $55\%\sim65\%$,蛋白质占总供能的 $10\%\sim15\%$,脂肪占总供能的 $20\%\sim25\%$。

能量摄入过高或不足都会引起身体的不适,若能量摄入过高,将引起肥胖,还可能产生"现代文明病",若能量摄入不足,将造成营养不良等。三大产能营养素之间是相互影响的,如果总能量平衡,但三者之间比例不平衡,也会影响健康,如当碳水化合物和脂肪摄入不足时,就会削弱这两者对蛋白质的保护作用。

②氨基酸平衡　食物中所含的八种必需氨基酸的比例越接近人体所需要的氨基酸比例，其营养价值越高。为了使膳食中必需氨基酸的含量与比例符合人体需要，在膳食构成中要提倡食物的合理搭配，通过蛋白质的互补作用，使它们之间相对不足的氨基酸互相补偿，提高蛋白质的利用率和营养价值。为了使膳食中各种必需氨基酸的含量与比例符合人体需要，在膳食构成中要注意动物性蛋白、植物性蛋白之间的比例和搭配，保证优质蛋白质占总供给量的 $1/2\sim2/3$。

③产能营养素与维生素需要量平衡　维生素在人体内的代谢与人体中能量的供给存在着密切关系。如维生素 B_1 在体内以辅酶的形式参与糖代谢的氧化脱羧反应，因此当膳食中能量摄取量比较高时，维生素 B_1 的摄取量也应该充足，维生素 B_2 和烟酸等维生素的需要量也随着能量需要量的不同而变化。因此，膳食调配中要重视所供能量和这些维生素之间的平衡。

④不饱和脂肪酸与饱和脂肪酸平衡　人体所需必需脂肪酸均为不饱和脂肪酸，由摄取的油脂提供，因此在膳食中不仅要维持油脂占全日总能量的比例，而且要注意其中必需脂肪酸所占的比例。一般认为，在合理膳食中，饱和脂肪酸、单不饱和脂肪酸和多不饱和脂肪酸的比例以 $1:1:1$ 为宜。必需脂肪酸应占总供能的 2%。而婴儿对必需脂肪酸的需要量比较大，应占总供能的 3%。

⑤酸碱平衡　常见的成酸性食物有肉类、鱼类、谷类等，常见的成碱性食物有蔬菜、水果等。成碱性食物可以中和成酸性食物，维持人体的酸碱平衡。健康人体的体液 pH 在 7.3~7.4，呈弱碱性。如果食物搭配不当，成酸性食物摄入过多，会引起生理上酸碱失调，使人体感到身体疲乏、记忆力减退、腰酸腿痛等。因此在平衡膳食中，要注意酸碱之间的平衡关系，多吃蔬菜和水果。

⑥钙、磷平衡　食物中钙、磷比例不平衡，钙或磷的含量过多或过少，都可能互相影响吸收率，最终影响骨骼的生长发育，所以食物中的钙、磷比例适当，才能有利于两者的吸收与利用。食物中钙和磷之间推荐比例为：初生儿接近 $5:1$，成年人则以 $(1\sim2):1$ 为宜。

总之，平衡膳食是通过膳食人群的食物组成及个人每日、每月、每年实际摄入的食物来实现的。保证平衡膳食营养、卫生、适合口味、易于消化吸收，是维持机体良好的营养健康状态、改善亚健康状态的首要条件。

二、合理烹饪的基本要求

1.合理烹饪的概念

合理烹饪是指根据不同烹饪原料的营养特点和各种营养素的理化性质，合理地采用各种烹饪加工方法，使菜肴和主食既在色、香、味、形等方面达到烹饪工艺的特殊要求，又在烹饪过程中尽可能多地保存营养素，消除有害物质，使营养素易于被消化吸收，更有效地发挥菜肴的营养价值。

任何烹饪原料经过加工与烹饪，其营养成分的含量、性质都会有一定程度的改变。由于各种原料的属性不同，营养素的性质不同，以及洗涤、切配、烹饪等方法不同，导致原料改变的情况也不尽相同。因此，为了充分满足人体对营养素的需要，就要对烹饪原料进行合理的搭配，采用适宜的加工措施和烹饪方法,以减少营养素的破坏和损失。

2.合理烹饪的基本要求

合理烹饪是指烹饪的各个环节和操作过程都采用合适的方法、配方和技术,综合考虑食品营养、卫生和膳食美感三方面的关系,以烹调出理想的膳食。合理烹饪应该包括从合理选料开始到合理成菜加工的各个环节。

(1)合理选料

合理选料是合理烹饪的基础,其基本原则是严格按菜单选择原料,保证原料能满足烹饪的要求,在合理节约采购成本与保证原料质量之间找到平衡点。

选料不能以次充好,决不能掺假造劣。应严格控制采购数量,对易腐败食品,尤其是蔬菜、鲜肉,应采用临用现购的方法,宁可少买勤购,切不可多购积压,造成原料不新鲜,甚至变质。

(2)合理初加工

初加工中要注意认真整理、清洗原料和进行刀工处理。整理时,去除不可食部分,如削去硬皮、剔除黄叶、清除污物,能够吃的尽量保留,以免浪费,但变质腐烂的部分要坚决除去。各种食物原料都要用净水进行认真清洗,减少微生物、寄生虫卵和泥沙杂物,要保证食物的卫生。刀工处理过程要简单,操作时间应该短,先洗后切,要采取一定措施防止二次污染和营养素的损失。水果、蔬菜加工成冷菜拼盘时,其营养成分会有不同程度的损失,应注意不能放置时间过久。

(3)合理成菜加工

应选择合适原料和满足成菜要求的烹饪方法,如果不是成菜要求时间长,都应"急火快烹",迅速成菜,成菜后尽快食用。蔬菜类能生吃的适当生食可以吸收更多的营养素。

适当地上浆、挂糊、勾芡,可保护原料中的水分、水溶性维生素及脂肪不外溢,使原料内部受热均匀,不直接和高温油接触,油也不易侵入原料内部,原料中的蛋白质不会过度变性,维生素又可少受高温分解破坏,还可减少营养素与空气接触而被氧化的机会,起到保护作用。

主食类的加工中,应该提倡用焖或煮的方法做米饭;若吃捞饭或面条,汤不应倒掉;熬粥时要盖上锅盖,开锅后改用小火,以免水溶性维生素和其他营养素随水蒸气挥发。

三、膳食制度的制定原则

1.膳食制度的概念

膳食制度是指把每天的食物定质、定量、定时地分配食用的制度。在一天内的不同时间,人的生理状况不同,人体所需要的能量和营养素的数量不完全相同,因此,针对不同人群的不同生活、工作及学习情况,制定出适合各自生理需要的膳食制度具有重要意义。

合理的膳食制度是指合理地安排一日三餐,包括两餐之间的间隔、每餐的数量和质量等,使饮食中营养素的摄取与人体的生理需求和生理过程等协调一致。膳食制度安排适当不仅有利于人们的身体健康,还可以协助提高劳动和工作效率,并使所摄取的营养素最大限度地为机体所利用。

2.合理膳食制度的制定原则

应尽量使进餐与日常生活制度,如生活习惯、作息制度和工作性质以及生理状况等相适应,并使进餐和消化过程协调一致。饭前不发生明显的饥饿感,有正常的食欲;饭后又有适当的饱腹感而不是饱胀感。

因一般混合膳食在胃中排空时间为4～5 h,因此一般人们的饮食习惯通常是一日三餐,两餐间隔4-5 h。若间隔太长会有明显的饥饿感,从而降低机体的耐受力和工作效率。反之,间隔太短,消化器官得不到适当休息,久而久之也会影响食欲和消化功能。但就个体而言,用餐时间和生活制度相配合,应视具体情况做适当调整和安排,例如晚上熬夜者夜间可适当加餐。大多数人一天的主要活动在上午,因而要特别注意吃早餐,研究表明,不吃早餐会降低工作和学习效率,长期下去还会损害身体健康。

3.各餐数量的分配

各餐数量的分配要与工作性质、劳动强度、生活习惯和生理需要相一致。通常来说早餐提供的能量应占全天总能量的25%～30%,午餐提供的能量应占全天总能量的30%～40%,晚餐提供的能量应占全天总能量的30%～40%。也可根据职业、劳动强度和生活习惯进行适当调整。现实生活中有些人由于早上食欲差,就餐时间紧,早餐往往易被忽视。反之,晚餐有良好的食欲和充足的时间,往往摄取过多,特别是对经常在餐馆就餐的人而言,这种情况应引起高度重视。因为一方面夜间睡眠时能量消耗不大;另一方面,多吃富含蛋白质和脂肪的食物又会影响睡眠。

效果评价

通过本任务的学习,你是否掌握了合理营养和平衡膳食的概念及其与健康的关系?

任务二　膳食营养素参考摄入量的制定

微课

膳食营养素参考
摄入量的制定

通过本任务的学习,做到:

1.掌握营养(生理)需要量、膳食营养素供给量、膳食营养素参考摄入量,包括平均需要量(EAR)、推荐摄入量(RNI)、适宜摄入量(AI)和可耐受最高摄入量(UL)的概念及其主要用途。

2.了解膳食营养素参考摄入量的制定方法。

知识准备

  20世纪中期起,许多国家就制定了营养素的参考摄入量,以帮助人们合理地摄入各种营养素,预防因某种营养素长期摄入量不足或过多可能引发的危险。我国于1955年首次制定"每日膳食中营养素供给量(RDA)",并在1962年、1967年、1981年和1988年先后进行了修订,RDA作为一种设计和评价膳食的质量标准,对于指导食品加工和保障居民的健康发挥了重要作用。20世纪90年代初期,随着科学研究和经济的发展,特别是强化食品及营养补充剂的发展,人们对营养素的功能有了新的认识,欧美各国先后在RDA基础上发展起来一组每日平均膳食营养素参考摄入量的系列标准,简称DRIs。20世纪90年代末期,中国成立专家委员会,根据营养调查和中国人膳食特点,参考国外制定的文件,在原有基础上制定了《中国居民膳食营养素参考摄入量-Chinese DRIs》。2000年10月,中国营养学会出版了《中国居民膳食营养素参考摄入量》,不再使用RAD。2013年,对2010版的《中国居民膳食营养素参考摄入量》进行了修订。

一、营养(生理)需要量与膳食营养素供给量

1.营养(生理)需要量

  营养(生理)需要量是指人体为维持正常生理功能对营养素的需要量。即人体为维持身体的正常生理功能每日必须摄入营养素的最低量,如果低于这个数量,就会对身体产生不利影响。营养(生理)需要量受多种因素影响,例如年龄、性别、体重、身高、个体的生理特点、劳动状况等,具有个体差异。

  营养(生理)需要量是一个群体平均值,不包括一切可能增加需要量而设定的保险系数。

2.膳食营养素供给量

  膳食营养素供给量(RDA)是在营养(生理)需要量的基础上,考虑群体中的个体差异、饮食习惯、应激状态、食品生产供应等多方面因素,营养学术权威机构向公众推荐的每日膳食中必须含有的能量和营养素的量。膳食营养素供给量略高于营养(生理)需要量,以保证群体中的绝大多数人都能获得所需要的营养素。由于各个国家的膳食构成不同,所制定的供给量有很大的差异。

  膳食营养素供给量是营养学上的一个参考标准,主要用途包括向人们提供膳食调整的建议,评价人群膳食质量,作为营养工作人员的工作指南以及制订人群食物生产的供应计划等。评价个体和群体膳食质量时,如果个人长期摄入某营养素不足,就会发生营养素缺乏。如果某群体摄取的营养素平均值低于供给量,表示群体中的一些个体可能有营养素摄入不足的情况,相差越多则摄入不足的人数比例越大。

二、膳食营养素参考摄入量

  膳食营养素参考摄入量(DRIs)是指评价膳食营养素供给量能否满足人体需要、是否存在过量摄入风险以及有利于预防某些慢性非传染性疾的一组参考值,包括:平均需要量(EAR)、

推荐摄入量(RNI)、适宜摄入量(AI)、可耐受最高摄入量(UL)以及建议摄入量(PI-NCD)、宏观营养素可接受范围(AMDR)。

1. 平均需要量(EAR)

EAR 是指群体中各个体营养素需要量的平均值。即指可以满足某一特定性别、年龄及生理状况群体中 50% 个体需要量的摄入水平。这一摄入水平不能满足群体中另外 50% 个体对该营养素的需要。EAR 的主要用途包括:EAR 是制定 RNI 的基础;对于群体,可以评估群体中摄入不足的发生率;对于个体,可以检查其摄入不足的可能性。

2. 推荐摄入量(RNI)

RNI 相当于传统使用的 RDA,是可以满足某一特定性别、年龄及生理状况群体中绝大多数(97%~98%)个体需要量的摄入水平。长期摄入 RNI 水平,可以满足身体对该营养素的需要,保持健康和维持组织中适当的贮备。RNI 的主要用途是作为个体每日摄入该营养素的目标值。

RNI 是以 EAR 为基础制定的。如果已知 EAR 的标准差,则 RNI=EAR+2SD,其中 SD 为标准差。

3. 适宜摄入量(AI)

在个体需要量的研究资料不足而不能计算 EAR,因而不能求得 RNI 时,可设定适宜摄入量(AI)来代替 RNI。AI 是通过观察或实验获得的健康人群的某种营养素的摄入量。AI 的主要用途是作为个体营养素摄入量的目标,同时用作限制过多摄入的标准。

AI 与 RNI 的相似之处是二者都用作个体摄入的目标,能满足目标人群中几乎所有个体的需要,区别在于 AI 的准确性远不如 RNI,其值显著高于 RNI。

4. 可耐受最高摄入量(UL)

UL 是平均每日摄入营养素的最高量,这个量对一般人群中的几乎所有个体都不至于有损害。摄入量在 RNI 和 UL 之间是一个安全摄入范围,个体一般不会发生缺乏也不会中毒。当摄入量超过 UL 水平,并再继续增加时,则损害健康的危险性也随之增加。UL 的主要用途是检查个体摄入量过高的可能,避免发生中毒。在大多数情况下,UL 包括膳食、强化食物和食品营养强化剂等各种营养素之和。

鉴于我国近年来营养强化食品和膳食补充剂的日渐发展,有必要制定营养素的可耐受最高摄入量来指导安全消费。对许多营养素来说,目前还没有足够的资料来制定它们的可耐受最高摄入量,但没有可耐受最高摄入量值并不意味着过多摄入这些营养素没有潜在的危险。

应当特别强调的是:DRIs 是应用于健康人的膳食营养标准,它不是一种应用于患有急性或慢性疾病的人的营养治疗标准,也不是为患有营养缺乏病的人设计的营养补充标准。

三、膳食营养素参考摄入量的制定方法

膳食营养素参考摄入量的制定是通过对人体进行全面的生理、生化测定而得出的,确定

DRIs 需要做大量的工作,收集数据的方式有些是直接测定,有些是通过间接推测估计的,一般有如下方法:

(1)收集健康人群的食物消费种类、数据及营养素摄入量的数据资料。

(2)利用生物化学方法来研究特定营养素在组织中的浓度及饱和度,分析功能适应状况,以及通过合理膳食等方法增加营养素改进后的效果。

(3)对特定人群进行流行病学观察,研究营养状况以及改进后的效果。

(4)进行人体代谢实验来测定营养素摄入量与生物标志间的关系,包括营养素平衡实验、耗竭和饱和实验。

(5)进行动物实验研究,将动物实验的数据资料外推到人体的需要量上。

(6)利用毒理学实验获得最大无作用剂量及人体食用膳食以外的强化食品与膳食补充剂的观察结果,制定 UL。

(7)根据影响各种营养素吸收利用和活性形式转变的因素,结合各国自身的特点,考虑提出 DRIs 的有效性。

制定 DRIs 的主要目的是满足不断发展的应用需要。以往只有 RDA,各种用途都参考同一套标准,随着生活水平的提高,RDA 针对性不强的不足之处日益显现出来,而且 RDA 评估过量摄入的危险性很不理想。DRIs 是在 RDA 的基础上发展起来的,可以针对个体或群体不同的应用目的提供更适宜的参考数据。DRIs 分别对各种营养素的理化性质、生理功能、营养评价及主要食物来源等方面进行了系统的论述,尤其对各营养素的参考值都提供了丰富的科学研究依据,具有很高的学术价值。

效果评价

通过本任务的学习,你是否掌握了营养(生理)需要量、膳食营养素供给量、平均需要量(EAR)、推荐摄入量(RNI)、适宜摄入量(AI)和可耐受最高摄入量(UL)的概念及其主要用途?

任务三 膳食结构与膳食类型

通过本任务的学习,做到:

1.掌握膳食结构的类型及其特点,了解膳食类型。

2.掌握中国居民传统的膳食结构特点,了解我国膳食结构现状与问题。

膳食结构与
膳食类型

知识准备

膳食结构,又称为膳食模式,是指膳食中各类食物的数量及其在膳食中所占的比重。它反映了饮食习惯、生活水平以及国家经济和农业发展水平,并受社会经济发展的影响和制约。良好的膳食结构使人体能全面摄入所需要的营养素,改善机体的营养状况。膳食结构受食物的生产供应、生活水平和饮食习惯等诸多因素影响,不是一成不变的,通过合理调整,可以促使其向更有利于健康的方向发展。

一、膳食结构

根据动物性、植物性食物在膳食中所占的比重,以及能量、营养素摄入量作为划分膳食结构的标准,可将当今世界各国的膳食结构分为四大类型。

1.经济发达国家模式

经济发达国家模式是以动物性食物为主的膳食结构,以多数欧美经济发达国家典型膳食为代表,属于营养过剩的膳食。肉、禽、乳及其制品、油脂等食物的消费量在全日膳食中占主要比重,表现为高热量、高脂肪、高蛋白、低膳食纤维的特点,人均日摄入蛋白质 100 g 以上,脂肪 130～150 g,能量高达 3 300～3 500 kcal,食物摄入特点是:谷类食物消费量小,人均每年 60～75 kg,动物性食物及食糖的消费量大,人均每年消费肉类 100 kg 左右,乳和乳制品 100～150 kg,蛋类 15 kg,糖 40～60 kg。这种"三高一低"膳食结构导致日常营养过剩,肥胖、心血管疾病、糖尿病等"富贵病"显著增加。

2.发展中国家模式

发展中国家模式是以植物性食物为主的膳食结构,以大多数发展中国家的膳食为代表。其膳食结构特点是:谷类食物消费量大,人均每年为 200 kg,动物性食物摄入量较少,人均每年仅 10～20 kg,动物性蛋白质一般占蛋白质总量的 10%～20%,低者不足 10%;植物性食物提供的能量占总能量近 90%。该类型膳食能量基本可满足人体需要,但蛋白质、脂肪摄入量均较低,蛋白质质量也较差,动物性来源的营养素(如维生素 A、钙、铁等)不足,膳食质量较差,以至营养不足,易发生多种营养缺乏病。但膳食纤维充足,动物性脂肪较低,有利于预防冠心病和高脂血症的发生。

3.日本模式

日本模式也称营养模式,是动物性、植物性食物平衡的膳食结构,以日本传统膳食为代表。其特点是既有以粮食为主的东方膳食传统特点,又吸取了欧美发达国家的膳食长处,加之经济发达,人均每年摄取粮食 110 kg,动物性食物 135 kg 左右。宏量营养素比例适当,膳食纤维和动物性食物的营养素如铁、钙等均比较充足。动物性脂肪含量不高,有效避免了营养缺乏病和营养过剩性疾病,有利于健康,成为调整膳食结构的参考,能量能够满足人体需要,又不至于过剩。

4.地中海模式

　　地中海模式膳食结构是居住在地中海地区的居民所特有的,以希腊、意大利等地中海沿岸国家为代表。其膳食结构的主要特点为:①膳食中富含种类丰富的植物性食物,包括水果、蔬菜、谷物、豆类和果仁等;②食物的加工度低,并选用当地、应季的新鲜蔬果作为食材,避免微量元素和抗氧化成分的损失;③橄榄油是主要的食用油,脂肪提供能量占膳食总能量的25%~35%,饱和脂肪酸所占比例较低,为7%~8%;④每天食用少量奶酪和适量酸奶;⑤每周食用适量的鱼、禽、蛋;⑥以新鲜水果作为餐后食品,甜品、甜食、糕点类食品每周只食用几次;⑦每月仅食用几次红肉,而且尽量选用瘦肉;⑧大部分成人有饮用葡萄酒的习惯。

　　地中海模式膳食结构简单、清淡以及富含营养,有利于心脑血管疾病的预防。营养学家发现,生活在地中海沿岸的意大利、西班牙、希腊等国居民心脏病发病率很低,普遍寿命长,已引起西方许多国家的注意,成为改进膳食结构的参照模式。

二、膳食类型

　　膳食是人们有规律进食的食物或食品。膳食类型指人们长期进食的食物质量、组成及烹调方式的类型。在实际生活中,由于地区、民族或个人信仰与生活习惯等的不同,可以有不同的膳食类型。

1.素膳

　　素膳主要或完全由植物性食物构成,因此,也称为植物性膳食,分为纯素膳和广义素膳两种膳食类型。纯素膳是完全不含动物性食物的膳食,主要由谷类、豆类、水果和蔬菜等植物性食物组成。广义素膳是完全无肉的膳食,即仅排除由屠宰动物制成食物的膳食,有乳素膳和蛋乳素膳的区别。乳素膳除植物性食物外还含有乳和乳制品,蛋乳素膳则还包括蛋和蛋制品。广义素膳可以保证机体达到氮平衡,营养价值高于纯素膳。

2.混合膳食

　　混合膳食是指包括植物性食物和动物性食物的膳食。混合膳食具有更好的营养价值。例如在日常膳食中,蛋白质含量比较多的食物多数为动物性食物,在混合膳食中,由于蛋白质的互补作用,可以提高谷类的营养价值。

3.平衡膳食

　　平衡膳食是指膳食中所含各种营养素种类齐全、数量充足、营养素之间比例适宜,并且与机体对营养素的生理需要量保持相对平衡,既能满足机体对能量及各种营养素的生理需要,又能避免因某种营养素缺乏或过剩所引起的营养失调。此膳食供给的营养素与身体所需的营养保持平衡,从而对促进身体健康有最好的作用。

4.合成平衡膳食

　　合成平衡膳食是指由纯净的 L-氨基酸、单糖、必需脂肪酸、维生素和矿物质等组成的人工合成的膳食,其配比符合平衡膳食的要求,不含高分子类难消化的物质,因此,可被机体全部吸收利用,比如宇宙飞行员食用的宇宙食品。要素膳适用于外科手术的病人食用,尤其是肠切除和肠瘘管病人,因为它在小肠上段已基本吸收完毕,故医生可在肠道排空的情况下实施手术,手术后病人也可避免因消化道产气和排便等引起的不适。

三、中国的膳食结构

中国居民传统的膳食结构是以粮谷、豆类、蔬菜和水果等植物性食物为主,肉类等动物性食物为辅。具有高碳水化合物、高膳食纤维、低动物性脂肪的特点。

随着社会经济的发展,高血压、糖尿病、肥胖等慢性病已成为影响我国居民健康的主要疾病,这些健康问题的出现与膳食有很大的关系。当前,我国居民膳食方面存在的主要问题是不能科学合理地把握摄入食物的结构和数量。

在膳食结构方面存在的主要问题是富裕地区居民的膳食结构出现不良偏移。动物性食物和油脂消费过多,谷类和蔬菜类食物消费偏低,钙、铁、维生素 A 等微量元素摄入不足的情况依然普遍存在。

在摄入食物的数量方面存在的主要问题是食盐的摄入量偏多。摄入的热量大大超过身体每日代谢所需的热量,超重与肥胖的人数迅速增加,因此也直接增加了患高血压、糖尿病、肥胖等慢性病的风险。

效果评价

通过本任务的学习,你是否掌握了膳食结构的类型及我国膳食结构的现状与问题?

任务四　膳食指南与平衡膳食宝塔的应用

微课

膳食指南与平衡
膳食宝塔应用

通过本任务的学习,做到:
1. 了解膳食指南的由来,掌握膳食指南的主要内容。
2. 掌握中国居民平衡膳食宝塔及其应用。

知识准备

膳食指南是政府部门或学术团体为了引导国民合理饮食维持健康而提出的饮食建议。它是根据营养学原理,紧密结合各国居民膳食消费和营养状况的实际情况制定的,以指导人们合理选择与搭配食物。它倡导平衡膳食、合理营养,以减少与膳食有关的疾病。

膳食指南由一般人群膳食指南、特定人群膳食指南和中国居民平衡膳食实践三个部分组成。针对 2 岁以上的所有健康人群,膳食指南提出六条核心推荐。针对孕妇、乳母、婴幼儿、学龄前儿童、青少年、老年人和素食人群等特定人群的生理特点及营养需要,在一般人群膳食指南的基础上对膳食选择提出特殊指导。同时还提出中国居民平衡膳食宝塔、中国居民平衡膳食餐盘和儿童平衡膳食算盘等三个可视化图形，它们是膳食的形象化和量化的表达，是人群在日常生活中实践膳食指南很好的工具。

中国营养学会于1989年制定了第一个《中国居民膳食指南》，共有八条：食物要多样，饥饱要适当，油脂要适量，粗细要搭配，食盐要限量，甜食要少吃，饮酒要节制，三餐要合理。1997年又修订并公布了《中国居民膳食指南》（1997版），同时对指南进行了量化，并设计了平衡膳食宝塔图。新修订的中国膳食指南强调"常吃奶类、豆类或其制品"以弥补膳食钙严重不足的缺陷；提倡"吃清洁卫生、不变质的食物"以引导居民注重食品卫生，避免食源性疾病的危害；根据孕妇、乳母、婴幼儿等不同人群的特点制定不同人群的膳食指南要点。

2007年中国营养学会第三次修订并公布了《中国居民膳食指南》（2007版），也公布了新的平衡膳食宝塔，膳食指南科学诠释了当前居民对膳食认识的误区和难题，新增了减少烹调油用量、天天运动、每天足量饮水和零食要适当等内容。

随着经济的快速发展，中国居民膳食消费和营养状况也在发生变化。2016年，根据中国居民食物消费、膳食营养的变化和存在的主要营养和健康问题，中国营养学会组织专家委员会第四次对指南进行修订，并发布新版指南。

一、膳食指南

【例4-1】中国居民膳食指南是中国营养学会根据营养学原理，结合我国居民膳食消费和营养状况的实际情况制定的。其目的是帮助我国居民合理选择食物，并进行适当的身体活动，以改善人们的营养和健康状况，减少或预防慢性疾病的发生，提高国民的健康素质。同时提出了食物定量的方案，并以宝塔的形式表示，即中国居民平衡膳食宝塔，直观地告诉居民每日应摄入的食物种类、合理数量及适宜的身体活动量。

问题：①一般人群膳食指南的内容有哪些？

②膳食宝塔有哪几层？包括哪些内容？建议的食物种类和数量分别是多少？

③如何应用平衡膳食宝塔指导膳食？

《中国居民膳食指南》（2016版）一共有六条核心推荐，主要内容是：

1.食物多样，谷类为主

对比2007版的指南，在2016版的指南中，更加强调"平衡膳食"。平衡膳食是合理营养的基础，食物多样是平衡膳食模式的基本原则。各种食物所含的营养成分不完全相同，多种食物搭配，使之互补，才能达到合理营养的目的。每天的膳食应包括谷薯类、蔬菜水果类、畜禽鱼蛋奶类、大豆坚果类等多种食物。建议平均每天至少摄入12种以上食物，每周25种以上。

谷类为主是平衡膳食模式的重要特征，每天摄入谷薯类食物250~400 g，其中全谷物和杂豆类50~150 g，薯类50~100 g。主食的粗细搭配，经常吃一些全谷类、杂豆类和薯类食物，可以对大米、小麦的营养缺陷起到营养素互补的作用。膳食中碳水化合物是能量的主要来源，碳水化合物提供的能量应占总能量的50%以上。

2.吃动平衡，健康体重

"吃动平衡，健康体重"是针对预防慢性病的。对照过去的指南，都曾对控制体重，增加活动量进行提醒。但近年来中国肥胖问题不降反升，与之相关的慢性病发生率也逐年上升。

2016 版膳食指南更加强调健康体重,将它放在建议第二条。

体重是评价人体营养和健康状况的重要指标,吃和动是保持健康体重的关键,进食量和运动量不足或过大都不利于健康。在膳食中应保持进食量和运动量相平衡,以保持适宜的体重。体重过低和过高均易增加疾病的发生风险。

2016 版膳食指南明确提出各年龄段人群都应坚持天天运动、保持健康体重。食不过量,控制总能量摄入,保持能量平衡。推荐坚持日常身体活动,每周至少进行 5 天中等强度身体活动,累计 150 分钟以上;主动身体活动最好每天 6 000 步;尽量减少久坐时间,每小时起来动一动。

3. 多吃蔬果、奶类、大豆

过去几版就强调应该多吃蔬菜、水果以及奶类、豆类,注意补钙,在新版中这仍然是必须继续强调的问题。蔬菜、水果、奶类和大豆及豆制品是平衡膳食的重要组成部分,坚果是膳食的有益补充。蔬菜和水果是维生素、矿物质、膳食纤维和植物性物质的重要来源。我国居民普遍缺钙,奶类含钙量较高,且利用率也很高,是膳食钙的极好来源。豆类食品含优质蛋白质、B 族维生素和钙,它富含赖氨酸,和谷类搭配可以起到蛋白质互补作用,提高膳食蛋白质的营养价值,并且还含有磷脂、异黄酮、植物固醇等多种植物化学物质。蔬菜、水果、奶类和大豆及豆制品对降低慢性病的发病风险具有重要作用。

2016 版膳食指南提倡餐餐有蔬菜,推荐每天摄入 300～500 g 蔬菜,深色蔬菜应占 1/2。天天吃水果,推荐每天摄入 200～350 g 新鲜水果,果汁不能代替鲜果。吃各种各样的奶制品,摄入量相当于每天液态奶 300 g。经常吃豆制品,适量吃坚果,大豆和坚果类摄入量每天 25～35 g。

4. 适量吃鱼、禽、蛋、瘦肉

鱼、禽、蛋和瘦肉等动物性食物是优质蛋白质、维生素 A、B 族维生素和矿物质的良好来源。鱼类和禽类脂肪含量相对较低,且含有较多的不饱和脂肪酸,对于降低血脂,预防心脑血管疾病十分有利,动物性食物应优先选择鱼和禽。瘦肉脂肪含量较低,铁含量较高且利用率好。但是有些动物性食物也含有较高的脂肪,如果摄入过多,会造成含较多饱和脂肪酸的动物性脂肪的摄入量增加。同时,过多食用烟熏和腌制肉类可能增加肿瘤的发生风险,因此,应当少吃肥肉、烟熏和腌制肉制品。

2016 版膳食指南提倡鱼、禽、蛋和瘦肉摄入要适量。推荐每周吃鱼 280～525 g,畜禽肉280～525 g,蛋类 280～350 g,平均每天摄入鱼、禽、蛋和瘦肉总量 120～200 g。优先选择鱼和禽。吃鸡蛋不弃蛋黄。少吃肥肉、烟熏和腌制肉制品。

5. 少盐少油,控糖限酒

"减少烹调油用量,吃清淡少盐膳食"是针对慢性病的预防措施。烹调油、食盐和脂肪摄入过多是我国多数居民目前共同存在的营养问题,导致高血压、肥胖和心脑血管疾病等慢性病发病率居高不下,因此,应该培养清淡饮食习惯,少吃高盐和油炸食品。

添加糖是指在食物的烹调、加工过程中添加进去的单糖、双糖或糖醇等,主要来源是含糖饮料、糕点及一些加糖的菜肴。2015 年,世界卫生组织(WHO)公布的糖摄入指南中推荐将儿童和成年人的糖摄入量都控制在总能量摄入的 10% 以下。2016 版膳食指南参考了 WHO 的建议,首次建议控制糖分摄入,以预防龋齿、肥胖及 II 型糖尿病的发病风险。

水是膳食的重要组成部分,在生命活动中发挥重要作用,应每天足量饮水,合理选择饮料。

膳食中应使进入体内的水和排出来的水保持动态平衡。饮水不足或过多都会对人体健康带来危害,应主动少量多次饮水,不要感到口渴时再喝水。有些饮料只含糖和香精香料,营养价值不高,如果每天喝大量含糖的饮料来代替喝水,会在不经意间摄入过多添加糖,增加龋齿和超重发生的风险。水的来源最好选择白开水或茶水。

白酒除供给能量外,不含其他营养素。过量饮酒,会造成体内多种营养素缺乏,损害消化系统,以及是肝脏、神经系统,增加患中风的危险等。

2016 版膳食指南提倡培养清淡饮食习惯,少吃高盐和油炸食品,成人每天食盐不超过 6 g,每天烹调油 25～30 g。控制添加糖的摄入量,推荐糖的摄入量每天不超过 50 g,最好控制在25 g 以下。每日反式脂肪酸摄入量不超过 2 g。足量饮水,成年人每天 7～8 杯(1 500～1 700 mL),提倡饮用白开水或茶水,不喝或少喝含糖饮料。儿童、少年、孕妇、乳母不应饮酒,成人如饮酒,一天饮酒的酒精量男性不超过 25 g,女性不超过 15 g。

6. 杜绝浪费,兴新食尚

新鲜食物是指存放时间短的食物。食物放置时间过长就会引起食物变质,可能产生对人体有毒有害的物质,如致病微生物、天然毒素、寄生虫和有毒化学物等,对人体产生危害。选择新鲜卫生的食物,食物制备时注意生熟分开、二次加热要热透等方法,可以有效避免食源性疾病的发生。

勤俭节约,杜绝浪费是中华民族的美德。2016 版膳食指南提倡大家珍惜食物,按需选购食物、按需备餐,提倡分餐不浪费。选择新鲜卫生的食物和适宜的烹调方式。食物制备生熟分开、熟食二次加热要热透,保障饮食卫生。学会阅读食品标签,合理选择食品。应该多回家吃饭,享受食物和亲情。传承中华民族优良文化,树立健康饮食文明新风。

二、中国居民平衡膳食宝塔

中国居民平衡膳食宝塔是膳食指南的量化和形象化的表达,它是根据中国居民膳食指南,结合中国居民的膳食结构特点设计的,以直观的宝塔形式表示出各类食物在每日膳食中的位置,并对各类食物的平均摄入量提出了一个建议值。"中国居民平衡膳食宝塔"如图 4-1 所示。

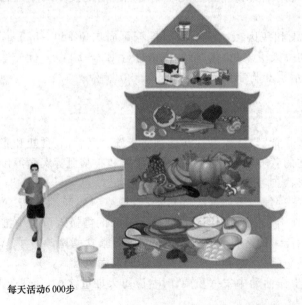

盐	<6 g
油	25~30 g
奶及奶制品	300 g
大豆及坚果类	25~35 g
畜禽肉	40~75 g
水产品	40~75 g
蛋类	40~50 g
蔬菜类	300~500 g
水果类	200~350 g
谷薯类	250~400 g
全谷物和杂豆类	50~150 g
薯类	50~100 g
水	1 500~1 700 mL

每天活动 6 000 步

图 4-1　中国居民平衡膳食宝塔

1. 平衡膳食宝塔的说明

(1)层数的说明

膳食宝塔分五层,包含每天应摄入的主要食物种类,提出了一个营养上比较理想的膳食模式。利用宝塔各层的位置和不同的面积反映了各类食物在膳食中的地位和应占的比重。

第一层是各类主食,包括谷薯类食物 250～400 g,其中全谷物和杂豆类 50～150 g,薯类 50～100 g。饮水量为 1 500～1 700 mL。

第二层是蔬菜类 300～500 g,水果类 200～350 g。

第三层是每天摄入畜禽肉、水产品、蛋类等动物性食物共计 120～200 g(畜禽肉 40～75 g,水产品 45～75 g,蛋类 40～50 g)。

第四层是奶及奶制品 300 g,大豆及坚果类 25～35 g。

第五层塔顶是食用油 25～30 g,食盐＜6 g。

平衡膳食宝塔增加了水和身体活动的形象,强调足量饮水和增加身体活动的重要性,每天运动累计相当于步行 6 000 步以上。2016 版膳食指南的平衡膳食宝塔仍延续以往的风格,但是在食物的建议摄入量上做了细微的调整。

(2)食用量说明

宝塔建议的各类食物的摄入量一般是指食物的生重量。各类食物的组成是根据全国营养调查中居民膳食的实际情况计算的,所以塔中每一类食物的重量不是指某一种具体食物的重量。

①谷类 谷类是面粉、大米、玉米粉、小麦、高粱等的总和。它们是膳食中能量的主要来源,在农村中也往往是膳食中蛋白质的主要来源。多种谷类掺杂在一起吃比较好,特别是以玉米或高粱为主要食物时,应当更重视搭配一些其他的谷类或者豆类食物。加工的谷类食品,如面包、烙饼、切面等应该折合成面粉量来计算。

②蔬菜和水果 蔬菜和水果经常放在一起,是因为它们有许多共性。但是蔬菜和水果终究是两类食物,各有优势,不能完全替代。尤其是儿童,不可以只吃水果不吃蔬菜。蔬菜、水果重量按市售鲜重计算。

③鱼、禽、肉、蛋 鱼、禽、肉、蛋归为一类,是因为它们主要提供动物性蛋白质和一些重要矿物质及维生素,但它们彼此间也有明显的区别。鱼虾及其他水产品含脂肪比较低,有条件的可以多吃一点。这类食物的重量是按照购买时的鲜重计算的。肉类包括畜肉、禽肉及内脏,其重量是按照屠宰清洗后的重量来计算的。这类食物中尤其以猪肉含脂肪较高,所以不要多吃。蛋类一般一天最好不超过两个。

④奶类和豆类食物 奶类及其奶制品当前主要是鲜牛奶、酸奶和奶粉。宝塔建议的 300 g 是按照蛋白质和钙的含量折合而来的,约相当于鲜奶 300 g 或者奶粉 84 g。中国居民膳食中普遍缺钙,而奶类是首选的补钙食物,这很难用其他食物代替。有些人对鲜奶不适应,可以选用酸奶或者其他奶制品。

豆类及豆制品包括许多品种,宝塔建议的 25～35 g 是个平均值。豆腐干或豆浆等豆制品可根据其提供的蛋白质折合成相当于 35 g 大豆的豆制品。

2. 平衡膳食宝塔的应用

平衡膳食宝塔直观表达了每日应摄入的食物种类、合理数量及适宜的身体活动量,使用说明中还增加了食物同类互换的品种以及各类食物量化的图片,是居民在日常膳食实践中贯彻膳食指南的方便工具。

（1）确定每个人的食物需要

宝塔建议的各类食物的摄入量一般是指食物生重，食物摄入量范围适用于一般健康成年人，应用时要根据个人年龄、性别、身高、体重、劳动强度、季节等情况适当调整。它不是每日必须严格遵守的摄入量，而是在一段时间内的平均摄入量和比例。每日膳食中应当包含宝塔中的各类食物，各类食物的比例也应基本与膳食宝塔一致。

（2）同类互换，调配丰富多彩的膳食

宝塔中每一类食物都有许多品种，所含的营养成分近似，在膳食中可以互换。互换就是以粮换粮、以豆换豆、以肉换肉。例如大米可与面粉或杂粮互换；大豆可与相当量的豆制品或者杂豆类互换；瘦猪肉类可与等量的鸡、牛、羊肉互换；鱼可与虾等水产品互换；牛奶可与酸奶或奶酪互换。可以按照同类互换的原则调配出丰富多彩的膳食。

（3）合理分配三餐食量

我国多数地区居民习惯一日三餐。三餐食物量的分配及间隔时间应与作息时间和劳动状况相匹配。一般早餐、晚餐各占 30％，午餐占 40％为宜，特殊情况可以适当调整。通常上午的学习、工作比较紧张，营养不足会影响学习、工作效率，所以早餐应当是正餐。早餐除主食外至少应包括奶、豆、蛋、肉中的一种并搭配适量的水果和蔬菜。

（4）因地制宜，充分利用当地资源

我国幅员辽阔，各地的饮食习惯及其物产不尽相同，只有因地制宜，充分利用当地的有限资源，才能有效应用平衡膳食宝塔。如牧区奶源丰富，可适当提高奶类摄取量；渔区可适当提高鱼的摄取量及其他水产品的摄取量；山区则可以利用山羊或者花生、瓜子、核桃、榛子等资源。在某些情况下，由于地域或物产有限无法采用同类互换时，也可以暂时用豆类代替乳类、肉类；或者用蛋类代替鱼、肉类；不得已时可以用花生、瓜子、榛子、核桃等坚果替代肉、鱼、奶等动物性食物。

（5）养成习惯，长期坚持

宝塔的五层显示了整个平衡膳食的结构，平衡膳食宝塔的应用需要自幼养成习惯，并坚持不懈，只有这样，才能够满足身体对营养膳食的要求，充分体现其对健康的重大促进作用。

效果评价

通过本任务的学习，你是否掌握了膳食指南的主要内容，是否掌握了中国居民平衡膳食宝塔及其应用。

任务五　居民营养状况调查

通过本任务的学习，做到：

1. 明确营养调查、膳食调查的基本概念。

居民营养状况调查

2.了解营养调查的基本内容。

3.掌握膳食调查的方法及结果评价。

知识准备

　　人体的体质和健康状态与其营养状况密切相关。由于每个人身体条件、生活环境和劳动强度等不同,对能量和营养素的需求也不同。世界许多国家和地区都定期颁布国民健康状况年度报告,我国于1959年、1982年、1992年、2002年和2010年分别开展了五次全国性的营养调查,以便确切地掌握我国居民某一段时间的营养与健康状况的现状、动态变化趋势及其影响因素,为国家制定相关政策及社会发展规划提供科学依据。

　　【例4-2】2002年进行了中国居民营养与健康状况调查。此次调查采用多阶段分层整群随机抽样的方法,在全国范围内分不同经济类型地区,共抽取了71 971户(城市24 034户,农村47 937户),共计243 479人(城市68 656人,农村174 823人)。调查的内容包括四部分:询问调查、膳食调查、医学体检和实验室检测,其中膳食调查23 463户(城市7 683户,农村15 780户),69 205人;医学体检221 044人,其中,血压测量153 259人,血脂测定94 996人,血糖测定98 509人,血浆维生素A测定13 870人。

　　问题:①什么是营养调查?包括哪些内容?

　　　　②营养调查结果评价的内容有哪些?

　　　　③什么是膳食调查?膳食调查有哪些方法?

　　　　④膳食调查的结果如何评价?

　　营养调查是运用科学手段准确了解某一人群或个体的膳食和营养指标的水平,以判断其膳食结构是否合理和当前营养状况是否良好的方法,是研究人群营养状况的重要方法,包括:膳食调查、体格检查和人体营养状况的生化检验。营养调查的目的是了解居民的膳食结构和膳食营养摄取情况及其与DRIs之间的对比;了解与营养状况有密切关系的居民体质与健康状态,发现与营养不平衡有关的营养问题,针对存在的问题提供有根据的改进措施;做某些与营养有关的综合性或专题性研究,如某些地方病、疾病与营养的关系等;为国家制定营养标准、食物生产加工和供应提供科学依据。

一、膳食调查

　　膳食调查是指对个人、家庭或人群一定时间内各种食物摄入量及营养素摄入量状况的调查。其目的是通过调查被调查对象在一定时间内各种食物的摄入量,再根据"食物成分表"计算出每日每人能量和各种营养素的摄入量,对照DRIs评价膳食。膳食调查的结果为全面营养状况调查提供背景材料。常用的有称重法、24小时回顾法、记账法、称量记账法等。每一种方法都有其各自的优缺点,在实际应用中可根据具体情况选择其中的一种单独进行,也可联合进行。

1.膳食调查的方法

(1)称重法

　　称重法是指运用标准化的称量工具对食物量进行称重,从而了解调查对象当前食物消费情况的一种方法。该方法在调查期间称量和记录所消耗的各种食物,统计及记录每日每餐进食人员组成及其人数。若每天食谱类似,一般调查天数为3～4天,否则应称重1周的饮食。

将称重期间同类食物相加,除以调查天数和进餐人数,得出平均每日各种食物的摄入量,从而计算出各种营养素的摄取量。称重法是一种常见的膳食调查方法,适用于团体、家庭或个人的膳食调查。在具有相同营养需求的集体单位中进行较简单;若是有儿童或老年的家庭,须根据具体情况,将老人及儿童的膳食折算为成人后,再行计算。此法能准确量化食物摄入量,得出可靠的数据,但比较费人力、费时间。

(2)24 小时回顾法

24 小时回顾法是通过询问调查对象过去 24 小时实际的膳食摄入状况,对其食物摄入量进行计算的一种方法。24 小时回顾法中的 24 小时通常是指从调查时间点向前推 24 小时。询问包括调查时刻前 24 小时内膳食的组成和数量,每日进餐次数、时间、食物种类和数量,主食、副食、水果和点心都应包括在内。一般选用三天连续调查的方法,询问膳食食物种类和数量要尽可能准确。此法不太准确,但时间短、操作方便,多用于家庭或个人。

(3)记账法

记账法常和称重法一起应用,是通过查阅过去一定时期内的食物消耗账目和同一时期的进餐人数,得出每人每日各类食物的平均摄入量。此方法的基础是伙食账目,多用于集体食堂等,如幼儿园、部队、学校等。此方法操作简便易行,所费人力较少,能调查较长时期内的膳食,但其调查结果只能获得平均值。

(4)称量记账法

此法综合了称重法和记账法的优点,是一种比较简便、精确、切实可行的方法。具体方法是在调查前一天晚饭后,称量调查食堂中所剩的各种生熟食物的重量,记为"结存量";然后将从调查之日起到调查最后一天止,每日购得的各种食物计为"购入量";最后一日晚餐后,再将一切剩余食物称量,计为"剩余量"。结存量、购入量和剩余量中的熟食物,均折合成生重。有不可食部分的食物应扣除不可食部分,以可食部分计重,结存量加购入量减去剩余量,即得到调查期间食物的总消耗量。

2.膳食调查结果分析评价

根据上述任何一种方法得出每人每日营养素的摄入量后,将它与 DRIs 比较,并计算能量、蛋白质及糖类的来源和分布、优质蛋白质(豆类蛋白质、动物性蛋白质)所占比例等,就可对膳食做出评价。具体评价内容和过程详见项目五营养配餐中食谱的营养评价和调整中的相关内容。

二、营养状况的体格检查

体格测量是评价机体营养状况的指标,不同年龄、不同生理状况的人应选择不同的指标。最常用的体格测量指标有体重、身高、胸围、头围、坐高、上臂围、腰围、臀围和皮褶厚度等,并计算出各种人体测量系数,主要有体质指数(BMI)、标准体重指数、腰臀比值(WHR)和皮褶厚度等,常作为评价较长时期内营养状况好坏的重要观察指标。具体评价内容和方法详见项目六中的任务二肥胖的膳食预防与治疗中的相关内容。

三、生化检验

采用适当的生化检查方法可以在早期查出营养缺乏或过剩的情况,因为在出现营养缺乏病症状以前,往往先有生理和生物化学改变。所用方法主要有:测定血液中营养成分的浓度;测定尿中排出的营养成分或代谢产物;测定血或尿中因营养不良而出现的异常代谢产物;测定头发中的微量元素,如锌、铜、铁等;测定与营养素摄入有关的血液成分或酶活性的改变;进行负荷、饱和及同位素实验,如维生素 B_1 或维生素 C 的负荷、饱和实验等。然后将结果与正常值比较,进行评价。

营养调查的三个部分既各具特点,又相互联系,得出结果后,除对每项进行评价外,还要进行综合评定,以便得出较为确切的结论,比较全面地反映人群的营养和健康状况,并对单位或个人提出改善建议。

效果评价

通过本任务的学习,你是否掌握了营养调查和膳食调查的概念,是否了解了营养调查的基本内容,是否掌握了膳食调查的方法。

任务实施五

大学生膳食结构的调查

【健康、安全与环保】

健康、安全与环保(Health, Safety, Environment)是当前石油与化工行业普遍认可的一种管理模式,具有系统化、科学化、规范化、制度化等特点。一种事前通过识别与评价,确定在活动中可能存在的危害及后果的严重性,从而采取有效的防范手段、控制措施和应急预案来防止事故的发生或把风险降到最低程度,以减少人员伤害、财产损失和环境污染的有效管理方法。为贯彻安全和环保的各项要求,保证检测人员的安全和健康,及时发现和消除安全隐患,防止安全事故的发生,保障各项实验实训环节顺利运行,本书添加本部分内容。

一、任务目标

掌握膳食结构的分析与评价。培养组员团队协作精神和安全环保意识,养成良好的实验劳动习惯。

二、任务案例

案例:将在校大学生根据入校时间分成大一、大二,再根据性别不同分成男生、女生。小组通过调查每人的一日膳食情况,汇总该类人群的膳食情况,分析其膳食结构的合理性。

三、工作过程

【步骤 1】膳食情况的调查及分析。

对选定人群进行调查,调查信息可依据表 4-1 至表 4-5,并进行计算和分析。

表 4-1　　　　　　　　　　　　一日膳食情况调查表

班级:　　　　　姓名:　　　　　性别:　　　　　身高:　　　　　体重:

餐次	名称、种类、数量	摄入的营养素的质量	产生的热量	总计
早餐		蛋白质		
		脂类		
		糖类		

（续表）

餐次	名称、种类、数量	摄入的营养素的质量		产生的热量	总计
午餐		蛋白质			
		脂类			
		糖类			
晚餐		蛋白质			
		脂类			
		糖类			
其他		蛋白质			
		脂类			
		糖类			
合计		蛋白质			
		脂类			
		糖类			

表 4-2　　　　　　　　　　　蛋白质的食物来源

	动物性食物	豆类及其制品	其他食物
质量/g			
比例/%			

表 4-3　　　　　　　　　　　能量来源（一）

	蛋白质	脂肪	糖类
能量/kJ			
比例/%			
建议比例/%			

表 4-4　　　　　　　　　　　能量来源（二）

	早餐	午餐	晚餐
能量/kJ			
比例/%			
建议比例/%			

表 4-5　　　　　　　　　　　膳食构成比例

摄入量	粮谷类及其制品	豆类及其制品	肉类及其制品	水产品及其制品	禽蛋类及其制品	蔬菜类	其他食品
质量/g							
比例/%							

【步骤 2】:生活方式相关调查。

生活方式相关调查的内容主要有:吃早餐的次数、选择食物的原则、是否每天喝半斤以上牛奶、是否每天喝豆浆或吃豆制品、是否出现牙龈炎现象、是否有口角炎现象、是否有手脚抽搐现象、是否有晚上看东西模糊现象、是否比较容易感冒、每天排便的次数、是否每天吃一个或一个以上水果等。调查方式如下:

(1)吃早餐的次数:

□每天吃　　　　　□周一到周五每天吃　　　　　□偶尔不吃

□一般不吃　　　　□周六、周日一般不吃

(2)选择食物的原则:

□喜欢吃　　　　　□感官好　　　　　　　　　　□填饱肚子

□有营养　　　　　□应该吃

……

(n)是否每天吃一个或一个以上水果?

□是(1 个 2 个 3 个)　　□否(不喜欢 太贵 想不起来)

【步骤 3】:调查内容汇总

各小组以组为单位在个人调查的基础上汇总数据,总结分析该类人群的膳食情况。汇总见表 4-6。

表 4-6　　　　　　　　　　**(人群)膳食调查汇总表**

调查人群:_____　　人数:_____　　调查时间:_____

1.生活方式及相关情况

(1)早餐

指标	每天吃	周一到周五每天吃	偶尔不吃	一般不吃	周六、周日一般不吃
人数					
百分比					

(2)选择食物的原则

指标	喜欢吃	感官好	填饱肚子	有营养	应该吃
人数					
百分比					

……

(n)水果

指标	每天吃 1 个	每天吃 2 个	每天吃 3 个	不喜欢吃	太贵不吃	想不起来吃
人数						
百分比						

2.膳食情况分析

(1)蛋白质的食物来源

指标	动物性食物	豆类及其制品	其他食物
人数			
百分比			

(2)能量来源

指标	早餐			午餐			晚餐			其他		
	蛋白质	脂肪	糖类	蛋白质	脂肪	糖类	蛋白质	脂肪	糖类	蛋白质	脂肪	糖类
人数												
百分比												

(3)膳食构成比例
①粮谷类

指标	200~300 g	300~400 g	400~500 g	500~600 g	600 g以上
人数					
百分比					

②豆类、肉类及其制品

指标	豆类及其制品				肉类及其制品			
	<标准	>标准	最高	最低	<标准	>标准	最高	最低
人数								
百分比								

调查者向被调查者反馈调查结果,并运用营养学知识给予膳食改进建议。

【任务训练】根据具体情况,确定膳食结构调查人群,分组对不同人群进行调查。通过调查每人的一日膳食情况,小组汇总该类人群的膳食情况,分析其膳食结构的合理性。

效果评价

你是否掌握了膳食结构调查的方法。

任务实施六

膳食调查方法

【健康、安全与环保】
健康、安全与环保(Health,Safety,Environment)是当前石油与化工行业普遍认可的一种管理模式,具有系统化、科学化、规范化、制度化等特点。一种事前通过识别与评价,确定在活动中可能存在的危害及后果的严重性,从而采取有效的防范手段、控制措施和应急预案来防止事故的发生或把风险降到最低程度,以减少人员伤害、财产损失和环境污染的有效管理方法。为贯彻安全和环保的各项要求,保证检测人员的安全和健康,及时发现和消除安全隐患,防止安全事故的发生,保障各项实验实训环节顺利运行,本书添加本部分内容。

一、任务目标

掌握膳食调查的目的和方法。

二、任务案例

用膳食调查常用的方法针对不同人群的膳食情况进行市场调查。

三、工作过程

1.工作准备

(1)准备好调查用的纸、笔、尺等。

(2)了解调查目的、对象水平等。

2.工作步骤

【步骤1】:确定调查对象和时间。

根据调查的目的不同,选择不同的调查对象,对各类人群的选择也要有代表性。调查时间为5～7天。

【步骤2】:确定调查内容和调查工具。

调查内容:每人每日吃的食物种类和数量。

调查工具:常见食物的营养成分表、计算器或计算软件等。

【步骤3】:调查方法。

方法1:称重法,调查时可参考表4-7。

表4-7　　　　　　　　　　食物消耗记录表

编号:　　　　　　调查对象:　　　　　　　　　日期:

食物名称	生重/g	熟重/g	生熟比/%	熟食剩余量/g	实际消耗量		备注
					熟重/g	生重/g	

注意事项:熟食重量,均折合成生重,再计算。以可食部分计重。熟食剩余量包括厨房剩余量和用餐剩余量。

计算方法:

生熟比=生重/熟重

实际消耗食物生重=实际消耗食物熟重×生熟比=(熟重-熟食剩余量)×生熟比

方法2:询问法(24小时回顾法),调查时可参考表4-8。

表4-8　　　　　　　　　24小时膳食回顾法调查表

姓名:　　　　　性别:　　　　　年龄:　　　　　日期:

从事的体力活动:　　　身高(cm):　　　体重(kg):　　　调查人:

食物名称	原料名称	原料编码	原料质量/g	进餐时间	进餐地点

注:进餐时间选择:1.早餐 2.上午小吃 3.午餐 4.下午小吃 5.晚餐 6.晚上小吃

进餐地点选择:1.在家 2.单位/学校 3.饭馆/摊点 4.亲戚/朋友家 5.幼儿园 6.节日/庆典

方法3:记账法,调查时可参考表4-9和表4-10。

表 4-9 记账法膳食调查食物摄入量登记表

编号: 调查对象: 日期:

食物编码								
食物名称								
结存量								
日期	购入量	废弃量	购入量	废弃量	购入量	废弃量	购入量	废弃量
×月×日								
×月×日								
×月×日								
剩余量/g								
实际消耗量/g								
折合标准人每天消耗量/g								
总人日数								
折合标准人总人日数								
折合标准人的混合系数								

注:一个人一天吃早、中、晚餐算一个人日。

表 4-10 某小学用餐人数调查表(某年龄组)

时间	年龄				生理状况			
	早	中	晚	加餐	早	中	晚	加餐
×月×日								
×月×日								
×月×日								
总计								
总人日数								
标准人系数								
标准人总人日数								

方法 4:称量记账法。

调查期间,指定专人负责统计每餐人数,并折合成人日数(各餐折合比例,按当地热量在各餐中的实际分配比例而定。一般早、中、晚能量比例为 1/5、2/5、2/5)。一般调查 5~7 天。填入表 4-11。

表 4-11　　　　　　　　　　　　**膳食调查(称量记账法)记录表**

编号：　　　　　　　　　　　调查对象：　　　　　　　　　　　日期：

餐次	原料名称	原料生重/g	饭菜熟重/g	熟食余重/g	实际消耗量		备注
					熟重/g	生重/g	
早餐							
中餐							
晚餐							
其他							
调味品用量							
结存量							
剩余量							
总消耗量							

【步骤 4】:膳食调查结果计算与评价。

具体评价内容和过程详见项目五营养配餐中食谱的营养评价和调整中的相关内容。

【任务训练】请选择一种方法对自己一周的膳食状况进行调查分析。

效果评价

你是否掌握了膳食调查的方法。

考考你

一、名词解释

1.膳食营养素参考摄入量(DRIs)　2.推荐摄入量(RNI) 3.适宜摄入量(AI)　4.膳食指南

5.24 小时回顾法

二、填空题

1.膳食结构也称_____,是指膳食中_____的数量及其在_____中所占的比重。

2.中国居民平衡膳食宝塔共分为五层,_____位居底层,_____居第二层,第五层塔是_____。

3.当今世界主要有四种膳食结构模式,即经济发达国家模式、发展中国家模式、日本模式和_____。

4.经济发达国家模式的膳食结构有"三高"特点,即高蛋白、高脂肪、_____,导致营养过剩,富贵病显著增加。

5.膳食宝塔利用_____不同反映了各类食物在膳食中的_____。

三、选择题

1. 以下国家的居民膳食模式属于平衡膳食模式的是(   )。

A. 美国   B. 日本   C. 中国   D. 德国

2. 推荐摄入量(RNI)可以满足某一特定群体中个体的需要,其个体占该群体的比例是(   )。

A. 50%～55%   B. 75%～80%   C. 97%～98%   D. 100%

3. 理想的膳食类型是(   )。

A. 素膳   B. 混合膳食   C. 平衡膳食   D. 合成平衡膳食

4. 中国居民平衡膳食宝塔建议每人每天食盐用量的上限是(   )。

A. 4 g   B. 6 g   C. 8 g   D. 10 g

5. 中国居民平衡膳食宝塔建议每人每天奶及奶制品的摄入量是(   )。

A. 100 g   B. 200 g   C. 300 g   D. 400 g

四、简答题

1. 如何理解平衡膳食,膳食类型包括哪些?

2. 膳食营养素参考摄入量(DRIs)包括哪些内容?

3. 《中国居民膳食指南》(2016)的主要内容有哪些?

4. 什么是膳食调查,膳食调查有哪些方法?

五、根据《中国居民膳食指南》和膳食宝塔,分析自己、家庭成员的膳食存在的问题?

拓展知识

巧克力不尽是"健康食品"

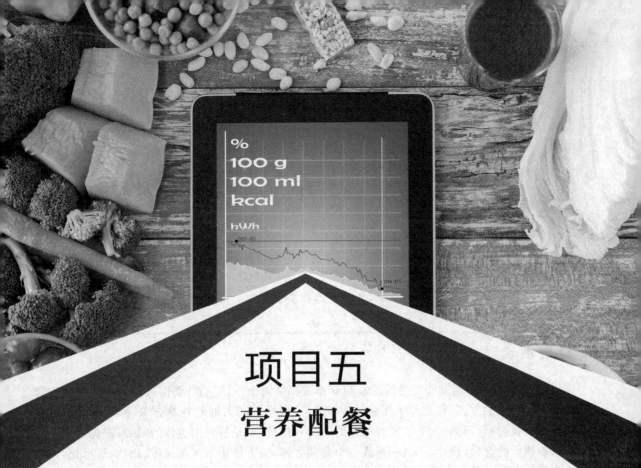

项目五
营养配餐

思政育人

《国民营养计划（2017—2030年）》强调：营养是人类生命健康、发育及成长的重要物质保障，国民营养对发展经济、社会以及提高国民素质具有重要作用。同时《"健康中国2030"规划纲要》也指出，应该引导民众合理膳食，提高食品安全以及监管力度。这些文件的出台表明党和政府对于食品卫生以及营养问题的重视程度不断增加。

通过党和政府的政策和文件，教育学生不断丰富自身的食品营养与健康知识，增强专业使命感，提升职业素养和道德水平。

案例导入

随着下课铃声的响起，某中学上百名学生走出校园大门，三五成群地涌向学校门前一个个小吃摊，原来寂静的校园门前一下子变得热闹非凡。从大饼鸡蛋、烧烤炸串、油炸臭豆腐、自制汉堡到各种烙饼、炒饭、炒面，不到10分钟，各摊位周围便人满为患，而附近的小饭店更是挤满了等待点菜的学生。

学生甲："我妈说，小摊上的东西不卫生，也没有营养，都是垃圾食品，让我上学校餐厅吃饭。但是学校餐厅每到饭点时，都挤满了人，要排队好长时间，浪费时间，还不如到小吃摊随便买点自己喜欢的东西吃呢。"

学生乙："学校餐厅里就那么几样，也没有什么变化，味道也不好，早都吃腻了，一点胃口也没有，还是到小饭店点些东西吃饱算了，管它有没有营养呢。"

案例分析

合理营养是人类健康的物质基础，平衡膳食是合理营养的重要途径，营养配餐是一种科学健康的饮食方式，是平衡膳食、合理营养、健康饮食的核心。平衡膳食的原则通过食谱才能得以表达出来，充分体现其实际意义。设计合理的营养食谱，引导人们合理饮食，是保证人体健康的重要措施。

任务一　营养配餐的认知

通过本任务的学习,做到:

1. 明确营养配餐的目的与意义,掌握营养配餐的原则。
2. 掌握营养配餐的理论依据。

知识准备

　　人类从事一切活动所需要的能量和营养素都来源于一日三餐,要使人们的身体素质和营养水平有较大的改善,就必须认真做好营养配餐,根据不同人群的营养需求,科学搭配三餐食物,使人们达到合理膳食、平衡营养的目的。营养配餐,就是按人们身体的需要,根据食物中各种营养物质的含量,设计一天、一周或一个月的食谱,使人体摄入的蛋白质、脂肪、碳水化合物、维生素和矿物质等几大营养素比例合理,即达到平衡膳食。营养配餐是实现平衡膳食的一种措施。

一、营养配餐的目的和意义

　　1. 营养配餐可将各类人群的膳食营养素参考摄入量具体落实到用膳者的每日膳食中,使他们能按需要摄入足够的能量和各种营养素,同时又能防止营养素或能量摄入过高。

　　2. 可根据群体对各种营养素的需要,结合当地食物的品种、生产季节、经济条件和厨房烹调水平,合理选择各类食物,达到膳食平衡。

　　3. 通过编制营养食谱,可指导食堂管理人员有计划地管理食堂膳食,也有助于家庭有计划地管理家庭膳食,并且有利于成本核算。

二、营养配餐的理论依据

　　人的一生分为不同的阶段,不同年龄、性别、生理状态的个体或人群其生理特点及其营养需要也不同,要按其特殊的生理特征,在营养膳食上做出必要的调整或补充,以满足其营养需要,促进健康,防止营养性疾病。营养配餐是一项实践性很强的工作,与人们的日常饮食直接相关,配餐要达到科学合理,需要以一系列营养理论为指导。

1. 中国居民膳食营养素参考摄入量(DRIs)

　　中国居民膳食营养素参考摄入量(DRIs)是每日平均膳食营养素摄入量的一组参考值,是营养配餐中能量和主要营养素需要量的确定依据。编制营养食谱时,首先需要以各营养素的推荐摄入量(RNI)为依据确定需要量,一般以能量需要量为基础。制定出食谱后,还需要以各营养素的 RNI 为参考,评价食谱的制定是否合理,如果与 RNI 相差不超过±10%,说明编制的食谱合理可用,否则需要加以调整。

2.中国居民膳食指南和平衡膳食宝塔——食谱设计的原则

膳食指南的原则就是食谱设计的原则。营养食谱的制定需要根据膳食指南考虑食物种类、数量的合理搭配。平衡膳食宝塔则是膳食指南量化和形象化的表达,是人们在日常生活中贯彻膳食指南的工具。平衡膳食宝塔建议的各类食物的数量既以人群的膳食实践为基础,又兼顾食物生产和供给的发展,具有实际指导意义。根据平衡膳食宝塔,我们可以很方便地制定出营养合理、搭配适宜的食谱。

3.食物的营养成分表——食谱的计算

常见食物的营养成分表是营养配餐工作必不可少的工具。要开展好营养配餐工作,必须了解和掌握食物的营养成分,通过食物的营养成分表,我们在编制食谱时才能将营养素的需要量转换为食物的需要量,从而确定食物的品种和数量。在评价食谱所含营养素摄入量是否满足需要时,同样需要参考食物的营养成分表中各种食物的营养成分数据。

【例 5-1】计算 500 g 芹菜中蛋白质含量。

【例 5-1 分析】食物中某种营养成分的含量=该食物的重量×食部×某成分的含量/100 g

查食物的营养成分表知,100 g 芹菜(白茎)中蛋白质含量为 0.8 g,则 500 g 芹菜中蛋白质含量=500 g×65%×0.8 g/100 g=2.60 g

食物中其他营养素和能量均以此算法计算。

4.营养平衡理论——食谱的评价

(1)膳食中三大产能营养素需要保持一定的比例。膳食中蛋白质、脂肪和碳水化合物之间的比例要适宜和平衡,即蛋白质占 10%~15%,脂肪占 20%~30%,碳水化合物占 55%~65%。打破这种适宜的比例,将不利于健康。

(2)膳食中优质蛋白质与一般蛋白质保持一定的比例。食物蛋白质中所含的必需氨基酸的含量需要保持一定的比例。要使膳食氨基酸的组成符合人体需要的模式,在膳食构成中要注意将动物性蛋白质、一般植物性蛋白质和大豆蛋白质进行适当搭配,并保证优质蛋白质占蛋白质总供给量的 1/3 以上。

(3)饱和脂肪酸、单不饱和脂肪酸和多不饱和脂肪酸之间的平衡。一般认为,脂肪提供的能量占总能量的 30%左右,必须保证食物中多不饱和脂肪酸比例。一般认为饱和脂肪酸、单不饱和脂肪酸、多不饱和脂肪酸的比例以 1∶1∶1 为宜。

三、合理营养配餐的基本原则

1.膳食平衡,满足人体所需的热能与营养素

所谓膳食平衡,是指膳食所含的热量适中,营养素种类齐全,数量充分,比例适当,能满足机体生理、生活、劳动等活动对营养的需要。若膳食不平衡,某些营养素过多或不足,会影响机

体的正常生理机能,甚至引起疾病。人体需要多种营养物质,任何一种单一的食物都不能完全满足人体的需要,因而必须有多种食物来源,才能达到膳食平衡。

2. 对人体无毒无害

食物中有害因素的种类很多,包括有毒动植物、微生物病原体、化学毒物、农药残留、食品添加剂、霉菌毒素等,它们对人体健康的危害很大,重者可危及生命。因此,应十分重视食物的卫生状况,凡不符合卫生标准、腐败变质、不清洁的食物,均不能食用。

3. 易于消化吸收

合理的加工与烹调可以提高食物的消化率,有利于人体吸收利用,增加食物的效益。烹调加工过程中还要注意减少食物中营养素的损失。

4. 正确的膳食制度

正确的膳食制度可使热量与各种营养素的摄入适应人体的消耗,提高生理机能,同时也能保证进食与食物消化过程的协调一致,使摄入的食物充分消化、吸收、利用,发挥更大的营养效能。膳食制度要根据不同人群的生理和劳动状况制定。

效果评价

通过本任务的学习你是否掌握了与营养配餐相关的基础理论知识,知道了做到营养配餐的途径和方法。

任务二 营养食谱的编制

通过本任务的学习,做到:

1. 了解食谱的种类及内容,明确营养食谱的调整与编制原则。

2. 了解营养食谱的组成与调配的内容,掌握营养食谱的编制和调整的评价方法。

3. 了解营养餐制作的方法,明确食谱编制时的注意事项。

如何在物质条件允许的情况下,合理地调整膳食结构,吃得更合理、更健康,一直是人们关心的问题。有这样一个推算:按一个人活到 70 岁,平均每天吃 500 g 粮食、500 g 蔬菜、1 个鸡蛋计算,那么这个人一生大概要消耗 12 吨粮食、12 吨蔬菜、2.5 万个鸡蛋。这个数字显然是惊人的,怎样把这些物质更好地搭配食用,更好地促进健康呢?这就应根据我国具体的特点,编制一个合理健康的营养食谱。

营养食谱是指将一定时间(一日或一周)内的膳食做一个计划和安排,即各种食物定量搭配、烹饪等具体实施的方案,其中包括食物种类、数量及在各餐中的分配。也就是将每日各餐主、副食的品种、数量、烹调方法、用餐时间排列成表。

食谱编制就是根据合理膳食的原则,把一天或一周各餐中主、副食的品种、数量、烹调方式、进餐时间做详细的计划并编排成表格形式的过程。编制食谱的目的是使人体有计划得到所需要的能量和营养素。食谱编制是实现平衡膳食的一种措施。平衡膳食的原则通过食谱才得以表达出来,充分体现其实际意义。

一、营养食谱的调整与编制原则

在编制食谱时,要充分了解就餐者(个人或集体)年龄、性别、劳动强度、生理状态或疾病情况,根据具体情况把膳食营养素参考摄入量(DRIs)及膳食指南的原则和要求具体落实到就餐者一日三餐,以达到合理营养、促进健康的目的。根据营养配餐的理论依据,营养食谱的编制可遵循以下原则。

1. 保证营养平衡

(1)按照《中国居民膳食指南》的要求,膳食品种和数量要充足,既要满足人体所需要的能量和营养素,又要防止过量。对于一些特殊人群,如生长儿童和青少年、孕妇和乳母,还要注意易缺营养素如钙、铁、锌等的供给。

(2)各营养素之间的比例要适宜。膳食中的能量来源及其在各餐中的分配比例要合理。要保证膳食蛋白质中优质蛋白质占适宜的比例。要以植物油作为油脂的主要来源,同时还要保证碳水化合物的摄入。各矿物质之间也要配比适当。

(3)食物的搭配要合理。注意成酸性食物与成碱性食物的搭配、主食与副食、杂粮与精粮、荤与素等食物的平衡搭配。

2. 餐次分配合理

应该定时定量进餐,成人一般一日三餐,这三餐食物的能量适宜分配原则为,早餐占全天总能量25%~30%,午餐占30%~40%,晚餐占30%~40%。实际应用中,可根据职业特点、劳动强度进行调整。三餐食物分配比例也可以为1/3、1/3、1/3或1/5、2/5、2/5。儿童和老人在三餐以外再加一次(或两次)点心。

3. 强调食物多样化

每天应从平衡膳食宝塔每一层食物中选用1~3种适量食物,组成平衡膳食。综合营养平衡、酸碱平衡和性味调和理论,每日膳食中选用的食物品种应达到五大类18种以上。其中包括三种以上谷薯类食物,三种以上动物类食物,六种以上蔬菜和藻类,两种以上水果类食物(包括坚果),两种大豆及其制品,两种食用植物油。

4. 要考虑就餐者的习惯和口味,及时更换和调整食谱

在可能的情况下,膳食要多样化,尽可能照顾不同进餐者的膳食习惯。对同一类食物可更换品种和烹调方法,如以粮换粮、以豆换豆、以菜换菜。尽量做到主食有米、有面、有杂粮,副食有荤、有素、有汤,注意菜肴的色、香、味、形,做到色香味美、质地宜人、形状优雅。每1~2周可

更换一次食谱,食谱执行一段时间后应对其效果进行评价,以不断调整改进食谱。

5.考虑季节和市场供应情况,兼顾经济条件

选择食物要熟悉市场可供选择的原料,并了解其营养特点,以免造成"无米之炊",既要使食谱符合营养要求,又要使进餐者在经济上有承受能力,才会使食谱有实际意义。

6.注意食品安全卫生

要做到食物原料来源可靠,注意食物贮存安全和卫生。食物要新鲜卫生,符合国家卫生安全标准,注意防止食物再污染,少食用腌渍制品。

二、营养食谱的种类及内容

1.食谱的种类

(1)按时间划分:餐食谱、日食谱、周食谱、月食谱。
(2)按进餐对象划分:个人食谱、家庭食谱、单位食谱(食堂)。
(3)按就餐时间划分:早餐食谱、午餐食谱、晚餐食谱。
(4)按就餐人群年龄划分:婴幼儿食谱、儿童食谱、青少年食谱、中年人食谱、老年人食谱等。
(5)按工作环境划分:高/低温环境人员食谱、接触有害物质人员食谱、放射性环境人员食谱、粉尘环境人员食谱等。
(6)按特殊生理状况划分:糖尿病人食谱、肥胖病人食谱、贫血病人食谱、高血压患者食谱、高血脂患者食谱、孕妇食谱、乳母食谱等。

2.食谱的基本内容

食谱的基本内容应包括:进餐对象、餐次、食物名称(主食、荤菜、素菜、汤)、食物的种类、数量、营养素供给量等。一般以表格的形式体现,并注明就餐人数、食谱制定人、执行人和监督人。

三、营养食谱的组成与调配

1.营养膳食的组成

(1)主食
①谷类及薯类 包括米、面、杂粮、薯类等,是人类能量的主要来源。
②豆类及豆制品 包括大豆、干豆类,以及各类豆制品。
(2)副食
①蔬菜类 蔬菜种类很多,在膳食结构中占有重要位置。食用菌也归属蔬菜类。
②肉类及肉产品 肉类可分成畜肉和禽肉两种。畜肉包括猪肉、牛肉、羊肉等,禽肉包括鸡肉、鸭肉和鹅肉等。肉制品有很多种,如香肠、火腿、腊肉、板鸭、扒鸡等。
③水产类 水产食品包括各种鱼类和虾、蟹、贝类、海带、紫菜等。

174

④蛋及其蛋产品类　常见的有鸡蛋、鸭蛋、鹅蛋、鸽子蛋和鹌鹑蛋。蛋制品有皮蛋(松花蛋)和咸蛋等。

⑤乳及乳制品　乳及乳制品主要指牛奶及其产品,包括纯牛奶、奶粉、酸牛奶和奶酪等。

⑥油脂类　植物油有豆油、菜籽油、花生油、芝麻油等,动物油脂有猪油、牛油、羊油等。

⑦果品类　果品类包括水果及其制品和干果、坚果。水果品种极为丰富,干果如葡萄干、红枣、柿饼和莲子等。坚果如花生、核桃、栗子和各种瓜子等。

⑧调味品　有盐、酱油、酱、醋、料酒、味精、花椒、辣椒、胡椒等。

2.营养膳食的调配

营养膳食不仅要有科学合理的食品加工方法,还需要有科学合理的膳食调配。

(1)主食的调配

主食种类不同,有粗粮、细粮之分,它们的口感和所含营养素各有特点。一般来说,细粮是指大米和小麦粉,比较润口,多数人喜欢食用。粗粮如玉米、高粱、小米、燕麦(莜麦)、荞麦等,虽然吃起来口感不如细粮,但很多营养价值优于细粮,况且粗粮经过精细的加工也别有风味。

主食的调配包括米、面的调配和粗细粮的调配,当然也包括品种和花样的调配。建议一天中最好米面同时食用,一星期最好食用两顿以上以粗粮为主料加工而成的主食,有条件的居民可经常购买或自己在家里制作由粗细粮搭配的主食。这样做可以改进膳食中营养成分的比例,提高营养素的互补和利用程度,也可增进食欲。

(2)副食的调配

副食的种类很多,主要分为动物性食物与植物性食物两大类,即荤食和素食。荤食是指畜、禽、鱼、蛋、奶及其制品;素食主要指各种蔬菜、水果和豆类及其制品。合理地搭配各类副食,就能取长补短,使人体获得较为全面的营养,对增进健康大有益处。副食的科学搭配方法主要有以下两点:

①荤素搭配　荤素搭配是副食品调配的重要原则。荤素搭配可以解决蛋白质互补问题,如豆制品和肉类、蛋类、禽类等动物性食物搭配,能大大提高蛋白质的营养价值。含蛋白质丰富的食物和蔬菜搭配,除了可充分发挥蛋白质互补作用外,还可以得到丰富的维生素和矿物质。荤素搭配,还能较好地控制膳食的总能量。

②生熟搭配　生熟搭配这一点对蔬菜尤其重要,因为蔬菜经过烹调后,维生素总要损失一部分。因此,可生食的蔬菜应多生食,如新鲜的番茄、黄瓜、红心萝卜、生菜、小白菜等,适量多吃些凉拌菜,如凉拌黄瓜、麻酱拌水萝卜。当然,蔬菜生吃时一定要注意清洁卫生。

3.膳食的季节调配

我国地域广阔,环境和地势差异较大,因此四季的差异各地不同。应根据气候变化来进行膳食的调配,还应根据当地的食物和生活习惯进行一定的调整。

春季随着气温的升高,人体的新陈代谢有所加快。可多食含维生素多的蔬菜如竹笋、芹菜、小白菜、萝卜、菠菜等,肉类如猪肉、鲫鱼之类,主食可多食些小米、玉米、黄豆等杂粮。应少食辛辣,以清淡、酸甜、温和为适宜,过食辛温燥辣食品可使人体内热,如羊肉、辣椒等。

夏季天气炎热,人体新陈代谢旺盛,此时消化能力会有一定程度的减弱。膳食以清爽、冰凉、清脆为佳。多食一些凉拌类菜和鸡蛋、豆制品、水果等,要注意调配食物的色、香、味、形,尽量选择易引起食欲的食品。夏季可适当吃些冷饮,但过多则会冲淡胃液、抑制肠胃的蠕动,影响消化。

秋季云高气爽,气温渐凉,比较容易造成肠胃功能紊乱和腹泻,膳食应以新鲜、少辛辣和低脂肪为主。秋天的新鲜蔬菜和瓜果较多,可多食用,但要注意消化系统适应性。

冬季气候干燥寒冷,为抵御严寒,膳食以热、含能量相对较高的食物为主,如火锅、炖肉和鱼等。同时注意素食的搭配,如大白菜、土豆、萝卜、豆腐等。调味品上可适量用些辛辣食物,如辣椒、葱、姜、蒜等。

四、营养食谱制定的方法及步骤

食谱是指为了合理调配食物以达到营养需求而安排的膳食计划。编制营养食谱的方法有计算法和食品交换份法两种。计算法是根据就餐者的年龄、身高、体重、劳动强度等情况确定营养素需要,依据常见食物的营养成分表中的数据,计算其营养素需要量。此法特点是比较复杂,但结果非常精确。食品交换份法是根据不同能量需要,按蛋白质、脂肪和碳水化合物的比例,计算出各类食物的交换份数,并按每一份食物等值交换选择,再将这些食物分配到一日三餐中,即得到营养食谱。

食谱编制是营养的具体体现,对正常人而言可达到保证其合理营养的目的,对营养性疾病或其他疾病患者而言,可作为重要治疗或辅助治疗的措施之一,也是炊事人员和膳食制备者配餐的依据。

就餐人员的膳食营养供给量标准只能以就餐人群的基本情况或平均数值为依据,包括人员的平均年龄、平均体重,以及80%以上就餐人员的劳动强度。首先,确定就餐人员平均每日需要的能量供给量。参照2013年《中国居民膳食营养素参考摄入量》标准,确定能量与营养素供给量,参见附录一。如就餐人员的80%以上为中等体力活动的男性,则每日所需能量供给量标准应为11.29 MJ(2 700 kcal)。在确定能量供给量的基础上,则可以继续查找、选定相应的各种营养素的供给量标准。

1.计算法编制营养食谱

计算法编制营养食谱流程如图5-1所示。

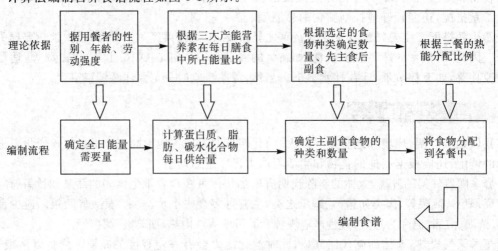

图5-1　计算法编制营养食谱流程

(1)确定用餐对象全日能量需要量

能量需要量计算方法有两种：一种是通过查表，另一种是根据人的身高、体重及劳动强度及身体成分情况来计算。

①计算法确定能量需要量。

a.根据成人的身高，计算其标准体重。公式为：

$$标准体重(kg)=身高(cm)-105$$

b.根据成人的体质指数(BMI)判断其属于正常、肥胖还是消瘦。公式为：

$$体质指数(kg/m^2)=实际体重(kg)/身高的平方(m^2)$$

中国人的体质指数在18.5～23.9为正常，<18.5属于消瘦，24～27.9为超重，>28为肥胖，>30属于极度肥胖。

②了解就餐对象体力活动及其胖瘦情况，根据成人日能量需要量表(表5-1)确定能量需要量。公式为：

$$全日能量需要量(kJ)=标准体重(kg)×单位标准体重能量需要量(kJ/kg)$$

表5-1 成人全日能量需要量

体型	成年人每日能量供给量/(kJ/kg)(kcal/kg)			
	极轻体力活动	轻体力活动	中等体力活动	重体力活动
消瘦	126(30)	147(35)	168(40)	168(40)～189(45)
正常	84(20)～105(25)	126(30)	147(35)	168(40)
肥胖	63(15)～84(20)	85(20)～105(25)	126(30)	147(35)

注：年龄超过50岁者，每增加10岁，将规定值再减10%左右。

【例5-2】张先生，30岁，身高174 cm，体重69 kg，从事中体力劳动，求其每日所需要的能量。

提出问题：a.如何计算该就餐者的体重和体质指数？

b.如何确定该就餐者的能量需要量是多少？

【例5-2分析】a.计算出就餐者的标准体重：174-105=69(kg)

b.计算出该就餐者体质指数：69 kg/(1.74 m×1.74 m)=22.8 (kg/m²)

c.查表 5-1 知正常体重，中等体力活动者单位标准体重能量需要量为147 kJ/kg(35 kcal/kg)。

总能量=69 kg×147 kJ/kg(35 kcal/kg)=10 143 kJ(2 415 kcal)

③查表法确定能量需要量。

使用能量供给量快速查看表(表5-2)可以直接查出各个年龄阶段不同人群的能量需要量。如可查出某中等体力劳动者每日需要的能量是10 920 kJ(2 610 kJ)。集体供餐对象能量需要量也可根据表5-2得来的数据进行计算。

表5-2 能量供给量快速查看表

就餐对象(范围)	全日能量/kJ(kcal)	早餐能量/kJ(kcal)	午餐能量/kJ(kcal)	晚餐能量/kJ(kcal)
学龄前儿童	5 460(1 305)	1 638(391)	2 184(522)	1 638(391)
1～3 年级	7 560(1 807)	2 268(542)	3 024(720)	2 268(542)
4～6 年级	8 820(2 108)	2 646(632)	3 528(843)	2 646(632)

（续表）

就餐对象（范围）	全日能量/kJ（kcal）	早餐能量/kJ（kcal）	午餐能量/kJ（kcal）	晚餐能量/kJ（kcal）
初中学生	10 080（2 409）	3 024（723）	4 032（964）	3 024（723）
高中学生	11 760（2 811）	3 528（843）	4 704（1 124）	3 528（843）
脑力劳动者	10 080（2 408）	3 024（723）	4 032（964）	3 024（723）
中等体力活动者	10 920（2 610）	3 276（783）	4 368（1 044）	3 276（783）
重体力活动者	＞12 600（3 011）	＞3 780（903）	＞5 040（1 205）	＞3 780（903）

注：①表中能量需要量为就餐对象各阶段平均值。

②表中括号中的数根据千焦×0.239换算而来，四舍五入后存在部分误差。

根据表5-2可计算出人群一日三餐的能量需要量。健康人的能量需要量主要依据用餐者的性别、年龄、劳动强度等，依据《中国居民膳食营养素参考摄入量》规定的标准来确定，是最常用、方便的一种方法。

【例5-3】用餐者为50岁男性，职业为司机，计算一日能量的供给量。

提出问题：如何通过查表法确定该职业的能量需要量是多少？

【例5-3 分析】司机劳动强度为中等体力劳动者，查《中国居民膳食营养素参考摄入量》知，该用餐者一日能量供给量为10 920 kJ（2 610 kcal）。

（2）确定每日三大产能营养素需要量

①根据蛋白质、脂肪、碳水化合物分别占总能量的比例，计算出每日需蛋白质、脂肪、碳水化合物所产生的能量。

根据平衡膳食的原理，我国目前推荐每人每天的膳食组成中，三大产能营养素在每日膳食中能量所占的比例分别为：蛋白质占总能量的10%～15%，脂肪占20%～30%，碳水化合物占55%～65%（若取中间值计算，则蛋白质占15%、脂肪占25%、碳水化合物占60%）。

②根据蛋白质、脂肪、碳水化合物的产能系数，计算蛋白质、脂肪、碳水化合物的每日每餐需要量。

三餐能量分配比例为：早餐占30%，午餐占40%，晚餐占30%。

③根据三餐能量分配比例，计算蛋白质、脂肪、碳水化合物的每餐需要量。

【例5-4】根据例5-2计算结果，张先生每日需要能量为10 143 kJ，求每日三大产能营养素的需要量。

提出问题：a. 如何确定每日膳食中营养素的需要量是多少？

b. 如何确定每餐膳食中营养素的需要量是多少？

【例5-4 分析】：a. 全日膳食中营养素的需要量（g）＝全日能量需要量（kJ）×营养素占总能量的比重（%）÷营养素的产能系数（kJ/g），即：

全日膳食中蛋白质需要量（g）＝10 143 kJ×15%÷16.7 kJ/g＝91.1 g

同理，全日膳食中脂肪需要量（g）＝10 143 kJ×25%÷37.6 kJ/g＝67.4 g

全日膳食中碳水化合物需要量（g）＝10 143 kJ×60%÷16.8 kJ/g＝362.3 g

b. 每餐膳食中营养素的需要量（g）＝全日此种营养素的需要量×各餐占总能量的比例（%）

早餐、晚餐：

蛋白质需要量＝全日蛋白质需要量×30%＝91.1 g×30%＝27.3 g

脂肪需要量＝全日脂肪需要量×30％＝67.4 g×30％＝20.2 g

碳水化合物需要量＝全日碳水化合物需要量×30％＝362.3 g×30％＝108.7 g

午餐：

蛋白质需要量＝全日蛋白质需要量×40％＝91.1 g×40％＝36.4 g

脂肪需要量＝全日脂肪需要量×40％＝67.4 g×40％＝27.0 g

碳水化合物需要量＝全日碳水化合物需要量×40％＝362.3 g×40％＝144.9 g

(3)确定全日主、副食品种和数量

已知能量和三大产能营养素的需要量,根据常见食物的营养成分表,就可以确定主食和副食的品种和数量了。

①主食品种、数量的确定。主食的品种、数量主要根据各类主食原料中碳水化合物的含量确定。粮谷类是碳水化合物的主要来源,主食的品种主要根据用餐者的饮食习惯来确定,南方习惯以大米为主,北方则以面食居多。另外,可以适当地增加一些薯类、粗粮和杂粮。

如果主食只有一种,根据常见食物的营养成分表查出所选食物碳水化合物的百分含量,则:

主食数量＝膳食中碳水化合物的需要量÷某种食物碳水化合物的百分含量

【例5-5】早餐中应含碳水化合物为108.7 g,要求以小米粥和馒头(特一粉)为主食,并分别提供20％和80％的碳水化合物,试确定所需小米和小麦粉(特一粉)的质量。

提出问题:如何确定该用餐者应该摄入的小米和小麦粉的质量是多少?

【例5-5分析】查常见食物的营养成分表得知,小米含碳水化合物73.5％,小麦粉(特一粉)含碳水化合物74.6％,则

所需小米质量＝108.7 g×20％÷73.5％＝29.6 g

所需小麦粉质量＝108.7 g×80％÷74.6％＝116.6 g

②副食品种、数量的确定。根据三种产能营养素的需要量,首先确定了主食的品种和数量,接下来就需要考虑蛋白质的食物来源了。蛋白质广泛存在于动、植物性食物中,除了谷类食物能提供的蛋白质以外,各类动物性食物和豆制品是优质蛋白质的主要来源。因此,副食品种和数量的确定应在已确定主食用量的基础上,依据副食应提供的蛋白质质量确定。具体计算步骤如下:

a.计算主食中含有的蛋白质质量。

b.全日蛋白质需要量减去主食中蛋白质质量,即为副食应提供的蛋白质质量。

副食应提供的蛋白质质量＝全日蛋白质需要量－主食提供的蛋白质质量

c.设定副食中蛋白质质量的2/3由动物性食物提供,1/3由豆制品提供,据此可求出各自的蛋白质供应量的食物。

d.查常见食物的营养成分表计算各类动物性食物及豆制品的供给量。

c.设计蔬菜的品种和数量。要考虑重要微量营养素的含量。

以例5-4计算结果为例,已知张先生午餐含蛋白质36.4 g、脂肪27.0 g、碳水化合物144.9 g。

•主食。假设以大米(米饭)为主食,查常见食物的营养成分表得知,每100 g大米(粳,标一)含碳水化合物76.8 g,按上一步的方法,则

主食所需要的大米量＝144.9 g÷76.8％＝188.7 g

•副食。计算主食中含有的蛋白质的量。查常见食物的营养成分表得知,大米(粳,优标)含蛋白质7.7％。

主食含蛋白质质量＝188.7 g×7.7％＝14.5 g

副食应提供的蛋白质质量＝蛋白质需要量－主食蛋白质质量＝36.4 g－14.7 g＝21.9 g

设定副食中蛋白质质量的 2/3 由动物性食物提供,1/3 由豆制品提供,因此

动物性食物含蛋白质质量＝21.9 g×2/3＝14.6 g

豆制品应含蛋白质质量＝21.9 g×1/3＝7.3 g

如动物性食物由瘦猪肉提供,豆制品由豆腐提供,查常见食物的营养成分表得知,瘦猪肉含蛋白质 20.3％,豆腐含蛋白质 8.1％。

瘦猪肉数量＝14.6 g÷20.3％＝71.9 g

豆腐数量＝7.3 g÷8.1％＝90.1 g

③蔬菜量的确定。确定了动物性食物和豆制品的数量,就可以保证蛋白质的摄入。最后,微量营养素和膳食纤维的量用蔬菜补齐。蔬菜品种和数量的选择可根据季节市场供应情况的不同,以及动物性食物和豆制品配菜的需要来确定。

在一日膳食中,蔬菜的平均进食量应在 500 g 以上,其中有 300 g 以上是绿叶蔬菜。食品蔬菜废弃量可达 10％～30％,依此计算,每人每日蔬菜消费量应在 600～700 g,这样才能保证每日进食净菜不少于 500 g。蔬菜品种要多样,深色蔬菜、叶菜类占 50％,保证充足的维生素 C、胡萝卜素和足够量的钙、铁矿物质。保证充足的水果供应,每周食用 50 g 以上的菌藻类和 200 g 以上坚果类食物。

④油和盐量的确定。首先考虑以上食物已经含多少油和盐,如查常见食物的营养成分表,瘦猪肉中含脂肪 6.2％,豆腐中含脂肪 3.7％,大米(粳,标一)中含脂肪 0.6％。张先生午餐需要脂肪量为 27.0 g,则

植物油＝脂肪总量－确定的各种食物中脂肪的含量

＝27.0 g－71.9 g×6.2％－90.1 g×3.7％－188.7 g×0.6％＝18.1 g

早餐、晚餐依此类推。

(4)确定食谱

根据计算的每日每餐饭菜的用量,编制一日食谱,具体分配见表5-3。一日食谱确定后,可根据用餐者饮食习惯,市场供应情况等因素在同一类食物中更换品种和烹调方法,编制成一周食谱。

表 5-3　　　　　　　　　　　　　张先生一日食谱

餐次	食物名称	原料名称	可食部量/g	食品质量/g	烹调方法
早餐	小米粥	小米	30	30	熬
	花卷	小麦(特一粉)	110	110	蒸
	卤鸡蛋	鸡蛋	100	(两个)110	煮
	凉拌黄瓜	黄瓜	100	105	拌
		香油	3	3	
午餐	米饭	大米(粳,标一)	190	190	蒸
	肉片炒鲜蘑菇油菜	瘦猪肉	60	60	炒
		鲜蘑菇	50	60	
		油菜	100	110	
		植物油	10	10	
	番茄炒豆腐	豆腐	100	100	炒
		番茄	100	105	
		植物油	6	6	

（续表）

餐次	食物名称	原料名称	可食部量/g	食品质量/g	烹调方法
	馒头	小麦（特一粉）	140	140	蒸
	红烧草鱼	草鱼	70	120	烧
		植物油	5	5	
晚餐	萝卜丝炒虾皮	青萝卜	100	105	炒
		虾皮	10	10	
		植物油	5	5	
	小白菜紫菜汤	紫菜	5	5	炖
		香菜	5	6	
		小白菜	30	33	
		香油	2	2	

在食谱制定过程中，如果有牛奶，则将牛奶提前给出并计算牛奶中蛋白质、脂肪、碳水化合物含量。一般而言，在计算蛋白质、脂肪供给量时，主食全部需要计算在内，动物性食物一般只计算蛋白质和脂肪，碳水化合物忽略不计。蔬菜、水果一般不计算能量，碳水化合物、蛋白质、脂肪均忽略不计，只计算膳食纤维含量（食物交换份法除外）。食物品种配备时，应熟悉每类食品以及每类食物的营养特点，每日膳食中选用的食物品种应达到五大类、二十种以上。其中，除了三种以上的主食类食物外，还应包括三种以上的动物性食物（包括肉、禽、蛋、鱼、乳类），六种以上的花菜（包括根、茎、叶花、果菜）和薯类、藻类，两种以上的水果（包括坚果类），两种大豆及其制品，两种植物油。对于每餐膳食，也应该适当多品种地选用食物，一般午餐和晚餐选用的食物不应少于六个品种。

副食搭配时，首先要注意荤素搭配。动物性食物不仅限于肉类、禽类、蛋类，还应尽可能食用鱼、虾、贝类等海产品。新鲜蔬菜应首选绿叶蔬菜，豆荚菜、根茎菜、瓜果菜等都应根据不同的上市季节搭配选用。豆制品种类多，应尽量做到每天有一餐以上和两种以上的豆制品。薯类与藻类及海带、紫菜等具有其他食物没有的营养功能，也应注意经常选用。其次，要根据不同的食物性质（营养、口味、软硬、外形）确定搭配形式与制作方法。热菜与凉菜、熟食与生食、荤与素、菜与汤等都要合理搭配，以适应不同性质的食物之间、饭菜之间和几种菜之间的品种与口味的调剂。

（5）食谱的评价与调整

根据以上步骤设计出营养食谱后，还需对食谱进行评价，确定编制的食谱是否科学合理。应参照常见食物的营养成分表初步核算该食谱提供的能量和各种营养素的含量，与 DRI 进行比较，相差在±10%之内，可认为合乎要求，否则要增减或更换食品。

（6）营养餐的制作

根据食谱原料，运用合理的烹饪方法进行营养餐的制作。在烹饪过程中，食物中的蛋白质、脂肪、碳水化合物、维生素、矿物质、水等营养素发生着多种变化，了解这些变化，对于合理选用科学的烹调方法，严格监控烹饪过程中食物的质量，提高营养素在食物中的保存率和在人体中的利用率都有着重要作用。此外，营养餐的制作还应保证食物的色、香、味俱全，这样才能保证食物的正常摄入，达到营养配餐预期的营养素摄入量。

（7）食谱的总结、归档管理等

编制好食谱后，应该将食谱进行归档保存，并及时收集用餐者及厨师的反馈意见，总结食谱编制的经验，以便以后不断改进。

2.食品交换份法编制食谱

在具体工作中,食堂营养师、餐厅营养师比例不是很高,在进行具体配餐设计时以个体单独计算存在操作上的不可能性。用计算法设计营养食谱比较准确,但计算法的工作量较大。而食品交换份法的特点是:简单、实用、易于操作,非专业人员也可掌握。因此,食物交换份法成为食堂等首选配餐方法。

食物交换份法是将常用食物按其所含营养素量的近似值归类,计算出每类食物每份所含的营养素值和食物质量,然后将每类食物的内容列出表格供交换使用,最后,根据不同能量需要,按蛋白质、脂肪和碳水化合物的合理分配比例,计算出各类食物的交换份数和实际质量,并按每份食物能量等值交换关系选择食物。本法对病人和正常人都适用,此处仅介绍正常人食谱的编制。

(1)食物组合分类

在应用食物交换份法来确定营养素的摄入量时,为方便营养素和热量的计算,要把食物进行分类。如将常用食物归为以下四类:

①谷薯类食物:富含碳水化合物的食物。

②蔬果类:富含维生素、无机盐及食物纤维的食物。

③动物性食物:含优质蛋白质丰富的肉、禽、鱼、乳、蛋及豆类。

④纯热能食物:含丰富能量的油脂、纯糖、坚果等食品。

(2)算出各类食物每单位交换份中所含营养价值

食品交换时按所含营养素的特点可分四大组、九大类,凡能产生376 kJ(90 kcal)能量的食物称为一个交换份,见表5-4。

表5-4 每交换一份食物的产能营养素含量表

组别	类别	每份质量/g	热量/kJ(kcal)	蛋白质/g	脂肪/g	糖类/g	主要营养素
谷薯组	谷薯类	25	376(90)	2	—	20	糖类、膳食纤维
蔬果组	蔬菜类	500	376(90)	5	—	17	维生素、膳食纤维
	水果类	200	376(90)	1	—	21	
肉蛋组	大豆类	25	376(90)	9	4	4	蛋白质、脂肪
	乳类	160	376(90)	5	5	6	
	鱼肉蛋类	50	376(90)	9	6		
油脂组	坚果类	15	376(90)	4	7	2	脂肪、糖类
	油脂类	10(1汤匙)	376(90)	—	10	—	
	纯糖类	20	376(90)			20	

(3)确定各类食品的每份等值交换关系

谷薯类食物、鱼肉蛋类、乳类、大豆类、水果类、蔬菜类、油脂类、坚果类等食物的等值交换关系见表5-5～表5-12。

表 5-5 谷薯类食物能量等值交换关系 g

食物名称	质量	食物名称	质量
大米、小米、糯米	25	绿豆、红豆、芸豆、干豌豆	25
高粱米、玉米渣、薏米	25	干粉条、干莲子	25
面粉、米粉、玉米粉	25	烧饼、烙饼、馒头	35
混合面、燕麦片	25	咸面包、窝头、切面	35
莜麦面、荞麦面、苦荞	25	土豆、红薯、山药、藕、芋艿	100
各种挂面、通心粉	25	湿粉皮、凉粉	150
油条、油饼、苏打饼干	25	鲜玉米(中等大,含棒心)	200

每交换一份提供能量 376 kJ(90 kcal)、蛋白质 2 g、碳水化合物 20 g、脂肪 0.5 g

表 5-6 鱼肉蛋类食物能量等值交换关系 g

食物名称	质量	食物名称	质量
熟火腿、香肠	20	鸡蛋(带壳、大)	60
肥瘦猪肉	25	鸭蛋、松花蛋	60
熟叉烧肉(无糖)、午餐肉	35	鹌鹑蛋(6 个)	60
熟酱牛肉、酱鸭、肉肠	35	鸡蛋清	150
瘦猪、牛、羊肉	50	带鱼、草鱼、鲤鱼、甲鱼	80
带骨排骨	70	比目鱼、大黄鱼、鳝鱼	80
鸭肉、鹅肉	50	黑鲢鱼、鲫鱼	80
兔肉、蟹肉、水浸鱿鱼	100	对虾、青虾、鲜贝	80
鸡蛋粉	15		

每交换一份提供能量 376 kJ(90 kcal)、蛋白质 9 g、脂肪 4 g

表 5-7 乳类食物能量等值交换关系 g

食物名称	质量	食物名称	质量
奶粉	20	牛奶、羊奶	160
脱脂奶粉	25	无糖酸奶、淡全脂乳粉	130
奶酪	25		

每交换一份提供能量 376 kJ(90 kcal)、蛋白质 5 g、碳水化合物 6 g、脂肪 5 g

表 5-8 大豆类食物能量等值交换关系 g

食物名称	质量	食物名称	质量
腐竹	20	北豆腐	100
大豆(干)	25	南豆腐(嫩豆腐)	150
大豆粉	25	豆浆	400
豆腐丝、豆腐干	50		

每交换一份提供能量 376 kJ(90 kcal)、蛋白质 9 g、碳水化合物 4 g、脂肪 4 g

表 5-9 水果类食物能量等值交换关系 g

食物名称	质量	食物名称	质量
柿、香蕉、鲜荔枝(带皮)	150	鸭梨、柠檬、黄岩蜜桃	250
梨、桃子、苹果(带皮)	200	李子、杏	200
橘子、橙子、柚子、枇杷	200	草莓、阳桃	300
猕猴桃、菠萝、盖柿	200	西瓜、杜果	750
葡萄、樱桃	200		

每交换一份提供能量 376 kJ(90 kcal)、蛋白质 1 g、碳水化合物 21 g

表 5-10 蔬菜类食物能量等值交换关系 g

食物名称	质量	食物名称	质量
大白菜、圆白菜、菠菜、油菜	500	白萝卜、青椒、茭白、冬笋	400
韭菜、茴香、茼蒿、芹菜	500	倭瓜、南瓜、菜花	350
苤蓝、莴笋、油菜薹、西葫芦	500	鲜豇豆、扁豆、洋葱、蒜苗	250
番茄、冬瓜、苦瓜、黄瓜	500	胡萝卜	200
茄子、丝瓜、芥蓝、瓢儿菜	500	山药、荸荠、藕、凉薯	150
蕹菜、苋菜、龙须菜、绿豆芽	500	慈姑、百合、芋头	100
鲜蘑、水浸海带	500	毛豆、鲜豌豆、蚕豆	75

每交换一份提供能量 376 kJ(90 kcal)、蛋白质 5 g、碳水化合物 17 g

表 5-11 油脂类食物能量等值交换关系 g

食物名称	质量	食物名称	质量
豆油	10	猪油	10
花生油、玉米油	10	牛油	10
芝麻油、菜籽油	10	羊油	10
红花油	10	黄油	10
白糖	20	红糖	20

每交换一份提供能量 376 kJ(90 kcal)、脂肪 7 g

表 5-12 坚果类食物能量等值交换关系 g

食物名称	质量	食物名称	质量
花生米	15	核桃仁	13
葵花籽	15	腰果	16
南瓜子	16	炒西瓜籽(带壳)	40
炒葵花籽(带壳)	25	杏仁、芝麻酱、松子	15

每交换一份提供能量 376 kJ(90 kcal)、蛋白质 4 g、碳水化合物 2 g、脂肪 7 g

(4)不同能量的食物交换份表

不同能量的食物交换份表见表 5-13。

表 5-13 不同能量的食物交换份表

能量/kJ(kcal)	交换份数	谷薯类	蔬菜类	水果类	鱼肉蛋类	乳类	油脂类
5 021(1 200)	14.5	7	1	0	3	2	1.5
5 858(1 400)	16.5	9	1	0	3	2	1.5
6 694(1 600)	18.5	9	1	1	4	2	1.5
7 531(1 800)	21	11	1	1	4	2	2
8 368(2 000)	23.5	13	1	1	4.5	2	2
9 205(2 200)	25.5	15	1	1	4.5	2	2
10 042(2 400)	28	17	1	1	5	2	2

根据每个人全日能量的需要量不同,按照三大产能营养素的热量供给比例,以及食物份数或数量,即可进行食物选择。

(5)运用食物交换份法编制营养食谱

具体步骤如下:

①根据用餐者的年龄、性别、劳动强度、体态等,通过计算或查表的方法,确定用餐者每日能量的需要量。

②根据能量的需要量,查表 5-13 得出各类食物的交换份数。

③根据表 5-5 至表 5-12 确定每日各类食物的具体用量。

④将各类食物按比例分配到三餐中。

⑤设计出合理的营养食谱。

【例 5-7】李某,男,35 岁,公司职员,身高 170 cm,体重 68 kg,身体健康。用食物交换份法设计一日食谱。

【例 5-7 分析】

A. 确定能量需求

标准体重(kg)=170−105=65 kg,实际体重 68 kg,在理想体重±10%范围内。

BMI=$68/1.7^2$=23.53,在正常范围内。

由上述可知,体重和体形均正常,能量及营养素可按正常人膳食推荐摄入量供给。

B. 确定各类食物交换份数

a. 查表法 简单、快捷配餐方法,按能量水平即可获得全天各类食物的交换份数,参考表 5-13,然后按同类等值互换原则即可编制食谱。

通过查《中国居民膳食营养素参考摄入量》表可知,李某每日能量需要量为 2 400 kcal,全天总交换份数为 28 份,其中主食 17 份,蔬菜 1 份,水果 1 份,鱼肉蛋类 5 份,乳类 2 份,油脂类 2 份。

b. 计算法 首先确定全天三大产能营养素的供给量。由于李某是一位体重正常的健康成年男性,蛋白质、脂肪、碳水化合物供能分别为 15%、25%、60%,则供给如下。

蛋白质:2 400 kcal×15%÷4 kcal/g=90 g

脂肪:2 400 kcal×25%÷9 kcal/g=67 g

碳水化合物:2 400 kcal×60％÷4 kcal/g＝360 g

根据上述计算结果,参考食物交换份表计算李某全天各类食物的份数。具体步骤如下。

第一步:假设李某每日饮用牛奶2份,苹果或橘子1份,青菜1份,计算上述三类食物提供的能量和产能营养素。

能量:2×90 kcal＋1×90 kcal＋1×90 kcal＝360 kcal

蛋白质:2×5 g＋1×1 g＋1×5 g＝16 g

脂肪:2×5 g＋1×0 g＋1×0 g＝10 g

碳水化合物:2×6 g＋1×21 g＋1×17 g＝50 g

第二步:计算除去上述三类食物后剩余的能量及产能营养素需要量。

能量:2 400 kcal－360 kcal＝2 040 kcal

蛋白质:90 g－16 g＝74 g

脂肪:67 g－10 g＝57 g

碳水化合物:360 g－50 g＝310 g

第三步:分别计算其调节类食物所需的份数,首先计算主食类,然后计算副食类,最后计算油脂类。

主食类:310÷20＝15.5份

肉鱼蛋类:(74－15.5×2)÷9＝4.8份

油脂类:(57－15.5×0.5－5×4)÷10＝2.9份

第四步:根据计算结果,根据饮食习惯和口味在交换份表中选择适当的食物,谷薯类15.5份,可选择谷类7份、标准粉7.5份、山药1份,鱼肉蛋类可选择排骨2份、带鱼1份,鸡蛋1份、瘦猪肉0.8份,油脂类2.9份,可选择花生油2份、芝麻油0.9份,蔬菜类1份,可选择水浸海带丝0.2份、菠菜0.3份、油菜0.4份、青椒0.1份,牛奶2份,水果1份。全天食物合计27.2份,与查表法所得食物种类和份数接近。

C.根据各类食物的份数选择食物

参照表5-5～表5-12。

a.谷薯类食物15.5份,选择大米7份、标准粉7.5份、山药1份,则:

谷类量＝7×25 g＝175 g,标准粉量＝7.5×25 g＝187.5 g,山药量＝1×100 g＝100 g。

b.肉、蛋、豆类4.8份,选择排骨2份、带鱼1份,鸡蛋1份,瘦猪肉0.8份,则一日需要:

排骨量＝2×70 g＝140 g,带鱼量＝1×80 g＝80 g,鸡蛋量＝1×60 g＝60 g,瘦猪肉为50 g×0.8＝40 g。

c.乳类1份,每份160 g,一日饮乳量为2×160 g＝320 g。

d.蔬菜根据不同食用部位、不同色泽果实营养素含量的差别,根据交换份表选择蔬菜,包括:水浸海带丝0.2份、菠菜0.3份、油菜0.4份、青椒0.1份,则一日需要:

水浸海带丝量0.2×500 g＝100 g,菠菜量0.3×500 g＝150 g,油菜量0.4×500 g＝200 g,青椒量0.1×400 g＝40 g。

e.水果每份根据糖类含量不同,根据交换份表选择1份水果,包括:橘子0.5份、苹果0.25份、桃子0.25份,则:

橘子量＝0.5×200 g＝100 g,苹果量＝0.25×200 g＝50 g,桃子量＝0.25×200 g＝50 g。

f. 油脂类 2.9 份,每份 10 g,选择花生油 2 份、芝麻油 0.9 份,则一日需要:

花生油量=2×10 g=20 g,芝麻油量=0.9×10 g=9 g。

D. 分配每餐交换份数

根据三餐分配比例确定每餐各类食物交换份数,一般主食分配比例按早餐、中餐、晚餐各占 0.2∶0.4∶0.4 计算,也可按 0.3∶0.4∶0.3 计算。本例按 0.2∶0.4∶0.4 计算。则李某每餐各类食物份数见表 5-14(按计算法所得分配)。

表 5-14　　　　　　　　　　　　　　　每餐各类食物份数/份

食物类别	早餐	午餐	晚餐	合计
主食类	3.1	6.2	6.2	15.5
蔬菜类	0.2	0.4	0.4	1
水果类	0.2	0.5	0.3	1
肉鱼蛋类	1	1.9	1.9	4.8
乳类	2	0	0	2
油脂类	0.2	2	0.7	2.9
合计	6.7	11	9.5	27.2

E. 制定食谱并评价食谱

根据上述计算结果制定李某参考食谱,见表 5-15,计算能量及产能营养素供给量,并与推荐摄入量相比较,得知所定食谱中能量与产能营养素的供给量在推荐摄入量的±10%范围内,因此该食谱制定合理。

表 5-15　　　　　　　　　　　　　　　李某一日参考食谱

早餐			午餐			晚餐		
食物名称	原料及质量	烹调方法	食物名称	原料及质量	烹调方法	食物名称	原料及质量	烹调方法
二米粥	大米 22.5 g	煮	二米饭	大米 40 g	蒸	二米粥	大米 50 g	煮
	薏米 12.5 g			小米 30 g			玉米 20 g	
馒头	标准粉 62.5 g	蒸	红烧排骨	带骨排骨 140 g	烧	馒头	标准粉 125 g	蒸
凉拌海带丝	水浸海带丝 100 g	凉拌		花生油 5 g		红焖带鱼	带鱼 80 g	炖
	芝麻油 4 g		青椒炒山药	山药 100 g	炒		花生油 5 g	
苹果	50 g			青椒 40 g		扒油菜	油菜 200 g	炒
牛奶	320 g	煮		花生油 5 g			猪肉(瘦)40 g	
鸡蛋(带壳)	60 g	煮	凉拌菠菜	菠菜 150 g	凉拌		花生油 5 g	
				芝麻油 5 g		桃子	50 g	
			橘子	100 g				

一日食谱完成后,根据同类互换的原则可以编制一周食谱,也可按照中国居民平衡膳食宝塔上标出的数量(表 5-16)安排每日膳食。

食物	低热量 约 7.5 MJ(1 800 kcal)	中等热量 约 10.0 MJ(2 400 kcal)	高热量 约 11.7 MJ(2 800 kcal)
谷薯类	300	400	500
蔬菜	400	450	500
水果	100	150	200
肉、禽	50	75	100
蛋类	25	40	50
鱼虾类	50	50	50
豆类及豆制品	50	50	50
乳类及乳制品	100	100	100
油脂	25	25	25

表 5-16 　　　　　　平衡膳食宝塔建议不同能量膳食的各类食物参考摄入量　　　　　　　g/d

根据个人年龄、性别、身高、体重、劳动强度及季节等情况适当调整。从事轻体力劳动的成年男子(如办公室职员等)可参照中等热量膳食来安排自己的进食量;从事中等以上强度体力劳动者(如一般农田劳动者)可参照高热量膳食进行安排;不参加劳动的老年人可参照低热量膳食来安排。女性一般比男性的食量小,因为女性体重较轻且身体构成与男性不同。女性需要的能量往往比从事同等劳动的男性低 200 kcal 或更多。一般来说,人们的进食量可自动调节,当一个人的食欲得到满足时,他对能量的需要也就会得到满足。

F. 非产能营养素核算

根据食物摄入量核算非产能营养素的摄入量,对比中国居民营养素推荐摄入表进行调整。

G. 食物交换份法的使用基本原则和注意事项

食物交换份法是一个粗略但快速的编制食谱的方法。根据不同能量的各种食物用量,参考食物交换份表,确定不同能量供给量的食物交换份数。使用食物交换份法进行食物交换时,只能是同类食物之间进行互换,不同类食物之间不能进行互换,否则将增大得到食谱营养素含量的差别和不确定性。

五、食谱的营养评价和调整

食谱的营养评价和调整就是计算所设计食谱或提供的膳食中所含热量及各种营养素的数量,检验其是否能满足食用者的营养需要,营养素搭配是否合理,并加以修正,以满足平衡膳食的要求。评价与调整的目的是确定编制的食谱是否科学合理。参照常见食物的营养成分表初步核算该食谱提供的能量和各种营养素的含量,与 DRIs 进行比较,相差在 ±10% 以内,可认为合乎要求,否则要增减食品的数量和更换食品的种类。

1. 食谱营养评价和调整的作用

通过膳食营养核算可确保供给人体必需的能量和各种营养素,确保满足特殊人群的营养需要,避免膳食中营养素的缺乏和过量,保证膳食中各种营养素和原料合理搭配,以满足食用者的营养需要,防止由于膳食不平衡而导致的各种疾病,从而保证人体的正常发育,维持健康,保持充沛的精力,达到合理营养的目的。

2. 食谱营养评价

食谱营养评价包括食物和营养素的质和量的分析和评价。

（1）食谱营养评价的内容

根据食谱的制定原则，食谱营养评价应该包括以下几个方面：

①食谱中所含五大类食物是否齐全，是否做到了食物种类多样化。

②各类食物的量是否充足。

③全天能量和营养素摄入量是否适宜。

④三餐能量摄入分配是否合理，早餐是否保证了能量和蛋白质的供应。

⑤优质蛋白质占总蛋白质的比例是否恰当。

⑥蛋白质、脂肪、碳水化合物的供能比例是否适宜。

（2）食谱营养评价的过程

①首先按类别将食物归类排序，并列出每种食物的数量。

②从常见食物的营养成分表中查出每 100 g 食物所含营养素的量，算出每种食物所含营养素的量，计算公式为：

$$食物中某营养素含量=\frac{食物量(g)\times 可食部分比例\times 100\ g\ 食物中营养素含量}{100}$$

③将所用食物中的各种营养素分别累计相加，计算出一日食谱中三种能量营养素及其他营养素的量。

④将计算结果与中国营养学会制定的《中国居民膳食营养素参考摄入量》中同年龄同性别人群的水平比较，进行评价。相差在±10%以内，可认为合乎要求，否则要增减或更换食品的种类或数量。

⑤根据蛋白质、脂肪、碳水化合物的能量折算系数，分别计算出蛋白质、脂肪、碳水化合物三大产能营养素提供的能量及占总能量的比例。

⑥计算出动物性及豆类蛋白质占总蛋白质的比例。

⑦计算三餐提供能量的比例。

【例 5-8】某男，30 岁，身高 174 cm，体重 68 kg，从事中等体力劳动，他的某一日食谱见表 5-17，请对此食谱进行营养分析，并评价该食谱的设计是否符合营养要求。

表 5-17　　　　　　　　　　　　　　　某男一日食谱

餐次	食物名称	原料名称	可食部量/g	食品质量/g	烹调方法
早餐	小米粥	小米	30	30	熬
	花卷	小麦(特一粉)	110	110	蒸
	卤鸡蛋	鸡蛋	100	(两个)110	煮
	凉拌黄瓜	黄瓜	100	105	拌
		香油	3	3	
午餐	米饭	大米(粳,标一)	190	190	蒸
	肉片炒鲜蘑菇油菜	瘦猪肉	60	60	炒
		鲜蘑菇	100	110	
		油菜	100	110	
		植物油	10	10	
	番茄炒豆腐	豆腐	100	100	炒
		番茄	100	105	
		植物油	6	6	

(续表)

餐次	食物名称	原料名称	可食部量/g	食品质量/g	烹调方法
晚餐	馒头	小麦(特一粉)	140	140	蒸
	红烧草鱼	草鱼	70	120	烧
		植物油	5	5	
	萝卜丝炒虾皮	青萝卜	100	105	炒
		虾皮	10	10	
		植物油	5	5	
	小白菜紫菜汤	紫菜	5	5	炖
		香菜	5	6	
		小白菜	30	33	
		香油	2	2	

【例 5-8 分析】

A. 对食物结构和数量的评价

首先按类别将食谱中的食物归类排序,并列出每种食物的数量(见表 5-18),与中国居民平衡膳食宝塔进行比较,看食物种类是否齐全。

表 5-18　　　　　　　　　食谱中食物种类及数量

食物类别	原料质量	合计/g	宝塔推荐量/g
谷薯类	小麦(特一粉)250 g、大米(粳,优标)190 g、小米 30 g	470	250～400
蔬菜	黄瓜 100 g、油菜 100 g、番茄 100 g、鲜蘑菇 100 g、小白菜 30 g、青萝卜 100 g、香菜 5 g	535	300～500
水果类	水果 0 g	0	200～350
禽畜肉、鱼、蛋类	瘦猪肉 60 g	60	40～75
	紫菜 5 g、草鱼 70 g、虾皮 10 g	85	40～75
	鸡蛋 100 g	100	40～50
乳、豆类	豆腐 100 g	100	25～35
	牛乳 0 g	0	300
纯热量食物	植物油 26 g、香油 5 g	31	25～30

评价:该食谱五大类食物中缺乏水果和乳类,蛋类和豆类、谷类超量,蔬菜稍微超量。

B. 食物中营养素含量的计算

根据常见食物的营养成分表,计算出各种食物所含营养素的量。

以 190 g 大米(粳,标一)所含营养素为例,从常见食物的营养成分表查出大米 100 g 食部为 100%,含能量 1 435 kJ,蛋白质 7.7 g,脂肪 0.6 g,糖类 76.8 g,维生素 B_1 为 0.16 mg,钙为 11 mg,铁 1.1 mg,故 190 g 大米可提供:

能量＝190×100%×1 435÷100＝2 726.5(kJ)

蛋白质＝190×7.7÷100＝14.63(g)

脂肪＝190×0.6÷100＝1.14(g)

糖类＝190×76.8÷100＝145.92(g)

维生素 B_1＝190×0.16÷100＝0.3(mg)

$$钙＝190×11÷100＝20.9(mg)$$

$$铁＝190×1.1÷100＝2.1(mg)$$

其他食物计算方法和过程依此类推，计算结果见表 5-19。

表 5-19　　　　　　　　　某男一日食谱

餐次	食物名称	原料名称	可食部量/g	能量/kJ	蛋白质/g	脂肪/g	糖类/g	钙/mg	铁/mg	维生素A/μgRE	维生素B₁/mg	维生素C/mg
早餐	小米粥	小米	30	449	0	0.93	22.05	12.3	1.53	—	0.11	
	花卷	小麦(特一粉)	110	1 611.5	11.33	1.21	82.06	29.7	2.97		0.19	
	卤鸡蛋	鸡蛋	100	653	12.8	11.1	1.3	44	2.3	194	0.13	
	凉拌黄瓜	黄瓜	100	63	0.8	0.2	2.4	24	0.5	15	0.02	9
		香油	3	112.8	0	3	0	0.27	0.07	0	0	0
小计		—	—	2 889.3	24.93	16.44	107.81	112.27	7.37	209	0.45	
午餐	米饭	大米(粳,标一)	190	2 726.5	14.63	1.14	145.92	20.9	2.1		0.3	
	肉片炒鲜蘑菇油菜	瘦猪肉	60	358.8	12.18	3.72	0.9	3.6	1.8	26.4	0.32	—
		鲜蘑菇	50	41.85	1.35	0.05	1	3	0.6	1	0.04	1
		油菜	100	83.5	1.8	0.5	2.7	108	1.2	103	0.04	38
		植物油	10	375.7	0	10	0	1.3	0.2	0	0	—
	番茄炒豆腐	北豆腐	100	410	12.2	4.8	1.5	138	2.5	5	0.05	—
		番茄	100	79	0.9	0.2	3.5	10	0.4	92	0.03	19
		植物油	6	225.4	0	6	0	0.78	—	0	0	—
小计			—	4 300.75	43.06	26.41	155.52	285.58	8.8	227.4	0.78	58
晚餐	馒头	小麦(特一粉)	140	2 051	14.4	1.54	104.44	37.8	1.36	—	0.24	
	红烧草鱼	草鱼	70	328	11.6	3.64	—	26.6	0.56	7.7	0.028	—
		植物油	5	187.85	0	5	0	0.65	0.1			
	萝卜丝炒虾皮	青萝卜	100	130	1.3	0.2	6	40	0.8	10	0.04	14
		虾皮	10	6.4	3.07	0.22	0.25	99.1	0.67	1.9	0.002	—
		植物油	5	187.85	0	5	0	0.65	0.1	—	—	—
	小白菜紫菜汤	紫菜	5	43.3	1.34	0.06	1.13	13.2	2.75	11.4	0.01	0.01
		香菜	5	6.5	0.09	0.02	0.25	5.05	0.15	9.7	0.002	2.4
		小白菜	30	18.9	0.45	0.09	0.48	27	0.54	84	0.006	8.4
		香油	2	75.2	0	2	0	0.18	0.044	0	0	—
小计				3 035	32.25	18.77	112.55	250.23	7.074	124.7	0.328	24.81
合计				10 225.05	100.24	61.62	375.88	648.08	23.244	561.1	1.558	91.81

注：● 全日摄入盐 6 g。

● 部分食物的营养成分可通过附录二查得，其余可通过"食品营养成分"网站查询。

C. 计算食谱中所含能量和各种营养素的量

将所有食物中的各种营养素分别累计相加,计算出一日食谱中三种能量营养素及其他营养素的量,计算结果见表5-19。

D. 能量和营养素摄入量的评价

将计算结果与中国营养学会制定的中国居民膳食中营养素参考摄入量表中同年龄同性别人群的水平比较,进行评价。若食谱提供的营养素含量与参考摄入量比值不超过10%,则视为合理,食谱也不需要修正。结果见表5-20。

表 5-20　　　　　　　　　　　　　某男一日食谱提供的营养素量评价表

项目	能量/kJ	蛋白质/g	脂肪/g	糖类/g	钙/mg	铁/mg	维生素 A /μgRE	维生素 B₁ /mg	维生素 C /mg
实际摄入量	10 225.05	100.24	61.62	375.88	648.08	23.244	561.1	1.558	91.81
推荐摄入量	10 880	65	60~90	371~400	800	12	800	1.4	100
占推荐量百分比	94%	154%	—	—	81%	194%	70%	111%	92%

E. 计算三种供能物质占总能量的比例

首先根据蛋白质、脂肪、糖类的能量折算系数,分别计算出三种营养素提供的能量,再计算出各自所占总能量的比例。计算公式:

产热营养素提供能量占总能量比例=该营养素质量×该营养素生理系数÷全日总能量

蛋白质提供能量占总能量比例=100.24 g×16.7÷10 225.05=16.4%

脂肪提供能量占总能量比例=61.62 g×37.6÷10 225.05=22.7%

碳水化合物提供能量占总能量比例=375.88 g×16.8÷10 225.05=61.8%

该食谱的计算结果见表5-21。

表 5-21　　　　　　　某男一日摄入的三大产热营养素占一天总能量的百分比

类别	质量/g	能量/kJ	总能量/kJ	占总能量/%	推荐供能比/%
蛋白质	100.24	1 674	10 225.05	16.4	10~15
脂肪	61.62	2 316.9	10 225.05	22.7	20~30
碳水化合物	375.88	6 314.8	10 225.05	61.8	55~65

蛋白质、脂肪、碳水化合物适宜的供能比分别为10%~15%、20%~30%、55%~65%。该例食谱的蛋白质、脂肪、碳水化合物的摄入比例还是比较合适的。

F. 计算出动物性及豆类蛋白质占总蛋白质的比例

将来自动物性食物及豆类食物的蛋白质数量累计相加,本例结果为51.85 g,食谱中总蛋白质含量为100.24 g,可以求得:

动物及豆类蛋白质占总蛋白质比例=51.85 g÷100.24 g=51.7%

优质蛋白质占总蛋白质比例超过一半,可认为优质蛋白质供应比例适宜。

G. 计算三餐提供能量占总能量的比例

将早、中、晚三餐的所有食物提供的能量分别按餐次累计相加,得到每餐摄入的能量,然后除以全天摄入的总能量得到每餐提供能量占全天总能量的比例。计算结果见表5-22。

表 5-22 某男三餐能量分配比例

餐次	能量/kJ	占总能量/%	推荐适宜比例/%
早餐	2 889.3	28.3	30
午餐	4 300.75	42.1	40
晚餐	3 035	29.7	30
合计	10 225.05		

分析结果是早餐供能略低,午餐略高,晚餐合适。

总的看来,该食谱种类齐全,能量及大部分营养素数量充足,三大产能营养素比例适宜,考虑了优质蛋白质的供应,三餐能量分配合理,是比较科学合理的营养食谱。

需要强调的是,在实际的食谱制定工作中,还必须对各种微量营养素的适宜性进行评价,而且需要检测就餐人群的体重变化及其他营养状况指标,对食谱进行调整。

(3)食谱的调整

通过以上对食谱的营养素的计算与评价,如果某种或某些营养素的量与推荐量偏离(不足或超过)较大,则应进行调整,直至基本符合要求。

如仍以上述某男的食谱为例,计算出该食谱可提供脂肪是 61.62 g、维生素 A 561.1 μgRAE、钙 648.08 mg、铁 23.244 mg,将计算结果与中国居民膳食营养素参考摄入量中同年龄同性别人群的水平比较,成年男性中等体力劳动者每日膳食营养素参考摄入量中 RNI:脂肪最低量为 60 g、钙是 800 mg、维生素 A 是 800 μgRAE、铁的摄入量是 15 mg。

可见,本例该食谱提供的能量、脂肪、维生素 B_1、维生素 C 基本符合要求,脂肪、钙、维生素 A 不足,铁含量过高。在烹调食物中,植物油的用量适宜,可增加乳制品及豆制品的摄入,补充钙的不足,每周通过补充 1～2 次动物内脏来弥补维生素 A 的不足,适当控制含铁丰富的食物,以弥补此食谱的不足之处。

任务实施七

大学生一日营养食谱的制定及评价

【健康、安全与环保】

健康、安全与环保(Health,Safety,Environment)是当前石油与化工行业普遍认可的一种管理模式,具有系统化、科学化、规范化、制度化等特点。一种事前通过识别与评价,确定在活动中可能存在的危害及后果的严重性,从而采取有效的防范手段、控制措施和应急预案来防止事故的发生或把风险降到最低程度,以减少人员伤害、财产损失和环境污染的有效管理方法。为贯彻安全和环保的各项要求,保证检测人员的安全和健康,及时发现和消除安全隐患,防止安全事故的发生,保障各项实验实训环节顺利运行,本书添加本部分内容。

中国大学在校生年龄大多数在 18～25 周岁,处于青春期的后期,是由青春期向成熟期转变的阶段。这一特定年龄段的年轻人,生理上趋于成熟,表现在身体形态、机能、神经系统、内分泌及性的发育变化上,不仅身体发育需要有足够的能量和各种营养素,而且繁重的脑力活动更需要充足的能量和营养素。较多的大学生饮食结构不合理,存在不良的饮食习惯,例如不吃早餐或早餐吃得马虎。个别女大学生盲目减肥,实际上,女性在发育成熟后,生理上要求有一定的皮下脂肪积存,如果用控制进食来减少皮下脂肪的积存,很容易造成营养缺乏。另外,要注意不要酗酒,以免影响健康。

一、任务目标

了解食谱编制的目的和意义,明确食谱编制的原则,熟练掌握食谱编制的步骤和方法,能熟练编制符合营养要求的食谱并能对其进行评价。加强对平衡膳食理论知识的理解,提高知识综合应用能力,增强分析、解决问题的能力。培养组员团队协作精神和安全环保意识,养成良好的实验劳动习惯。

二、任务案例

1. 高某,女,18 岁,165 cm,65 kg,请为其编制一日的营养食谱。
2. 将给定的食谱进行分析和评价。

三、工作过程

1. 用计算法编制一日营养食谱

【步骤 1】:工作准备

笔记本、记录本、食物的营养成分表、计算器、中国居民膳食营养素参考摄入量(DRIs)表。

【步骤 2】:判断体型,确定能量摄入量。

(1)查表法

查中国居民膳食营养素参考摄入量(DRIs)表,求得该女大学生一日能量需要量为 2 300 kcal。

(2)计算法

标准体重(kg)=身高-105=165-100=65 kg

体质指数(kg/m²)=65 kg÷1.65² m²=23.88 kg/m²

该女大学生属于正常体型,题意是从事中等体力劳动,查成年人每日能量需要量表 5-1 得,此人单位标准体重能量需要量为 35 kcal/kg。

全日能量供给量(kcal)=65 kg×35 kcal/kg=2 275 kcal

【步骤 3】:计算宏量营养素参考摄入量。

该大学生宏量营养素的供能比例为蛋白质:脂肪:碳水化合物=12%:25%:63%,则:

膳食中蛋白质参考摄入量:2 300 kcal×12%÷4 kcal/g=69 g

膳食中脂肪参考摄入量:2 300 kcal×25%÷9 kcal/g=63.9 g

膳食中碳水化合物参考摄入量:2 300 kcal×63%÷4 kcal/g=362.3 g

【步骤 4】:根据餐次比计算每餐供能营养素目标。

大学生三餐能量分配以早餐:午餐:晚餐=30%:35%:35%为宜。则宏量营养素分配如下:

早餐:蛋白质=69 g×30%=21 g;脂肪=63.9 g×30%=19.2 g;碳水化合物=362.3 g×30%=108.7 g

午餐、晚餐:蛋白质=69 g×35%=24 g;脂肪=63.9 g×35%=22.4 g;碳水化合物=362.2 g×35%=126.8 g

【步骤 5】:根据三大产能营养素的需要量,确定主、副食的需要量。

早餐:含碳水化合物 108.7 g,若选鲜牛奶 200 g,馒头和糯米粥分别提供 30%和 70%的碳水化合物,则:

牛奶 200 g,含蛋白质=200 g×3%=6 g,脂肪=200 g×3.2%=6.4 g,碳水化合物=200 g×3.4%=6.8 g

剩余碳水化合物:108.7 g−6.8 g=101.9 g

糯米:101.9 g×70%÷74.7%=95.5 g;馒头:101.9 g×30%÷44.2%=70.8 g

剩余蛋白质:21 g−6 g−95.5 g×9%−70.8 g×6.2%=2 g,全部由鸡蛋提供。

鸡蛋:2 g÷12.7%=15.7 g

剩余脂肪:19.2 g−6.4 g−95.5 g×1%−69.2 g×1.2%−15.7 g×8.8%=9.6 g

油:9.6 g÷99.9%=9.6 g

午餐:含碳水化合物126.8 g,蛋白质24 g,现选二米饭(稻米70%,黑米30%)为主食,副食中蛋白质的2/3由动物性食物提供,选用猪肉(后臀尖);1/3由豆制品提供,选用豆腐皮(熏),其他副食视市场供应情况而定。

稻米:126.8 g×70%÷77.2%=115 g;黑米:126.8 g×30%÷68.3%=55.7 g

剩余蛋白质:24 g−115 g×7.4%−55.7 g×9.4%=10.3 g,由猪肉(后臀尖)和豆腐皮(熏)提供。

猪肉:10.3 g×2/3÷14.6%=47 g;豆腐皮:10.3 g×1/3÷15.8%=21.7 g

剩余脂肪:22.4 g−115 g×0.8%−55.7 g×2.5%−47 g×30.8%−21.7 g×4.9%=4.5 g

油:4.5 g÷99.9%=4.5 g

晚餐:含碳水化合物126.8 g,蛋白质24 g,选龙须面为主食,副食中的蛋白质选用腊肠来提供。

龙须面:126.8 g×100%÷74.5%=170 g

剩余蛋白质:24 g−170 g×11.2%=5 g,由腊肠提供。

腊肠:5 g×100%÷22%=22.7 g

剩余脂肪:22.4 g−170 g×0.5%−22.7 g×48.3%=10.5 g

油:10.5 g÷99.9%=10.5 g

【步骤6】:配备蔬菜。

设计蔬菜的品种和数量,要考虑主要微量营养素(如维生素A、维生素C)、膳食纤维的含量。蔬菜的品种和数量可根据地域、季节等市场供应以及动物性食物和豆制品配菜的需要来确定。

【步骤7】:确定纯能量食物的量。

油脂的摄入应以植物油为主,有一定量动物脂肪摄入,因此以植物油为纯能量食物的来源。

【步骤8】:食谱营养核查。参照常见食物的营养成分表,初步核算该食谱提供的能量和宏量营养素,与标准进行比较,如不符合,进行相应调整。

【步骤9】:食谱的编制。具体配餐见表5-23。

表5-23 　　　　　　　　　大学生一日食谱(按可食部计)

早餐		午餐		晚餐	
食物名称	原料及质量	食物名称	原料及质量	食物名称	原料及质量
牛奶	200 g	二米饭	糯米115 g,黑米55.7 g	龙须面	170 g
糯米粥	糯米95.5 g	猪肉炒洋葱	猪肉47 g,洋葱100 g,大豆油4.5 g	腊肠荷兰豆	腊肠22.7 g,荷兰豆80 g,花生油4 g

（续表）

早餐		午餐		晚餐	
食物名称	原料及质量	食物名称	原料及质量	食物名称	原料及质量
馒头	富强粉70.8 g	豆腐皮(熏)	21.7 g	蒜蓉西蓝花	西蓝花100 g,花生油4 g
西红柿炒鸡蛋	鸡蛋15.7 g,西红柿80 g,大豆油5 g	拌黄瓜	黄瓜50 g,香蕉5 g	老虎菜	青椒50 g,香菜30 g,葱40 g,芝麻油2.5 g
炒豆芽菜	绿豆芽100 g,韭菜20 g,大豆油4.6 g	素什锦	海带丝50 g,芹菜50 g,菜花50 g,青椒50 g	苹果	100 g
香蕉	100 g				

2. 大学生一日食谱的分析和评价

某大学生,女,20岁,身高160 cm,体重50 kg,其一日食谱见表5-24,根据其食谱,评价此学生一日各种营养素的摄入在质和量上能否符合生理需要。

表5-24 　　　　　　　　　某女大学生一日营养食谱

早餐		午餐		晚餐	
食物名称	原料及质量	食物名称	原料及质量	食物名称	原料及质量
牛奶	鲜牛奶250 g	大米饭	大米175 g	肉丝青菜面条	肉丝25 g、青菜50 g、挂面125 g
葱花卷	面粉125 g、青菜50 g	鸡蛋炒菠菜	鸡蛋80 g、菠菜100 g	番茄烩豆腐	番茄150 g、豆腐100 g、植物油10 g
		肉丝炒豆芽	瘦肉丝75 g、豆芽150 g、植物油10 g		

【步骤1】:工作准备。

食谱、笔记本、记录本、食物的营养成分表、计算器、中国居民膳食营养素参考摄入量(DRIs)表、中国居民平衡膳食宝塔。

【步骤2】:计算食谱中各种食物的营养成分。

(1)将摄取食物的餐次、种类、数量(指原材料的可食部)记入表5-25。

表5-25 　　　　　　　　女大学生一日食物营养成分计算(按可食部计)

餐次	食物名称	原料名称	质量/g	能量/kJ	蛋白质/g	脂肪/g	糖类/g	钙/mg	磷/mg	铁/mg	维生素A/μgRAE	胡萝卜素/mg	维生素B₁/mg	维生素C/mg
早餐														
小计														

（续表）

餐次	食物名称	原料名称	质量/g	能量/kJ	蛋白质/g	脂肪/g	糖类/g	钙/mg	磷/mg	铁/mg	维生素A/μgRAE	胡萝卜素/mg	维生素B₁/mg	维生素C/mg
午餐														
小计														
晚餐														
小计														
合计														

（2）计算膳食中各食物的能量和营养素含量。

从常见食物的营养成分表（见附录二）中查出每100 g食物所含营养素的量，算出每种食物所含营养素的量，将计算结果填入表5-25中。

计算公式查阅本任务相关知识。

（3）计算出每天各营养素总量和能量合计。

将所用食物中的各种营养素分别累计相加，计算出一日食谱中三大产能营养素及其他营养素的量。

（4）小计和合计：小计是按每餐分别汇总各类营养素，尤其是能量的摄入量。合计是将全天的能量和营养素摄入量计算出来并填入合计栏中。

【步骤3】：分析与评价。

（1）对食物量和膳食结构的分析与评价

首先将一日食谱中食物按类别进行归类排序，看食物种类是否齐全，并列出每种食物的摄入量，与平衡膳食宝塔建议不同能量膳食的各类食物参考摄入量（表5-16）标准比较，计算有关数据并填入表5-26中。

表5-26　　　　　　女大学生一日食物种类和数量

食物种类	摄入量(折算后)/g	膳食宝塔推荐量/g	摄入量占推荐量的比例/%
谷薯类		400	
蔬菜		450	
水果		150	
肉、禽		75	
蛋类		40	
鱼虾类		50	
豆类及豆制品		50	
乳类及乳制品		100	
油脂		25	

评价：_____

（2）对能量和营养素摄入量进行评价

参照附录一《中国居民膳食营养素参考摄入量（DRIs）》，求出推荐的供给量标准，将一日摄入的能量和各种营养素的量的计算结果与推荐摄入量进行比较并评价，结果填入表 5-27 中。

表 5-27　　　　　　　　　　一日营养素摄入量占推荐的供给量标准的比较

项目	能量/kJ	蛋白质/g	脂肪/g	碳水化合物/g	钙/mg	铁/mg	磷/mg	视黄醇当量/g	硫胺素/mg	核黄素/mg	维生素C/mg
摄入量											
推荐量标准											
摄入量占推荐标准量的比例/%											

评价：＿＿＿＿＿＿＿＿＿＿＿＿＿＿＿＿＿＿＿＿＿＿＿＿＿＿＿＿＿＿＿＿

（3）能量来源评价

计算一日所摄入的三大产能营养素占一天总能量的百分比，将结果填入表 5-28 中。

表 5-28　　　　　　　　　　　　能量来源

项目	蛋白质	脂肪	碳水化合物	合计
摄入量/g				
供能量/kcal				
占全日能量的比例/%				
标准/%	10～15	20～25	60～70	100

评价：＿＿＿＿＿＿＿＿＿＿＿＿＿＿＿＿＿＿＿＿＿＿＿＿＿＿＿＿＿＿＿＿

（4）蛋白质来源的评价

计算蛋白质来源并填写表 5-29。

表 5-29　　　　　　　　　　　蛋白质来源百分比

项目	动物性蛋白质	豆类蛋白质	谷类蛋白质	其他	合计
重量/g					
占总蛋白质的比例/%					
推荐值	占优质蛋白质2/3	占优质蛋白质1/3	50%～60%		

评价：＿＿＿＿＿＿＿＿＿＿＿＿＿＿＿＿＿＿＿＿＿＿＿＿＿＿＿＿＿＿＿＿

（5）三餐热量。求出各餐热量占全天总热量的比例，填入表 5-30 中。

表 5-30　　　　　　　　　　　三餐能量分配

项目	早餐	中餐	晚餐
每餐摄入能量/kcal			
占全日能量的比例/%			
推荐值	25～30	30～40	30～40

评价：＿＿＿＿＿＿＿＿＿＿＿＿＿＿＿＿＿＿＿＿＿＿＿＿＿＿＿＿＿＿＿＿

（6）钙磷比例。算出 Ca：P＝1：X，并填写表 5-31。

表 5-31 　　　　　　　　　　　　钙磷比例

项目	钙	磷
质量/g		
比例/%		

注：建议比例，成人 1：(1.5～2)，儿童 1：(1～1.5)。

评价：_____

（7）总评及改进建议

从各项分析的结果与标准对比进行营养供应上的评价，提出改进意见。

【任务训练】结合自身情况，为自己设计一餐或一日的食谱，并对其进行评价和调整。

效果评价

通过本任务的学习，你是否掌握了编制和分析评价食谱的方法？

考考你

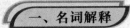 一、名词解释

1.营养食谱　2.食谱编制　3.营养配餐　4.食谱　5.食物交换份法

二、填空题

1.食谱是指将_____内的膳食做一个_____安排，即各种食物_____、烹调等具体实施的方案，其中包括_____种类、数量及其在各餐中的分配。

2.用计算法制定营养食谱时，确定主食的品种、数量主要是根据各类主食原料中_____的含量确定，副食的品种和数量的确定依据是其应提供的_____量来确定。

3.计算宏量营养素全日应提供的能量分配比例为：蛋白质占_____、脂肪占_____、碳水化合物占_____。

4.营养食谱的制定方法有：计算法和_____。

5.用计算法编制食谱时，三餐分配要合理，早餐提供的能量应占全天总能量的_____，午餐应占_____，晚餐应占_____。

三、选择题

1.蛋白质占膳食总热量供给中的合理比例为（　　）。

A.5%～10%　　　　B.10%～15%　　　　C.15%～20%　　　　D.20%～25%

2.我国居民膳食中脂肪提供的能量占总能量的适宜比例应为（　　）。

A.10%～15%　　　　B.20%～25%　　　　C.30%～45%　　　　D.55%～65%

3.烹调青菜时，以下烹调方式造成维生素 C 的损失最少的是（　　）。

A.蒸　　　　　　　B.煮菜　　　　　　C.在开水中焯后再炒　　D.急火快炒

4.蛋白质在烹调加工中的变化包括（　　）。

A.变性作用　　　　B.焦糖化作用　　　　C.糊化作用　　　　D.老化作用

5.食物交换份法通常将常用食物所含营养素的特点划分为（　　）大类食物。

A. 4　　　　　　　　　B. 5　　　　　　　　　C. 6　　　　　　　　　D. 8

四、简答题

1.营养配餐的意义是什么？

2.营养配餐的理论依据是什么？

3.营养食谱的制定方法有哪些？

4.营养食谱的编制原则有哪些？

5.计算法编制营养食谱的流程主要有哪些步骤？

五、某公司职业经理，女，38 岁，请分别用计算法和食品交换份法为其设计一日营养食谱。

拓展知识

服用维生素的六大误区

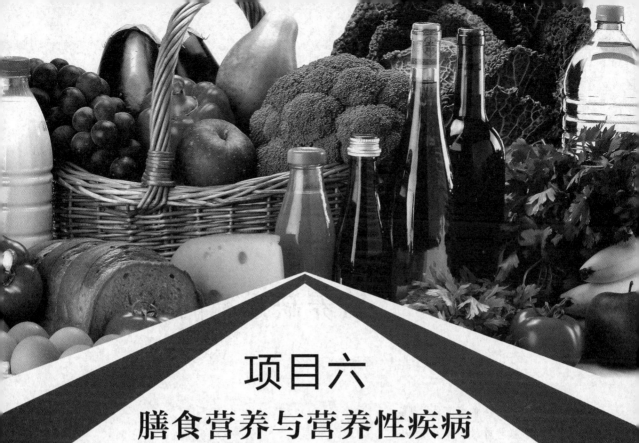

项目六
膳食营养与营养性疾病

思政育人

"我多长卿病,日久思朝廷。肺枯渴太甚,漂泊公孙城。"

——杜甫《同元使君春陵行》

汉朝司马相如患有消渴症,古人便以"长卿病"代指消渴症,也就是现代医学所称的糖尿病。

通过古诗词,丰富学生的中国传统文化学识,提升学生的文化品位和精神内涵;培养学生的科学探究精神,激发学生学习的内生动力;同时培养健康意识、尊重生命、尊重客观规律。

案例导入

现在许多学校中午为学生准备营养午餐,但是一些学生少吃或不吃学校准备的午餐,而吃方便面,更有部分学生到校外的肯德基、麦当劳吃快餐。

案例分析

人通过饮食,汲取其中有益于身体的成分,以维持健康和从事各项活动。如果人体的营养生理需求与膳食之间的平衡出现失调,即膳食营养素不适应人体的营养与卫生要求,无论是缺乏或过剩都可能导致疾病的发生。

营养性疾病是指因营养素摄入不足、消化吸收障碍和消耗增加引起营养缺乏以及营养素过剩或营养代谢异常而引起的一类疾病。概括为以下几个方面：①个别或几种营养素摄入不足或缺乏可导致相应的营养缺乏病；②某些营养素长期摄入不足或缺乏，除去现有相应的营养缺乏体征外，同时还可降低机体免疫功能；③某些营养素摄入过剩也可导致机体代谢和生理功能紊乱，如肥胖症、高血压、糖尿病等的发生与长期能量摄入过剩关系密切。

任务一　营养缺乏病的膳食

通过本任务的学习，做到：

1. 了解营养缺乏病的病因。

2. 掌握营养缺乏病的类型及症状。

知识准备

营养缺乏病指长期严重缺乏一种或多种营养素而造成机体出现各种相应的临床表现或病症，如维生素C缺乏病、缺铁性贫血、眼干燥症、地方性甲状腺肿等。营养缺乏病的病因有原发性和继发性两类：原发性病因指单纯营养素摄入不足，继发性病因指由于其他疾病而引起的营养素不足。

我国地域辽阔，各地经济水平有一定的差距。在一些经济欠发达的地区，营养缺乏病仍然比较多见；在一些经济较发达的地区，因偏食、限食、生理需要增多等因素的影响，可能导致营养缺乏病的发生。而较常见的营养缺乏病以蛋白质-能量营养不良、维生素缺乏病以及钙、铁等矿物质缺乏病较多发生。预防和治疗营养缺乏病是营养学研究的重点之一。

一、蛋白质-能量营养不良

蛋白质-能量营养不良，是因食物供应不足或因某些疾病等因素而引起的一种营养缺乏病，是目前发展中国家较严重的营养问题，主要患者是5岁以下的儿童，主要原因是儿童对蛋白质与能量的需要量相对较高。

1. 病因

(1) 长期食物摄入量不足，如战乱、灾荒、贫穷等原因，或过分节食，长期饮食的量与质的不足；或小儿母乳不足未及时添加牛乳，只喂米粥或面糊等，或给婴儿喂养蛋白质含量低的劣质

"乳粉",导致能量与蛋白质摄入皆不足。小儿生长发育需要较多优质动物蛋白与大豆蛋白,如果摄入不足也可致营养不足。

(2)胃肠道疾病,如消化道先天畸形、各种慢性胃肠道疾患如肠吸收不良综合征、慢性肠炎或痢疾、严重肠寄生虫病等,影响营养素的吸收,可致营养不良。

(3)慢性消耗性疾病,如结核病、肝硬化、严重心肾疾病、癌症等,使食欲下降且消耗增多,从而导致营养不良。

(4)早产、胎内发育不良,胎儿先天贮备不足,出生后由于生长迅速,对各种营养素的需要量增加,如果所需的营养素供应跟不上,可导致营养不良。

(5)不良饮食习惯,如偏食,挑食,拒食肉、蛋、乳、豆类等,使能量与蛋白质,尤其是优质蛋白质的摄入量长期不足,也可导致营养不良。

2.分类

(1)体重不足

按年龄的体重(体重/年龄)低于正常儿童的变异范围,反映儿童有一般性营养不良。

小儿营养不良分度:Ⅰ度,体重低于正常同龄儿童平均值的 $15\%\sim25\%$,皮下脂肪层变薄。Ⅱ度,体重低于正常平均值的 $25\%\sim40\%$,身高低于正常,骨龄亦偏低,面部皮下脂肪层消失,呈老人外貌,免疫力低下,易感染。

(2)发育迟缓

按年龄的身高(身高/年龄)低于正常儿童的变异范围,反映儿童有慢性营养不良的状况。

(3)消瘦

按身高的体重(体重/身高)低于正常儿童的变异范围,反映儿童近期或有急性营养不良的状况。

3.临床表现

蛋白质-能量营养不良在临床上一般可分为消瘦型、水肿型和混合型。

(1)消瘦型

由能量严重不足所致,消瘦为其特征。儿童明显矮小,消瘦,皮下脂肪消失,皮肤干燥松弛,多皱纹,失去弹性和光泽;头发纤细稀松,干燥易脱落,失去固有光泽。成人突出表现为消瘦无力,常并发眼干燥症(维生素 A 缺乏病)、腹泻、厌食、呕吐、脱水等。

(2)水肿型

急性严重蛋白质缺乏所致,周身水肿为其特征。儿童多见于 4~5 个月时,患儿身高正常,体脂未减少,但肌肉松弛,头发脆弱易断和脱落,常有圆秃,指甲脆弱有横沟,周身软弱无力,表情淡漠,严重病例呆板无表情,无食欲,肝大,生长迟缓。体重是其标准体重的 $60\%\sim80\%$,可见全身浮肿,且伴有腹泻及突发感染。常伴有维生素 A 和 B 族维生素缺乏症状。成人蛋白质严重缺乏时,亦表现出明显的水肿症状。

消瘦型和水肿型营养不良临床表现见表 6-1。

表 6-1 消瘦型和水肿型营养不良临床表现

项目	头发	面部	皮肤	全身	精神	血清蛋白
消瘦型	干枯、无光泽、易脱落	消瘦	松弛、有皱褶、称"小老头"	极度消瘦,如皮包骨、体重下降	食欲亢进、精神萎靡	不下降或略有下降
水肿型	脆弱易断、易脱落	丰满	感染、破溃及皮疹	浮肿,下肢更常见,体重可不下降	表情痛苦、食欲差	严重下降

（3）混合型

临床上以此型多见,表现介于上述两型之间,患者生长迟滞、体重低于标准体重的 60%,有水肿。临床表现主要是皮下脂肪消失、肌肉萎缩、急躁不安或表情淡漠、有明显饥饿感或食欲不振,常伴有腹泻、腹壁变薄、腹部凹陷呈舟状、肝脾肿大,易并发感染和维生素缺乏等。

二、维生素缺乏病

1.维生素缺乏的原因

维生素的缺乏按其原因可分为原发性维生素缺乏和继发性维生素缺乏。原发性维生素缺乏是由膳食中维生素供给不足或其生物利用率过低引起的;继发性维生素缺乏是由生理或病理原因妨碍了维生素的消化、吸收、利用,或因需要量增加、排泄或破坏增多而引起的条件性维生素缺乏。主要原因有以下几点:

（1）食物中维生素供给不足。许多因素可使食物中维生素的供应严重不足,如膳食调配不合理,或有偏食习惯,或个别地区食物品种单调等,都可导致从食物中摄取的维生素不足。另外,食物运输、加工、贮存、烹调不当也会造成食物中维生素的破坏和损失。食物加工过程中可导致维生素损失的因素主要有氧化、加热、光照、金属离子的存在、pH、酶等。维生素 C 在贮存及烹调时最易被破坏。我国膳食中蔬菜的维生素含量较多,但多以熟食为主,所以实际摄取量比按新鲜样品摄取量的计算值要小。

（2）吸收障碍。多见于老年人、消化系统疾病或肝、胆疾病的患者。老年人胃肠道功能降低,对营养素（包括维生素）的吸收利用率降低;肝、胆疾病患者由于胆汁分泌减少会影响脂溶性维生素的吸收;消化系统疾病患者长期腹泻,消化道或胆道梗阻,可影响人体对维生素的吸收。

（3）人体需要量增加,但食物中的供给量未增加。生长期的儿童、妊娠和哺乳期的妇女、重体力劳动及特殊工种的工人,以及长期高热和患慢性消耗性疾患的病人等,对维生素的需要量比正常人相对要高。食物中维生素的供给量应随着人体需要量的增加而相应增加。

（4）长期食用营养素补充剂者对维生素的需要量增加,一旦摄入量减少,易患相应缺乏症。

2.维生素缺乏病的类型

（1）维生素 A 缺乏病

维生素 A 缺乏病可由膳食中维生素 A 及其前体的摄入不足引起,也可能因某些因素干扰了维生素 A 的吸收、运输以及在肝中的贮存所致。临床表现:①夜盲症。维生素 A 作用于人体的视觉感受器,缺乏时人便很难适应由明到暗的光线变化,在暗环境中视物能力极差甚至消失,这种暗适应能力差的表现临床称为夜盲症。夜盲症是维生素 A 缺乏的初始症状,也是经治疗最容易恢复的症状。②眼干燥症、角膜软化症乃至失明。维生素 A 是人体上皮组织正常合成的必需物质。上皮组织中含有黏液分泌细胞,当维生素 A 缺乏时,黏液分泌细胞不能正常工作,发生变异而生成硬质的角蛋白细胞,表面上皮组织就会因角质化而变硬变干,出现角膜干燥、感染等一系列眼部症状,即眼干燥症,严重时可致失明。眼干燥症治疗的难易程度取决于病程的长短,如果患病初期得不到及时而有效的治疗,就会造成终生遗憾。③皮肤的毛囊角化与皮肤干燥,两者可以单独发生或同时并存。毛囊角化时皮肤形似"鸡皮",首先发生于上臂与大腿外侧,这是皮脂腺分泌减少的结果。④其他症状。伴有呼吸系统感染、生长发育缓慢、骨骼发育停止、生殖机能退化等症状。

(2)维生素 D 缺乏病

钙、磷代谢中,维生素 D 起重要的调节作用,所以维生素 D 缺乏病的发生与钙、磷代谢有密切的关系。引起维生素 D 缺乏病的常见原因:维生素 D 及钙、磷的原发性缺乏和代谢异常可导致维生素 D 缺乏。引起维生素 D 缺乏的常见原因是:①阳光照射不足。②维生素 D 及钙、磷摄入不足。③维生素 D 及钙、磷的肠道吸收障碍。④其他原因,如肝、肾疾病会直接影响维生素 D 的正常合成代谢。

维生素 D 缺乏的危害主要是造成钙、磷吸收和利用障碍,从而引发佝偻病或软骨病。临床表现:①佝偻病。多发生于婴幼儿,主要表现为神经精神症状和骨骼的变化。神经精神症状,表现为多汗、夜惊、易激怒等,特别是入睡后头部多汗,由于汗液刺激,患儿经常摇头擦枕,形成枕秃或环形脱发。骨骼的变化与年龄、生长速率及维生素 D 缺乏的程度等因素有关。以头部、胸部及四肢有较明显的骨骼变形为突出症状,可观察到肋骨串珠和鸡胸、长骨骨骺增大、出现"O"形或"X"形腿等。②骨软化病。发生于成年人,多见于妊娠多产的妇女及体弱多病的老人。最常见的症状是骨痛、肌无力和骨压痛。患者步态特殊,被称为"鸭步"(或"企鹅"步态)。③骨质疏松症。老年人由于肝肾功能降低,胃肠吸收功能欠佳,户外活动减少,体内维生素 D 的水平常低于年轻人,易患骨质疏松症,主要表现为脊柱弯曲、身材变矮、骨盆变形等症状,严重时会发生自发性或多发性骨折。伴有腰背痛和腿痛性痉挛。④手足抽搐症。缺乏维生素 D、钙吸收不足、甲状腺功能失调或其他原因造成血清钙水平降低时可引起手足抽搐症。表现为神经性肌肉兴奋性增高,出现手足痉挛、肌肉抽搐等。

(3)维生素 B_1 缺乏病

维生素 B_1 缺乏病是由于机体维生素 B_1(又称硫胺素)不足或缺乏所引起的全身疾患,临床上习惯性称为脚气病。此病多发生在以精白米为主食的地区,且气候炎热潮湿,汗液中丢失的维生素 B_1 较多,治疗及时可完全恢复。缺乏原因:①摄入不足。谷类加工过于精细;米或蔬菜淘洗过多,浸泡过久;食物加碱烧煮等,均可使维生素 B_1 大量损失。偏食、某些胃肠道疾病也可造成维生素 B_1 摄入不足。②吸收利用障碍。一是疾病和药物影响。胃肠道疾病或经常服用泻药可使维生素 B_1 吸收不良,肝、肾疾病影响焦磷酸硫胺素(TPP)的合成,可造成维生素 B_1 的利用障碍。二是抗硫胺素因子。有些食物含有抗硫胺素因子,可使硫胺素结构改变而降低其生物活性,影响维生素 B_1 的利用。比如鱼类、贝类等海产品中含有抗硫胺素因子,大量生食鱼肉、贝类,有发生维生素 B_1 缺乏的可能。三是慢性乙醇中毒。酗酒是导致维生素 B_1 缺乏的常见原因。乙醇可使维生素 B_1 摄入减少并妨碍小肠对其吸收,使肝中硫胺素向焦磷酸硫胺素的转化减少,从而使维生素 B_1 的利用率降低。③需要量增加或消耗过多。长期发热、消耗性疾病、甲状腺功能亢进以及高温作业、重体力劳动、妊娠哺乳等均可使维生素 B_1 需要量增多;糖尿病、尿崩症以及使用利尿剂,使维生素 B_1 从尿中排出量增多。

维生素 B₁ 缺乏病的临床表现：成人患病时，首先出现疲乏无力、失眠、烦躁不安、易激动、头痛、恶心呕吐、食欲减退、胃肠功能紊乱等症状。继续发展可有以下不同：①干性脚气病。此病以神经系统症状为主，主要症状为多发性神经炎。表现为运动和感觉障碍。早期腿酸无力、下肢沉重、踝及足麻木和有灼痛感，肌肉有明显的压痛。②湿性脚气病。此病以心血管系统的症状为主，主要症状为活动后心悸、气促等，更严重时可致心力衰竭。③急性混合型脚气病。既有多发性神经炎，又有心力衰竭。多数病例为混合型。④婴儿脚气病。多发生于出生 2～5 个月的婴儿，多因乳母吃精白米、食肉少，所分泌的乳汁中缺乏维生素 B₁ 引起。病情急、发病突然，患儿初期有面色苍白、食欲不振、呕吐、兴奋、腹痛、便秘、水肿、心跳快、呼吸急促及困难等症状；继而喉头水肿，形成独特的喉鸣；晚期可发生发绀、心力衰竭、肺充血及肝淤血，严重时出现脑充血、脑高压、强直性痉挛、昏迷直至死亡。症状开始至死亡仅 1～2 d，治疗及时者可迅速好转。

(4)维生素 B₂ 缺乏病

由于维生素 B₂ 长期摄入不足而引起的外生殖器、舌唇、口角等部位的上皮组织病变，称维生素 B₂ 缺乏病。缺乏原因是膳食摄入不足、食物贮存和加工不当导致核黄素的破坏和丢失；腹泻、肠炎、酗酒使维生素 B₂ 吸收不良；妊娠、哺乳、青少年生长、体力劳动、精神紧张、急性和慢性感染、外伤及疾病时，维生素 B₂ 需要量增加；内分泌紊乱干扰维生素 B₂ 的利用；甲状腺功能亢进、长期低热等疾病，可使维生素 B₂ 消耗增多，这些都可能导致维生素 B₂ 缺乏。

维生素 B₂ 在体内耗竭的时间为 60～180 d，膳食中供应不足，2～3 个月后即可出现缺乏症状。临床表现：早期表现为疲倦、乏力、活动能力和注意力减退，口痛和触痛、眼部发烧、眼痒。继而出现唇炎、口角炎、舌炎、鼻及睑部的脂溢性皮炎。另外，还可出现角膜血管增生、贫血和脑功能失调。其主要症状有：①口腔炎症。口角湿白、糜烂，最终出现裂口(口角炎)；早期上、下唇红肿，唇干裂，纵裂纹加深，张口时出血，后期出现干燥、皲裂及色素沉着，主要见于下唇(唇炎)；舌表面光滑、肿胀，出现红斑、裂痕，舌乳头萎缩(舌炎)，典型者全舌呈紫红色或红紫相间，中央出现红斑，边缘界线清楚(地图舌)。②皮炎。常见为脂溢性皮炎。初期为轻度的红斑，覆盖脂状黄色鳞片，多见于鼻唇沟、下颌、眼外眦及耳后、乳房下、腋下、腹股沟等皮脂分泌旺盛部位。中期在黄色鳞片之后有丝状霜末，晚期更明显。③眼睛病变。初期为怕光、流泪、视物模糊等，继而出现角膜血管增生，角膜与结膜相连处有时会出现水泡。严重时角膜下部有溃疡。④贫血。维生素 B₂ 缺乏常影响体内铁的吸收、贮存，易出现缺铁性贫血。

(5)烟酸(维生素 PP)缺乏病

烟酸(维生素 PP)缺乏病又称为癞皮病，是由于膳食中缺乏烟酸所致。本病多流行于世界上以食玉米为主的地区。原因是人体只能吸收、利用游离型烟酸，玉米中的烟酸为结合型，不能被人体吸收和利用。此外，能够在人体内转变成烟酸的色氨酸，在玉米中的含量也很少。本病常伴有三个典型症状，即皮炎、腹泻和抑郁或痴呆。由于这三种症状英文名词的开头字母均为"D"，故又称为三"D"症状。但事实上，轻症患者不一定都有腹泻和痴呆症状。发病前，往往出现食欲不振、消化不良、头痛、失眠等前驱症状。

(6)叶酸缺乏病

叶酸缺乏最常见的危害是引发巨幼红细胞性贫血，孕妇叶酸缺乏还能造成胎儿严重发育不良，甚至畸形。叶酸缺乏的原因很多，大致可分为：摄入不足，消化、吸收、利用障碍，需要量增高及排出过多。

因摄入不足引起的叶酸缺乏是人类最常见的维生素缺乏病，大多发生在较贫困的人群中。

需要量增高如妊娠和哺乳期妇女、婴儿和青春期人群等都是容易发生叶酸缺乏的高危人群。各种原因的贫血、恶性肿瘤、寄生虫感染、传染病等也可增加叶酸的需要量。

成人膳食缺乏叶酸5个月,可出现巨幼红细胞性贫血,这种贫血是用铁剂不能治愈的。患者表现为头晕、乏力、面色苍白、精神萎靡、健忘、失眠、舌炎、胃肠不适及口炎性腹泻等症状。中老年人长期缺乏叶酸可因厌食和营养不良而引起智力退化性综合征。婴幼儿缺乏叶酸8周就可出现一系列症状。

怀孕期间叶酸缺乏,不但引起孕妇红细胞性贫血,还会导致妊娠中毒、早产、新生儿出血、低出生体重等;胚胎会发育缓慢、智力低下和胎儿畸形,如神经管畸形(指胚胎在母体内发育至第3~4周时,神经管未能闭合造成的先天性畸形,主要包括脊柱裂和无脑畸形等中枢神经系统发育异常,孕早期,尤其是前6周内,缺乏叶酸是主要原因)、兔唇等。

(7)维生素C缺乏病

维生素C缺乏病,又称坏血病。临床上典型的表现为牙龈肿胀、出血、皮肤瘀点、瘀斑,以及全身广泛出血。缺乏原因:①摄入不足。食物中缺乏新鲜蔬菜、水果,或在食物加工过程中处理不当使维生素C被破坏;乳母膳食长期缺乏维生素C,以及用牛乳或单纯谷类食物长期人工喂养而未添加含维生素C辅食的婴儿,也容易引起维生素C缺乏。②需要量增加。新陈代谢率增高、生长发育较快的婴儿和早产儿、感染及慢性消耗性疾病、严重创伤等使维生素C需要量增加。③吸收障碍。慢性消化功能紊乱等可使吸收减少。④药物影响。某些药物对维生素C的代谢有一定的影响,如雌激素、肾上腺皮质激素、四环素、降钙素、阿司匹林等可影响机体维生素C的代谢,从而导致维生素C缺乏。

维生素C缺乏病的临床典型表现:①一般症状。起病缓慢,维生素C缺乏需3~4个月方可出现症状。早期无特异性症状,病人常有面色苍白、倦怠无力、食欲减退、抑郁等表现。儿童表现为易激怒、体重不增,可伴低热、呕吐、腹泻等症状。②出血症状。毛囊周围出血是维生素C缺乏最特殊和最早的体征之一。进一步发展至皮下组织、肌肉、关节等处出血,甚至有血肿或瘀斑。③牙龈炎。常见牙龈出血、松肿,稍微加压即有出血,并有溃疡和继发感染。重者溃疡发展迅速,牙槽骨坏死而牙齿脱落。慢性者可出现牙龈萎缩、牙根浮露,牙齿松动、脱落。④骨质疏松。维生素C缺乏时,胶原蛋白合成障碍,骨的有机物质形成不良而导致骨质疏松。儿童可出现长骨端呈杆状畸形,关节活动时疼痛,膝关节呈屈曲位,呈"蛙腿"状。

三、矿物质缺乏病

矿物质与机体的健康和疾病的发生有密切的关系,长期摄入矿物质不足,可引起亚临床缺乏,也称边缘性缺乏,甚至引起缺乏病。从矿物质在食物中的分布和膳食结构的特点以及人体对其吸收、利用和需要来看,我国人群中较易缺乏的主要是钙、铁、锌,在特殊地理环境或其他特殊条件下,也可能缺乏碘、硒等元素。由于在全国实施食盐加碘强化,碘缺乏病的发生率明显降低,但人群中锌、硒等矿物质的摄入仍普遍不足。

1.矿物质缺乏的主要原因

(1)环境中各种元素的分布不均衡

某些地区的表层土壤中缺少一种或几种元素,人群长期摄入在缺乏某种矿物质的土壤中生长的食物,可引起该种矿物质缺乏。

（2）食物中含有天然存在的矿物质拮抗物

有些植物性食物中含有较多的草酸盐和植酸盐，影响某些矿物质的吸收，如菠菜中含有较多的草酸盐，与钙或铁结合成难溶的螯合物而影响其吸收。

（3）食物加工过程造成矿物质损失

粮谷类表层富含的矿物质，常因碾磨过于精细而丢失；蔬菜长时间浸泡或煮后把水倒掉，可损失大量的水溶性矿物质，如菠菜焯后矿物质的损失分别为钙 9％、钾 41％、磷 30％、钠 25％，甘蓝煮后矿物质的损失分别为钙 72％、镁 76％、磷 60％、铁 67％。

（4）摄入量不足或有不良的饮食习惯

食物摄入量少或因挑食、偏食使摄入食物品种单调，造成膳食矿物质的摄入量达不到中国居民膳食营养素参考摄入量，如缺少肉、禽、鱼类的摄入会引起锌的缺乏，不爱吃肝、血和肉类会引起铁的缺乏，乳制品摄入量低可造成钙的缺乏。

（5）特殊人群需要量增高

儿童、青少年、孕妇、乳母、老年人对某些矿物质的需求高于普通人群，如果摄入不足，较易引起钙、锌、铁等元素的缺乏。

2.矿物质缺乏病的种类

（1）钙缺乏病

我国人群中钙的缺乏比较普遍，钙缺乏病是较常见的营养缺乏性疾病。钙缺乏主要影响骨骼的发育和结构，临床表现为婴儿的手足抽搐症和成年人的骨质疏松症。

钙缺乏病产生的原因：①婴儿缺钙主要是因为其母亲在怀孕期间钙摄入不足，母乳中的钙含量过少。②幼儿、学龄儿童、青少年缺钙主要是因为饮食搭配不合理，含钙食品摄入过少。吸收减少的主要原因有维生素 D 合成障碍导致的肠道钙吸收障碍；另外，受疾病的影响，如腹泻、肝炎、胃炎、频繁呕吐等，致使钙吸收不良或钙大量流失。③成人骨质疏松症常见于中年以后，女性比男性多见，主要原因是中老年以后雌性激素分泌减少；随着年龄的增长，钙调节激素的分泌失调致使骨代谢紊乱。④老年人由于牙齿脱落及消化功能降低，致使蛋白质、钙、磷、维生素及微量元素摄入不足；运动减少也是老年人易患骨质疏松症的主要原因。

钙缺乏病的临床表现：①婴儿手足抽搐症。多见于 1 岁以内的婴儿，抽搐常突然发生，轻时仅有惊跳或面部肌肉抽动，意识存在；重时四肢抽动，两眼上翻，口发青，知觉暂时丧失。每次发作可为数秒、数分钟或更长，每天可发作数次至数十次。严重时可引起喉头肌肉痉挛，出现喉鸣音，以致呼吸困难、窒息等，如抢救不及时就会发生生命危险。②佝偻病。儿童长期缺乏钙和维生素 D 可导致生长发育迟缓，骨骼、牙齿发育不良、血凝不正常、骨软化、骨骼变形，严重缺乏者可导致佝偻病，出现"O"形或"X"形腿、肋骨串珠、鸡胸和方颅等。③成人骨质疏松症。成人骨质疏松症表现为，骨质增生、肌肉痉挛、四肢麻木、腰腿酸疼、骨脆性增大，脊柱易受压变形，发生压迫性骨折及疼痛，轻微外伤即可引起骨折，常见于股骨颈部、腕部及肱骨上端。④易患龋齿。缺钙者易患龋齿，影响牙齿的质量。

钙摄入过量可能增加肾结石的危险性，对铁、锌等矿物质的利用率产生影响。

（2）铁缺乏病

循环血液中血红蛋白量低于正常量时称之为贫血。贫血时，一般伴有红细胞数量减少或红细胞体积减小。贫血的原因很多，其中由于体内铁的缺乏而影响正常血红蛋白的合成所引起的缺铁性贫血最为常见，可发生于各年龄段，尤多见于婴幼儿、孕妇、乳母。

铁缺乏病产生的原因：①人体对铁的需要量增加而摄入铁量却相对不足。婴幼儿生长的速度和血容量增加很快,早产儿增加更快,婴儿在出生 4～6 个月后,体内贮存的铁已消耗殆尽,如果继续仅以含铁较少的人乳或牛乳喂养,可导致缺铁性贫血。育龄期妇女由于妊娠、哺乳,需铁量增加,加之妊娠期消化功能紊乱,铁的摄入量少且吸收不佳易发生缺铁性贫血。伤病员在恢复期铁需要量增加。②慢性失血。长期因各种疾病引起的慢性失血使体内总铁量显著减少,导致贫血。慢性少量的肠道失血,已成为婴幼儿缺铁性贫血的重要原因。成年人的上消化道反复出血、钩虫病引起的肠道慢性失血、痔出血、妇女月经期过长等长期铁的损失,都是导致缺铁性贫血的常见原因。③铁的吸收障碍。动物性食物中的血色素铁可直接以卟啉铁的形式被吸收,吸收率高。非血色素铁的吸收取决于铁在胃肠道的溶解程度。萎缩性胃炎或胃大部分切除后均可使胃酸缺乏,从而影响铁的吸收。

铁缺乏病的临床表现:临床表现与贫血程度有关。一般发病缓慢,病人多不能确定发病日期。病人面色苍白,口唇黏膜和眼结膜苍白。严重者可出现食欲不振、心率增快、心脏扩大等。一般表现为烦躁、易怒,注意力不集中,体力不支,头晕、心悸、气短。此外,有食欲减退、消化不良、腹胀、腹泻等消化系统症状。婴幼儿特别是严重病例,会发生肝脾、淋巴结肿大以及四肢浮肿等。

(3)锌缺乏病

锌缺乏病在人群中普遍存在,特别是在发展中国家更为严重,其中尤以经济状况较差的人群发生率高。婴儿、儿童、孕妇和育龄妇女是锌缺乏病的高发人群。

锌缺乏病产生的原因:①摄入不足。锌主要分布在动物性食物中,由于经济条件所限或个体嗜好及食欲状态等原因,致使动物性食物摄入不足者,可使锌摄入量明显减少。某些疾病可降低机体消化、代谢功能,造成锌的不足,而锌缺乏则反过来影响食欲,形成恶性循环。②吸收不良。食物中的植酸盐和膳食纤维过多,可阻碍锌的吸收。肠道吸收不良综合征、脂肪痢、胰腺纤维囊性化也可造成锌吸收不良。③丢失增加。创伤、严重骨折和手术等多种损伤、糖尿病、饥饿、蛋白丢失患者,可使锌从尿中排出增多。异常大量出汗,如炎夏、剧烈运动时,盗汗者,锌可从皮肤丢失。④需要量增加。妊娠、哺乳期以及外科手术、创伤后恢复期,对锌的需要量也会增加。

锌缺乏病的临床表现:①生长障碍。人群调查及动物实验发现,锌缺乏时,儿童生长停滞,动物体重不能正常增长。②性发育障碍及性功能低下。缺锌时,男性第二性征及女性的生殖器官各期的发育延缓,并有性机能减退现象。③味觉及嗅觉障碍。慢性缺锌者可出现味觉和嗅觉迟钝或异常,由此可引起食欲不振和异食癖。异食癖表现为嗜酸癖等。④伤口愈合不良。缺锌时,伤口愈合减慢,补锌后加快恢复。⑤胎儿生长障碍与畸形。人类流行病学调查发现,胎儿无脑畸形与孕母缺锌可能有关。如孕妇血锌浓度低者,易生早产儿或畸形儿及发生分娩异常。

(4)碘缺乏病

碘是人体不可缺少的一种营养素,当摄入不足时,机体会出现一系列的障碍。可以统称为碘缺乏病。碘参与甲状腺素的合成。甲状腺素的主要功能是促进物质代谢和生长发育。

碘缺乏病产生的原因:①常为地区性流行。机体缺乏与生存的自然环境缺碘造成食物和饮水缺碘有关。②长期碘摄入不足或长期摄入含抗甲状腺素因子的食物。含抗甲状腺素因子的食物如十字花科植物中的萝卜、甘蓝、花菜等,可干扰甲状腺对碘的吸收利用。

碘缺乏病的临床表现:①甲状腺肿(简称地甲肿)。主要见于成年人,由于缺碘造成甲状腺激素合成分泌不足,引起垂体促甲状腺激素代偿性合成分泌增多,从而刺激甲状腺组织增生、肥大。孕妇严重缺碘可影响胎儿神经、肌肉的发育,并可导致胎儿死亡率上升。主要表现为甲状腺肿大，突眼，高代谢症群（怕热、心悸、出汗、甲亢、消瘦、腹泻、基础代谢增高）。②克汀病（呆小症）。由于胎儿或胎儿出生后前几个月碘的供给极度缺乏而造成的，后果将极为严重。主要表现为智力低下、神经发育不全、生长发育迟缓、侏儒体形、性发育受阻、聋哑、斜视、甲状腺功能减退、运动功能障碍等。治疗后效果不理想。

长期摄入过多的碘可导致中毒和高碘性甲状腺肿。碘过量通常发生在高碘地区以及在治疗甲状腺肿等疾病中使用过量的碘制剂等情况。

(5)硒缺乏病

1935年在黑龙江克山县及其邻近县的农村流行一种原因不明的地方性心肌病，造成大批居民，特别是妇女的死亡，之后其他地区相继发现此病。由于病因不明，遂因地命名为克山病。经多年研究，我国学者证实克山病的基本发病因素是缺硒，补充硒后可预防克山病的发生。

硒缺乏病的发病原因：居民的硒摄入主要靠当地水源及食物的富集，当居住地环境中硒元素的本底值很低时会造成人体硒摄入量不足，引起地方性硒缺乏病。因而，饮食中低硒水平是导致硒缺乏病的主要原因。

硒缺乏病的临床表现：①克山病是一种以多发性灶状心肌坏死为主要病变的地方性心肌病。在多年防治工作中，我国学者发现克山病的发病与硒的营养缺乏有关，并且已用亚硒酸钠预防取得成功。②大骨节病是一种地方性、多发性、变形性骨关节病。它主要发生于青少年时期，严重地影响骨发育和日后生活劳动能力。补硒可以缓解一些病状，对病人干骺端改变有促进修复、防止恶化的较好效果，但不能有效控制大骨节病发病率。因此，目前认为低硒是大骨节病发生的环境因素之一。

人类因食用含硒量过高的食物和水，或从事某些常常接触到硒的工作，可引起硒中毒。中毒体征主要是头发脱落和指甲变形。病人还可出现恶心、呕吐、烦躁、疲乏和外周神经炎等症状。

综上所述，根据营养缺乏病典型的临床表现可以较准确地判别各种特定营养素缺乏，机体主要受影响的部位有头发、眼、皮肤、口腔、牙齿、颈部、指甲、神经系统。

效果评价

通过本任务的学习，你是否学会了分析、诊断营养缺乏病的方法，明确了引起各种营养素缺乏的发病原因，能否根据人体的健康情况做出判定？

任务二　肥胖的膳食

微课

营养过剩疾病的
防控—肥胖症

通过本任务的学习，做到：

1. 了解肥胖的种类和特征，明确胖瘦的衡量标准。

2. 了解肥胖对健康的危害，掌握营养因素对肥胖的影响。

知识准备

肥胖是一种营养过剩性的慢性疾病。肥胖症是指能量摄入超过能量消耗而导致体内脂肪堆积过多或分布异常,体重增加,达到危害健康程度的慢性代谢性疾病。肥胖目前在全球范围内广泛流行,在世界各地的发达地区中,肥胖的患病率高。在我国,肥胖人数也日益增多。这将会给个人、家庭和社会带来极大的困扰和负担,不论国内、国外,肥胖都已成为不可忽视的严重威胁国民健康的疾病之一。

肥胖不是一种状态,而是一种病态。肥胖和健康、保健有着密不可分的关系。肥胖增加机体脏器的负担,同时又加速衰老进程;与肥胖息息相关的糖尿病、心血管疾病、癌症更是造成人类死亡的元凶。

一、肥胖的诊断方法与分类

1.肥胖的诊断方法

针对肥胖的定义,目前已建立了许多诊断或判定肥胖的标准和方法。诊断肥胖常用的方法包括人体测量法、体脂物理测量法和化学测量法三种,其中人体测量法应用得最多。

(1)人体测量法。人体测量法包括身高、体重、胸围、腰围、臀围、肢体的围度和皮褶厚度等参数的测量。

(2)体脂物理测量法。体脂物理测量法是指根据物理学原理测量人体成分,从而推算出体脂的含量。

(3)化学测量法。化学测量法的理论依据是中性脂肪不结合水和电解质,因此机体的组成成分可用无脂的成分为基础来计算。

2.肥胖的分类

按发生原因,肥胖可分为如下三大类:

(1)遗传性肥胖。主要指遗传物质(染色体、DNA)发生改变而导致的肥胖,此类肥胖极为罕见,常有家族性倾向。体重在一定程度上受到遗传因素的影响,有40%~60%的肥胖者有肥胖家族史。有人发现,父母一方有肥胖症者,其子女肥胖的概率为50%,如双亲都肥胖,其子女肥胖的概率为70%,双亲都是瘦的或体格正常的人,其子女肥胖的概率只有10%。此类肥胖症属于遗传性的,并与家庭饮食结构及生活习惯有关。

(2)继发性肥胖。继发性肥胖主要指由于继发于某种疾病所引起的肥胖,一般均有明显的疾病因素可寻,如为治疗脑炎、脑瘤、关节炎等需服用激素而引起内分泌紊乱所造成的肥胖。这类肥胖人数占整个肥胖人数的5%左右。

(3)单纯性肥胖。单纯性肥胖是由于在饮食过程中所摄入的热量,大大超过其本身所消耗的热量,使多余的脂肪及其他养料在体内积蓄起来形成脂肪细胞而导致肥胖,这类肥胖人数占肥胖者总数的90%以上。饮食不合理和体力活动少是导致单纯性肥胖的主要原因。单纯性肥胖在各年龄段均可见,但以40~50岁居多,女性居多,60~70岁重度肥胖者少。

3.肥胖症的临床症状

肥胖患者的身体脂肪分布有性别差异,男性以腹部肥胖为主,女性以均匀型肥胖为主。有自幼肥胖和成年后肥胖之分,前者以脂肪细胞数量增加为主,后者以脂肪细胞体积增大为主。肥胖可直接或间接导致全身多系统和器官的并发症,包括肥胖导致体重增加引起的应力变化和胰岛素抵抗导致的代谢综合征等,同时也会损害患者的心理健康。与肥胖症密切相关的一些疾病如心血管病、高血压、糖尿病等,患病率和病死率也随之增加。

肥胖症的常见症状:多食善饥,腹胀便秘。喜甜、肉食,常吃零食,饮啤酒,喜饮高糖饮料,爱吃汉堡包、炸薯片等,常有便秘腹胀。不爱活动,怕热多汗,嗜睡,鼾声响。日常生活不能自理,常觉头晕、头胀及头痛,智力减退,反应迟钝。女性月经量少,不定时,甚而闭经,男性或阳痿。在体征上表现为脸圆,颈项短粗。有的呈全身性肥胖,有的上半身肥胖,或腹凸腰圆或臀部大。重度肥胖,特别是男性青少年可有乳房肥大或阴茎短小的表现。严重者可出现脸色灰黑,唇发绀。皮肤易磨损,易患皮炎或皮癣。下肢浮肿,甚至静脉曲张、血液循环不良而使关节附近的皮肤呈黑色。

4.肥胖的衡量标准

由于准确测定人体脂肪或脂肪组织的量比较困难,故常根据体重、体质指数(BMI)及皮褶厚度等来判断是否肥胖。

(1)身高标准体重法

①标准的体重计算公式如下:

婴幼儿的标准体重:

1~6个月标准体重(kg)=月龄×0.6 kg+出生体重(平均为3 kg)

7~12个月标准体重(kg)=月龄×0.5 kg+出生体重

1~7岁标准体重(kg)=年龄×2 kg+8 kg

成年人的标准体重(kg)=身高(cm)-105

②肥胖度计算公式。肥胖度的计算公式如下:

肥胖度=[实际体重(kg)-身高标准体重(kg)]/身高标准体重(kg)×100%

判断标准为:

肥胖度在±10%之内,称为正常适中。肥胖度超过10%,称为超重。肥胖度为20%~30%,称为轻度肥胖。肥胖度为30%~50%,称为中度肥胖。肥胖度为50%~100%,称为重度肥胖,肥胖度超过100%为病态肥胖。肥胖度小于-10%,称为偏瘦。肥胖度小于-20%,称为消瘦。

(2)体质指数(BMI)法

体质指数是结合体重和身高来衡量肥胖相对水平的指标,该指标结合体重和身高两个因素,常用来对成人体重过低、体重超重和肥胖进行分类,且不受性别影响,并且简便、实用,是世界卫生组织(WHO)推荐的国际统一使用的肥胖分型标准。计算公式:

$$BMI(kg/m^2)=体重(kg)/身高^2(m^2)$$

中国成人判断超重和肥胖程度的界限值为:BMI<18.5为慢性营养不良,偏瘦;BMI在18.5~25,为正常范围;BMI>25为超重;BMI>30为肥胖。不过需要注意的是,未满18岁的青少年、运动员、正在做重量训练、怀孕或哺乳中身体虚弱的妇女或久坐不动的老人不适用BMI标准。

（3）腰围（WC）

腰围是指用来测定腹部脂肪的分布。测量方法是双脚分开25～30 cm，取髂骨上嵴和第十二肋下缘连线的中点，水平位线腹一周，皮尺应紧贴软组织，但不压迫，测量值精确到0.1 cm。腰围是腹内脂肪量和总体脂肪的一个近似指标，WHO建议标准：男性腰围≥94 cm、女性腰围≥80 cm可诊断为肥胖。

（4）腰臀比（WHR）

臀部最隆起的部位测得的身体水平周长为臀围，腰围与臀围比值称腰臀比，WHO建议：男性腰臀比≥0.9或女性腰臀比≥0.8可诊断为中心型肥胖，但其分界随年龄、性别、人种不同而不同。

（5）皮褶厚度法

皮褶厚度用来表示皮下脂肪的厚度，皮褶厚度法是衡量个体营养状况和肥胖程度较好的指标，可在一定程度上反映身体内的脂肪含量。

WHO推荐用皮褶厚度测量仪测量肩胛下和上臂肱三头肌腹处皮褶厚度，二者加在一起即为皮褶厚度。另外，还可测量腹部（髂骨上嵴和脐旁1 cm处）皮褶厚度。

皮褶厚度一般不单独作为判定肥胖的标准，而是与标准体重结合起来判定。判定方法是：凡肥胖度≥20%，两处的皮褶厚度≥80%，或其中一处皮褶厚度≥95%者为肥胖；凡肥胖度＜10%，无论两处的皮褶厚度如何，均为体重正常者。

评价标准是两者皮褶厚度之和，男性在10～40 mm，女性在20～50 mm为正常；男性＞40 mm，女性＞50 mm为肥胖；男性＜10 mm，女性＜20 mm为消瘦。

二、肥胖发生的原因

1.饮食因素

肥胖是营养素不平衡的表现，因为多余的食物被转化为脂肪贮存，而不是用于能量消耗和代谢。每增加1 kg脂肪，体重将增加1.5 kg，因此，肥胖总是表现为体重过高。含脂肪和高糖食物增重效果明显，食量大、喜吃零食、喜食油腻和甜食、经常以饮料代替开水、夜间或睡前进食等都可能是造成肥胖的原因。

2.遗传因素

遗传因素对肥胖发生的影响主要有三方面：基础代谢低，使机体总能量的消耗较低；胃口通常较好，食物消化吸收充足，造成能量摄入较高；脂肪细胞富有弹性，能扩充得很大，或是脂肪细胞的增生较快，使脂肪细胞的数量较多。因此，有遗传倾向的人，不仅容易出现能量过剩，而且为过剩的能量所转化的脂肪提供了贮存场所，因而较其他人更容易发胖。遗传因素对肥胖形成的作用占20%～40%。

3.体力活动过少

运动是消耗能量的主要方式。运动减少，能量消耗降低，未消耗的能量以脂肪形式贮存于全身脂肪库中。有些人摄入的能量并不多，但因活动太少，能量无消耗的机会，同样可以造成能量过剩,脂肪增多,形成肥胖症。在青少年时期,由于体力活动量大、基础代谢率高,肥胖现象较少出现。可是一到中年以后,由于活动量和基础代谢率下降,尤其是那些生活条件较好又不注意积极进行力所能及的体力活动的人,过多的能量就会转变为体脂贮存起来,而导致肥胖。

4.代谢因素

肥胖者合成代谢亢进,与正常人相比有着显著差别,特别是脂肪合成增加而分解减少,在休息和活动时能量消耗均较一般人少。此外,体温升高,基础代谢要随之增高,而肥胖者对环境温度变化的应激反应低下。所以,肥胖者用于产热的能量消耗减少,把多余的能量以脂肪形式贮藏起来,形成和维持肥胖。

三、肥胖的危害

肥胖虽然不会直接导致死亡,但因肥胖引起的某些疾病却威胁着人类生命。

1.肥胖对儿童的危害

(1)对心血管系统的危害

肥胖可导致儿童全身血黏度增高,血脂和血压增高,心血管功能异常。肥胖儿童有心功能不全、动脉粥样硬化的趋势。

(2)对呼吸系统的影响

肥胖儿童的肺活量和每分通气量明显低于体重正常的儿童,这说明肥胖症能导致混合型肺功能障碍。极量运动时肥胖儿童的最大耐受时间、最大摄氧量及代谢当量明显低于正常儿童。

(3)对内分泌及免疫系统的危害

肥胖儿童的生长激素和泌乳素处于正常的低值、甲状腺素增高、性激素水平异常、胰岛素增高、糖代谢障碍。胰岛素增多是肥胖儿童发病机制中的重要因素,肥胖儿童往往有糖代谢障碍,超重率越高,越容易发生糖尿病。肥胖儿童免疫功能明显紊乱,细胞免疫功能低下。

(4)对生长、智力的危害

肥胖儿童常常有钙、锌摄入不足的现象。肥胖儿童骨龄均值大于对照组,男女第二性征发育均显著早于对照组。智商明显低于对照组,反应速度、阅读量以及大脑工作能力等指标均值低于对照组。

(5)对心理发育的危害

部分肥胖儿童由于常常受到排斥和嘲笑,因而自卑感强,性格逐渐变得内向抑郁,从而养成了不愿参加集体活动、郁郁寡欢、不爱运动的习惯,这些行为、心理方面的异常又常常以进食得到安慰。由此可见,肥胖导致心理、行为问题,而心理、行为问题又促进肥胖,二者相互促进、相互加强,形成恶性循环。

2.肥胖对成年人的危害

(1)肥胖与成年人死亡率的关系

①上身性肥胖也称为"中心性"或"向心性"肥胖,俗称将军肚,多发生于男性,脂肪分布在身体上部或腹部,即过多体重主要分布于内脏周围,还有颈项、头部等,对代谢影响很大。患糖

尿病和心血管疾病的危险性增加,同时死亡率也明显增加,是多种慢性病最危险的因素之一。

②下身性肥胖多发生于女性,脂肪蓄积以臀部和大腿为主,患糖尿病和心血管疾病的危险性相对较低。同样的体质指数,腰围可能不同。腰粗危害更大,其患相关慢性病的风险增加。

(2)肥胖对循环系统的影响

肥胖者血液中甘油三酯和胆固醇水平升高,血液的黏滞系数增大,动脉硬化与冠心病发生的危险性增高。肥胖者周围动脉阻力增加,血压升高,易患高血压病。

(3)肥胖对消化系统的影响

肥胖者易出现便秘、腹胀等症状。肥胖者的胆固醇合成增加,从而导致胆汁中的胆固醇增加,使患胆结石的危险性增高。肥胖者发生胆结石的危险性是非肥胖者的 4～5 倍,肥胖者往往还伴有脂肪肝。

(4)肥胖与糖尿病

流行病学研究证明,腹部脂肪堆积是发生 Ⅱ 型糖尿病的一个独立危险因素,常表现为葡萄糖耐量受损,对胰岛素有抵抗性,而随着体重的下降,葡萄糖的耐量改善,胰岛素分泌减少,胰岛素抵抗性减弱。

(5)肥胖与某些癌症的关系

研究发现,肥胖与许多癌症的发病率呈正相关,肥胖妇女患子宫内膜癌、卵巢癌、宫颈癌和绝经后乳腺癌等激素依赖性癌症的可能性较大。另外,结肠癌和胆囊癌等消化系统肿瘤的发生也与肥胖有关。

(6)对呼吸系统的影响

胸壁、纵隔等脂肪增多,使胸腔的顺应性下降,引起呼吸运动障碍,表现为头晕、气短、少动嗜睡,稍一活动即感疲乏无力,称为呼吸窘迫综合征。

(7)内分泌系统

肥胖者可出现内分泌紊乱,性激素分泌异常。

效果评价

通过本任务的学习,你是否学会了分析、判断造成肥胖的原因,掌握了肥胖的衡量标准?

任务三　糖尿病的膳食

通过本任务的学习,做到:

1.了解糖尿病对人体健康的危害。

2.掌握糖尿病的诊断方法和种类。

知识准备

糖尿病是一组由遗传和环境因素相互作用而引起的,由于胰岛素分泌和作用缺陷所导致的碳水化合物、脂肪、蛋白质等代谢紊乱,而以高血糖为主要特征的代谢异常综合征。由于胰腺功能失常,胰岛素分泌减少,血中葡萄糖无法转变为肝糖原和肌糖原,也不能正常地氧化分解,从而使血中含糖量增高,当血糖超过 8.89 mmol/L 时,则血糖由肾入尿,随尿排出,尿液中就会含有葡萄糖,因此称为糖尿病。

糖尿病的临床症状表现为"三多一少",即多饮、多食、多尿、体重减少,久病可发生眼、肾、脑、心脏等重要器官及神经、皮肤等组织的并发症。糖尿病是一种常见病、多发病,全世界发病率都很高,导致的病残、病死率仅次于癌症和心血管疾病,成为继心血管疾病和肿瘤之后第三位"健康杀手"。它与肥胖、高血压、高脂血症共同构成影响人类健康的四大危险因素。目前,在糖尿病的综合治疗措施中,饮食治疗尤为重要。

一、糖尿病的诊断标准及分类

1.糖尿病的诊断

糖尿病的诊断、判断为正常或异常的分割点主要是依据血糖水平对人类健康的危害程度而定的。正常人的血糖值为空腹血糖(FBG)3.6~6.1 mmol/L,餐后 2 h 血糖(2 h PBG)3.6~7.7 mmol/L。WHO(1999)规定的糖尿病及空腹血糖受损诊断标准见表 6-2。

表 6-2　　　　　　　　　　糖尿病及空腹血糖受损诊断标准

项目	静脉血浆葡萄糖值(mmol/L)		项目	静脉血浆葡萄糖值(mmol/L)	
	空腹	OGTT[①](口服葡萄糖耐量试验)2 h 血糖		空腹	OGTT(口服葡萄糖耐量试验)2 h 血糖
正常	<6.1	<7.8	糖耐量减退(IGT)	<7.0	7.8~11.1
糖尿病	≥7.0	≥11.1 或测随机血糖[②]	空腹血糖调节受损(IFG)	6.1~7.0	<7.8

注:①OGTT:口服葡萄糖耐量试验,指给患者口服 75 g 葡萄糖,然后测其血糖变化,观察患者适应葡萄糖的能力。临床意义:能发现那些空腹或餐后血糖高于正常而达不到诊断标准的糖尿病患者,可尽早发现轻型糖尿病患者。②测随机血糖:表示任何时候,不考虑距上一餐有时间测定的血糖,若无典型症状,应在不同日期再测一次,若超过表中标准,方可诊断为糖尿病。

2.分类

1985 年,WHO 将糖尿病分为胰岛素依赖型(Ⅰ型)和非胰岛素依赖型(Ⅱ型)。

(1)Ⅰ型糖尿病,即胰岛素依赖型糖尿病,是由于胰腺 β 细胞被破坏导致胰岛素分泌绝对缺乏造成的,必须依赖外源性胰岛素治疗。约占我国糖尿病患者的 5%,多见于儿童和青少年,常有家族史,发病急,症状较重,"三多一少"症状明显,容易发生酮症、酸中毒。

(2)Ⅱ型糖尿病,即非胰岛素依赖型糖尿病,是最常见的糖尿病类型,占我国糖尿病患者总数的 90%~95%。多发生于中老年人,起病缓慢,病情隐匿,临床症状较轻,不一定依赖胰岛素治疗。患者中肥胖或超重多见,多有生活方式不合理等情况,如高脂、高糖、高能量饮食,活动较少。

(3)妊娠期糖尿病,是指妊娠时才出现或发病的糖尿病,占妊娠妇女的 2%~3%。原已有糖尿病的女患者妊娠后的糖尿病不包括在内。发病与妊娠期进食过多以及胎盘分泌的激素抵抗胰岛素的作用有关,大部分病人分娩后可恢复正常,但仍有小部分病人在分娩后仍有糖耐量异常,成为此后发生糖尿病的高危人群。

二、糖尿病的致病因素

引起糖尿病的因素是比较复杂的,是多种因素参与和互相作用的结果,在临床上一般分为原发性和继发性两大类,而绝大多数属于原发性。一般认为与遗传、环境、饮食、其他疾病、身体状况等多种因素有关。

(1)遗传因素

糖尿病有一定的遗传现象,假如父或母患非胰岛素依赖型糖尿病,子女发病的危险率为5%～10%;父母均患非胰岛素依赖型糖尿病,则子女的发病危险率更高。

(2)精神因素

因为精神紧张、情绪激动、心理压力等会引起某些应激激素的分泌大量增加,如生长激素、去甲肾上腺素、胰高血糖素及肾上腺皮质激素,而这些激素都是升高血糖的激素,也是与胰岛素对抗的激素。这些激素长期大量的释放,势必造成内分泌代谢调节紊乱,引起高血糖,导致糖尿病。

(3)肥胖因素

肥胖的程度与糖尿病的发病率呈正比,有60%～80%的成年糖尿病患者在发病前均为肥胖者。中度肥胖者其糖尿病发病率比正常体重者高4倍,而极度肥胖者则要高30倍,且腹部肥胖较臀部肥胖者发生糖尿病的危险性更大。

(4)饮食因素

高糖、高脂饮食可诱发糖尿病,尤其是长期以精米精面为主食,造成微量元素及维生素的大量丢失也可能诱发糖尿病。

(5)妊娠

怀孕期间由于分泌的种种激素而产生抵抗胰岛素的作用,妊娠时胎盘会产生多种供胎儿生长发育的激素,这些激素对胎儿的健康成长非常重要,但却可以阻断母亲体内的胰岛素作用,引发糖尿病。

体力活动可增加组织对胰岛素的敏感性、降低体重、改善代谢、减轻胰岛素抵抗,使高胰岛素血症缓解,降低心血管并发症的发生。

三、营养素与糖尿病

(1)蛋白质与糖尿病

对糖尿病患者的尿液分析表明,尿中含有过多的含氮化合物,说明糖尿病患者需要摄入比正常人更多的蛋白质。但是,过量摄入蛋白质会刺激胰高血糖和生长激素的过度分泌,两者均可抵消胰岛素的作用。因此,绝大多数情况下,建议糖尿病患者蛋白质的摄入量为总能量的10%～20%。如有肾衰竭时,每天的摄入量应限制在每千克体重0.8 g。当摄入量不足0.8 g时,可能会发生氮的负平衡。

（2）脂肪与糖尿病

用脂肪代替糖类可减轻胰腺的负担,但是高脂肪的膳食可增加发生心血管疾病的可能性,两者必须兼顾。推荐的脂肪摄入量不应超过总能量的 30％,其中饱和脂肪酸不超过总能量的 10％,膳食胆固醇摄入量不超过 300 mg/d。

（3）糖类与糖尿病

糖类的摄入量占总能量的 50％～60％,并尽量做到每日食用一定量的粗粮。糖尿病患者的膳食中,应多含一些富含纤维的食物,如蔬菜、水果、豆类等,每天摄入 25～30 g 的膳食纤维有益于维持正常的血清总胆固醇和三酰甘油含量。

（4）其他物质与糖尿病

糖尿病患者对维生素和矿物质的摄入量与健康人无异。能产生能量的营养性甜味剂如蜂蜜、浓缩果汁、麦芽糖等应计算在能量范围内,少量饮用含乙醇的饮料对糖尿病人不会造成不良的影响。

四、糖尿病对健康的危害

糖尿病患者糖代谢异常会引起蛋白质和脂肪代谢异常,继发损害多个系统和脏器,对健康的危害是多方面的,主要是危害心、脑、肾、血管、神经、眼球等。

1.对心脑血管的危害

心脑血管并发症是糖尿病致命性的并发症,主要表现为主动脉、冠状动脉、脑动脉粥样硬化,以及广泛小血管内皮增生及毛细血管基膜增厚的微血管糖尿病病变。由于血糖升高,红细胞膜和血红蛋白糖化,导致血管内皮细胞缺血、缺氧及损伤,从而引起血管收缩与扩张不协调,血小板黏聚,脂质在血管壁沉积,形成高血糖、高血脂、高血压,致使心脑血管病发病率和死亡率呈指数上升,为非糖尿病人的 3.5 倍,是Ⅱ型糖尿病最主要的死亡原因之一。

2.对肾脏的危害

由于高血糖、高血压及高血脂,肾小球微循环滤过压异常升高,促进糖尿病、肾病的发生和发展。早期表现为蛋白尿、浮肿,晚期发生肾功能衰竭。糖尿病导致肾功能衰竭的发生率比肾病高 17 倍。

3.对周围血管的危害

糖尿病患者由于血糖升高,可引起周围血管病变,导致局部组织对损伤因素的敏感性降低和血流灌注不足。在外界因素损伤局部组织或局部感染时,较一般人更容易发生局部组织溃疡,这种危险最常见的部位就是足部,故称为糖尿病足。临床表现为下肢疼痛、溃烂,严重供血不足可导致肢端坏死,在这种情况下,截肢将是不可避免的,致使残废。据统计,糖尿病患者的截肢率为一般人的 5 倍,约 40％Ⅱ型糖尿病患者和 20％Ⅰ型糖尿病患者可发生糖尿病足。

4.对神经的危害

糖尿病神经病变是糖尿病最常见的慢性并发症之一,是糖尿病致死和致残的主要原因。糖尿病神经病变以周围神经病变和自主神经病变最常见。周围神经病变临床表现为四肢末梢麻木、灼热感或冰冷刺痛,重者辗转反侧、彻夜不眠;自主神经病变表现为排汗异常(无汗、少汗或多汗),腹胀、便秘或腹泻,站立为低血压,心动过速或过缓,尿不尽或尿失禁。

5.对眼球的危害

除动脉硬化、高血压视网膜病变及老年性白内障外,糖尿病性视网膜病与糖尿病性白内障是糖尿病危害眼球的主要表现。轻者视力下降,重者可引起失明,糖尿病引起失明的概率比一般人高 10~25 倍。

效果评价

通过本任务的学习,你是否明确了糖尿病的发生和膳食营养之间的关系?

任务四　肿瘤的膳食

通过本任务的学习,做到:
1. 掌握肿瘤的诊断和常见的肿瘤种类。
2. 了解食品中的致癌物质和抗癌物质。

知识准备

癌症是以细胞异常增加及转移为特点的一大类疾病,人们通常习惯将所有的恶性肿瘤统称为癌症。当前癌症已经成为新世纪人类的第一杀手。研究表明,在引起癌症发病的因素中,除环境因素是重要因素外,1/3 的癌症发病与膳食有关。膳食摄入物的成分、饮食习惯、营养素摄入不足或过剩、营养素间的摄入不平衡都可能与癌症发病有关。

一、肿瘤的定义和种类

1.肿瘤的定义

肿瘤是人体中正在发育或成熟的正常细胞,在某些不良因素的长期作用下,细胞群出现过度增生或异常分化而生成的新生物,在局部形成肿块。与正常组织和细胞不同点:它不按正常细胞的新陈代谢规律生长,变得不受约束和控制,不会正常死亡,导致细胞呈现异常的形态、功能和代谢,以致破坏正常的组织器官的结构并影响其功能。

2.肿瘤的种类

肿瘤有不同程度的分化障碍,并常侵犯邻近的组织或转移到其他部位。根据细胞生长速度和分化程度的不同,是否具有浸润和转移功能,可将肿瘤分为良性肿瘤和恶性肿瘤。

（1）良性肿瘤

一般生长缓慢,有的生长到一定时期会停止生长,如黑色素瘤（即黑痣）;有明显的界线,有包膜,不向外扩散;只是膨胀性地长大,对局部的器官、组织只有挤压和阻塞的作用,不破坏器官的结构和功能。大多不会影响人生命,手术切除后一般不会复发。少数良性肿瘤在一定条件下逐渐转变为恶性肿瘤。

（2）恶性肿瘤

也就是通常所讲的"癌症",生长迅速,侵犯周围组织,无明显界限,质地坚硬;无包膜,与正常组织分界不清,除了体积长大外,细胞还能无法控制地向周围蔓延、扩散,有强大的破坏性。晚期常固定于某一组织器官上,出现坏死、溃疡及出血,并难以止血和愈合。手术后不仅较易复发,而且细胞还能沿着小的淋巴管和血管蔓延到身体其他部位。对机体的影响除了阻塞、压迫血管,还可有其他危害,甚至造成死亡。

二、癌症的临床表现

由于各种癌的发生部位不同,病理形态不同以及发展阶段不同,因此会产生各种各样的临床表现。但癌症的早期往往症状很少,待发展到一定阶段后才渐渐表现出一系列症状和体征。一般将癌症的临床表现分为局部表现和全身症状两个方面。

1.癌症的局部表现

（1）肿块

肿块是癌细胞恶性增殖所形成的,可用手在体表或深部触摸到。甲状腺、腮腺或乳腺的癌可在皮下较浅部位被触摸到。肿瘤转移到淋巴结,可导致淋巴结肿大,某些表浅淋巴结,如颈部淋巴结和腋窝淋巴容易触摸到。至于在身体较深部位的胃癌、胰腺癌等,则要用力按压才可触摸到。恶性肿瘤生长迅速,表面不平滑,不易推动;良性肿瘤则一般表面平滑,像鸡蛋和乒乓球一样容易滑动。

（2）疼痛

出现疼痛往往提示癌症已进入中、晚期。开始多为隐痛或钝痛,夜间明显,以后逐渐加重,变得难以忍受,昼夜不停,一般止痛药不起作用。疼痛一般是癌细胞侵犯神经造成的。

（3）溃疡

溃疡是由于某些体表癌的癌组织生长快,营养供应不足,出现组织坏死所形成的。如某些乳腺癌可在乳房处出现火山口样或菜花样溃疡,分泌血性分泌物,并发感染时可有恶臭味。此外,胃癌、结肠癌也可形成溃疡,一般只有通过胃镜、结肠镜才可观察到。

（4）出血

出血是癌组织侵犯血管或癌组织小血管破裂而产生的。如肺癌病人可咯血,痰中带血;胃癌、结肠癌、食管癌则可便血。

（5）梗阻

癌组织迅速生长而造成梗阻。当梗阻部位在呼吸道即发生呼吸困难；食管癌梗阻食管则吞咽困难；胆道部位的癌可以阻塞胆总管而发生黄疸；膀胱癌阻塞尿道而出现排尿困难等。总之，因癌症所梗阻的部位不同会出现不同的症状。

（6）其他

颅内肿瘤可引起视力障碍（压迫视神经）、面瘫（压迫面神经）等多种神经系统症状；骨肿瘤侵犯骨骼可导致骨折；肝癌引起血浆白蛋白减少而致腹水等。

2.癌症的全身症状

根据肿瘤种类的不同可表现出不同的全身症状，如消瘦、体温升高、营养不良等。

3.癌症的早期危险信号

高度重视癌症早期危险的十大信号：

（1）乳腺、颈部、皮肤和舌等身体浅表部位，出现经久不消或逐渐增大的肿块。

（2）体表黑痣和疣等在短期内色泽加深或变浅，迅速增大，脱毛、瘙痒、渗液、溃烂等。特别是在足底、足趾等经常摩擦部位。

（3）吞咽食物的哽咽感，胸骨后闷胀不适、疼痛，食管内异物感。

（4）皮肤或黏膜经久不愈的溃疡，有鳞屑、脓苔覆盖，出血和结痂等。

（5）持续性消化不良和食欲减退：食后上腹闷胀，并逐渐消瘦、贫血等。

（6）大便习惯改变，便秘、腹泻交替出现，大便变形、带血或黏液。

（7）持久性声音嘶哑，干咳，痰中带血；耳鸣、听力减退、鼻血、鼻咽分泌物带血和头痛。

（8）月经期外或绝经后阴道不规则出血，特别是接触性出血。

（9）无痛性血尿，排尿不畅。

（10）不明原因的发热、乏力、进行性体重减轻。

凡出现以上症状应该高度警惕发生癌的可能性。

三、膳食因素与癌症的关系

膳食、营养与癌症之间的关系主要体现在三个方面：一是食物中存在的致癌物和促癌剂；二是食物中存在的抗癌剂；三是膳食结构及某些饮食习惯对癌症的影响。

1.脂类

高脂肪饮食能增加肺癌、结肠癌、前列腺癌及乳腺癌的发生。高脂肪使肝脏胆汁分泌增多，初级胆酸在肠道厌氧细菌（如厌氧梭状芽孢杆菌）的作用下，转变为脱氧胆酸及石胆酸，两者均为促癌物质，因此，应减少脂肪的摄入量。结肠癌、乳腺癌发病率主要与动物性脂肪摄取量有关，与植物性脂肪摄取量无相关关系。

2.维生素

（1）类胡萝卜素及视黄醇类

维生素 A 或类胡萝卜素的摄入量和肿瘤发生为负相关，包括胃癌、食管癌、肺癌、宫颈癌、膀胱癌、喉癌、结肠癌等。维生素 A 可维护上皮组织的健康,增强对疾病的抵抗力,能阻止、延缓或使癌变消退,抑制肿瘤细胞的生长和分化。

(2)维生素 C

维生素 C 对化学致癌物亚硝胺的形成有阻断作用,可抑制人体内亚硝胺的合成。维生素 C 还能巩固和加强机体的防御能力,使癌细胞丧失活力。膳食中维生素 C 含量高,有可能降低胃、口腔、咽部、食管、肺、胰腺、子宫等部位发生肿瘤的危险性。

(3)维生素 E

维生素 E 可阻断亚硝基化合物的形成(作用强于维生素 C),具有抗氧化作用,并可使硒和类胡萝卜素保持还原性,从而增强其抗氧化能力。

3.微量元素

(1)碘

膳食和饮水含碘量低,可引起单纯性甲状腺肿,甲状腺肿又可引起甲状腺癌。低碘饮食还可诱发与激素有关的乳腺癌、子宫内膜癌和卵巢癌的发生。

(2)硒

硒是谷胱甘肽过氧化物酶的成分,具有抗氧化作用,能阻断致癌物在体内的代谢或活化过程,抑制癌细胞的能量代谢和增殖。

(3)钙

钙有抑制脂质过氧化的作用,并可与脱氧胆酸结合形成不溶性钙盐(钙皂),可保护胃肠道免受次级胆酸的影响,此外,钙对细胞分化、凋亡也有重要影响。我国膳食中常易缺乏钙,因此增加钙的摄入对防癌更有实际意义。

4.能量、蛋白质

(1)能量

体重超重的人较体重正常或体重轻的人更容易患癌症,肿瘤死亡率也较高。限制能量摄入,可减少自发性肿瘤的发生率,延长肿瘤发生潜伏期,并可抑制移植性肿瘤的建立,减慢生长速度。

(2)蛋白质

蛋白质摄入过少,易引起食管癌和胃癌;而蛋白质摄入过多,如含有大量红肉(指牛、羊、猪肉及其制品)的膳食易引起结肠癌和胰腺癌。因大量摄入蛋白质时,有部分蛋白质逃脱大肠的消化吸收,在大肠中被肠道细菌分解,产生胺、酚、亚硝基化合物,这些物质具有潜在致癌作用。因此,蛋白质的摄入应适量。

5.膳食纤维

膳食纤维含量低会促进大肠癌的发生,食肉量与大肠癌发病呈正比关系。膳食纤维能预防乳腺癌,使胰腺癌危险性下降。

四、饮食中的致癌物质

膳食中摄入致癌物质是导致癌症发生的重要原因之一。

1.食物中的天然致癌物质

实验证明,不少植物在严酷的自然环境中为了保护自身,就要产生或分泌各种毒素。如黑胡椒、蕨菜、桉叶油、桂皮等,都含有致突变和致癌物质;肉和奶制品中的脂肪、酱菜中的毒菌本身就有致癌作用。所以,食品中的致癌物质确实是到处都有。

2.食物经高温处理产生的致癌物质

直接熏烤、烧焦、油炸的食物可产生有致突变性的杂环化合物和多环芳烃,其中,3,4-苯并芘是国际医学界公认的最强烈的致癌物质之一,能引起皮肤癌、食道癌、胃癌、肺癌等多种癌症。

3.食物贮藏中由于霉菌寄生而产生的致癌物质

食物如花生、大豆、玉米等由于贮藏不当而发霉,会产生大量的黄曲霉毒素,黄曲霉毒素毒性大,可引起肝癌、胃癌等癌症。黄曲霉毒素不仅耐酸,还耐高温,在 280 ℃的高温下,毒素仍不能被破坏。我国初步调查发现,黄曲霉毒素对粮食的污染在南方较严重,玉米、花生被污染的机会较大米、小麦、豆类多。预防措施主要是防霉。

4.亚硝胺化合物

亚硝胺是一种很强的致癌物,硝酸盐和亚硝酸盐是亚硝胺的前体物质,亚硝酸盐与胺结合就形成亚硝胺。亚硝胺在自然界中分布很广,相对而言,含量最多的是腌菜类,其次是干咸鱼、红肠、腊肠、火腿、熏肉等。肉、菜馅放置时间长了也会产生亚硝胺。烂菜中含有大量的硝酸盐,受细菌和唾液的作用可还原为亚硝胺。因此要控制肉制品中亚硝酸盐的用量,少吃不新鲜的咸鱼、咸肉等食品,并注意口腔卫生,以免唾液中增加亚硝酸盐的含量。

5.食品添加剂的致癌物

为了改变食品的感官性质,在食品加工中会有意加入一些食品添加剂。有的食品添加剂也有致癌作用,如奶油黄和甜味剂环己基氨基碳酸盐已经证实有致癌作用,现已禁用。有的食品添加剂本身无毒,但使用不当同样会产生致癌性,如防腐剂、抗氧化剂、增稠剂、漂白剂、硝酸盐及亚硝酸盐等若使用不当或超标使用,都有致癌性。因此使用添加剂要严格按照国家规定的标准,按使用范围和使用量正确使用。

五、膳食中抗癌食物

1.豆类

大豆摄入量与乳腺癌、胰腺癌、结肠癌、肺癌和胃癌等许多癌症的发病率呈负相关。大豆中含有多种抗癌成分,如异黄酮、蛋白酶抑制素、植酸、膳食纤维、叶酸、皂素、植物固醇等。

2.茶叶

许多研究表明,茶叶(尤其是绿茶)对实验性肿瘤具有一定的化学预防作用,其主要抗癌物质是茶多酚,其他物质如维生素 C、维生素 E、类胡萝卜素、硒等也具有一定的预防作用。

食品营养与健康

3.蔬菜、水果

蔬菜和水果(尤其是新鲜的绿色蔬菜、十字花科蔬菜、葱属蔬菜、胡萝卜、番茄和柑橘类水果等)能明显降低消化道(口咽、食管、胃、结肠、直肠)和呼吸道肿瘤发生的危险性。因蔬菜、水果中含有许多抗癌成分,包括类胡萝卜素、谷胱甘肽、钙、维生素 C、维生素 E、维生素 B₂、硒、膳食纤维、β-硫代葡萄糖苷、吲哚类化合物、异硫氰酸酯、类黄酮、多酚类化合物、蛋白酶抑制素、植物固醇、葱属化合物、柠檬烯、真菌多糖等。

(1)葱属化合物

存在于葱属蔬菜中,包括洋葱、大葱、小葱、大蒜和韭菜等,如大蒜油中含有的大蒜新素(二烯丙基二硫醚)和大蒜素(二烯丙基三硫醚),可以增加解毒酶的活性,并有抗胃幽门螺旋杆菌的作用,还可减少亚硝胺在胃内的形成。

(2)吲哚类化合物

存在于十字花科蔬菜中,包括甘蓝、菜花、西蓝花和圆白菜等。吲哚类化合物能预防与雌激素有关的肿瘤,如乳腺癌。

(3)真菌多糖

香菇多糖、猴头菇多糖、金针菇多糖、银耳多糖、灵芝多糖、云芝多糖、猪苓多糖和冬虫夏草多糖等均具有抗癌作用。银耳多糖能显著抑制肿瘤细胞 DNA 的合成,提高机体的免疫力。

(4)姜黄素

存在于姜黄中,是一种多酚类化合物,具有很强的抗氧化作用、自由基清除作用和强有力的抗亚硝基化作用。

4.肝脏

肝脏含有大量的维生素 A、B 族维生素、叶酸,同时还含有硒和大量能预防癌症的核酸,并且还含有较多的维生素 C,这些都具有很强的抗癌作用。

效果评价

通过本任务的学习,你是否明确了膳食、营养与肿瘤之间的关系,掌握膳食中的致癌物质和抗癌物质?

任务五　心血管疾病的膳食

通过本任务的学习,做到:

1.了解心血管疾病对人体健康的危害;掌握心血管疾病的诊断方法和种类。

2.了解心血管疾病患者的膳食调节方法;掌握心血管疾病的饮食预防和治疗措施。

知识准备

心血管疾病是一组以心脏和血管异常为主的循环系统疾病,主要包括动脉粥样硬化、冠心病、高脂血症、高血压和脑卒中(中风)等,具有发病率高、死亡率高、致残率高、复发率高,以及并发症多的特点,是危害人类健康的严重疾病,也是造成死亡的主要原因之一。心血管疾病与营养有密切关系,通常经过膳食调整,合理营养,可预防其发生与发展。其形成是一个慢性过程,在周围环境多因素作用下,尤其是长期膳食失衡导致体内的碳水化合物、脂肪、胆固醇等代谢异常而发生的一系列的病理变化。

一、高血压的定义和与膳食的关系

高血压是指动脉血压持续升高到一定水平而对健康产生不利影响或引发疾病的一种状态。按病因种类,高血压可分为原发性高血压和继发性高血压,高血压患者中约 90% 为原发性高血压,约 10% 为继发性高血压。继发性高血压是指继发于某一种疾病或某一种原因之后发生的血压升高的情况,其中肾病性高血压占 70%。原发性高血压的真正病因目前尚未完全阐明,但与遗传、年龄、营养和环境有关。

高血压是一种由遗传多基因与环境多危险因子交互作用而形成的慢性全身性疾病,在我国普遍存在着患病率高、死亡率高、致残率高的"三高"和知晓率低、治疗率低、控制率低的"三低"特点。一般认为,在高血压的发病过程中,遗传因素大约占 40%,环境因素大约占 60%,而在环境因素中,营养膳食是最主要的因素。临床上很多高血压病人,特别是肥胖型患者常伴有糖尿病,而糖尿病也常伴有高血压,糖尿病患者由于血糖增高、血液黏稠度增加、血管壁受损、血管阻力增加而易引起高血压。

1.高血压的诊断标准

我国目前对高血压的诊断和分类基本上采用世界卫生组织和国际高血压学会在 1999 年给出的标准,见表 6-3。

表 6-3 高血压诊断标准

分 类	理想血压	正常血压	正常偏高	Ⅰ级高血压(轻度)	Ⅱ级高血压(中度)	Ⅲ级高血压(重度)
收缩压/mmHg	<120	<130	130～139	140～159	160～179	≥180
舒张压/mmHg	<80	<85	85～89	90～99	100～109	≥110

2.高血压对人体的危害

高血压对人体的危害非常大,不仅直接产生头痛、头晕、失眠、烦躁、心悸、胸闷等一系列症状,而且长期下去其真正的危害在于损害心、脑、肾等重要器官,造成脑卒中、心肌梗死、肾功能衰竭等严重后果,死亡率和致残率都很高。

(1)脑血管意外

脑血管意外也称中风,病势凶猛,死亡率极高,即使不死,也大多数致残,是急性脑血管疾病中最凶猛的一种。高血压患者血压越高,中风的发生率越高。高血压病人有动脉硬化的病理存在,如脑动脉硬化到一定程度,再加上一时的激动或过度的兴奋,如愤怒、突然事故的发生、剧烈运动等,使血压急骤升高,脑血管破裂出血,血液便冲入血管周围的脑组织,此时,病人立即昏迷,倾跌于地。

（2）肾动脉硬化和尿毒症

高血压并发肾功能衰竭约占高血压病人的10%。高血压与肾脏有着密切而复杂的关系,一方面,高血压引起肾脏损害;另一方面肾脏损害加重高血压。高血压与肾脏损害可相互影响,形成恶性循环。急骤发展的高血压可引起广泛的肾小动脉弥漫性病变,导致恶性肾小动脉硬化,从而迅速发展为尿毒症。

（3）高血压性心脏病

动脉压持续性升高,增加心脏负担,形成代偿性左心室肥厚。高血压患者并发左心室肥厚时,即形成高血压性心脏病,该病最终导致心力衰竭。

（4）冠心病

血压变化可引起心肌供氧量和需氧量之间的平衡失调。高血压患者血压持续升高,心肌耗氧随之增加,并发冠状动脉粥样硬化时,冠状动脉血流贮备功能降低,心肌供氧减少,因此出现心绞痛、心肌梗死、心力衰竭等。

3. 膳食营养与高血压的关系

（1）能量

肥胖或超重是血压升高的重要危险因素,超重或肥胖者（特别是中心性肥胖）高血压的发病率较正常体重者更高。

（2）蛋白质

不同来源的蛋白质对血压的影响不同,某些蛋白可使高血压和脑卒中的发病率降低,如酪氨酸有降低血压的功效,大豆蛋白虽无降压功能,但可预防脑卒中发生。

（3）脂肪和胆固醇

脂肪摄入过多,可引起肥胖症和高血压,高脂肪、高胆固醇饮食容易导致动脉粥样硬化,故摄入过多的动物性脂肪和胆固醇对高血压病防治不利。

（4）矿物质

与高血压相关的矿物质主要有三种:一是钠,食盐摄入与高血压显著相关,食盐摄入量高的地区,高血压发病率也高,限制食盐摄入可改善高血压症状。食盐摄入过多,导致体内钠滞留,引起细胞外液增加,心排出量增高,血压上升。高血压病故者,动脉壁中钠含量明显高于一般人。妊娠高血压若不限钠,病情迅速恶化,如给低盐饮食则症状改善、血压降低,均说明钠是引起高血压的主要因素。二是钾,其对血压的影响主要是钾可增加尿中钠的排出,使血容量降低,血压下降。在低钠摄入时,高钾对血压的影响并不大。三是钙,高钙膳食有利于降低血压,可能和钙摄入高时的利尿作用有关,此时钠的排出增多。此外,高钙时血中降钙素的分泌增加,降钙素可扩张血管,有利于降低血压。

（5）维生素 C

维生素 C 可改善血管的弹性,降低外周阻力,有一定的降压作用,并可延缓因高血压造成的血管硬化的发生,预防血管破裂出血的发生。

（6）膳食纤维

膳食纤维具有降低血清甘油三酯和胆固醇的作用，有一定的降压作用，还可延缓因高血压所引起的心血管并发症。

（7）其他营养素

茶叶中的茶碱和黄嘌呤等，有利尿、降压作用。高血压并发肥胖、高脂血及心功能不全者应禁酒。

二、动脉粥样硬化的定义和与膳食的关系

动脉粥样硬化是一种炎症性、多阶段的退行性复合型病变，导致受损的动脉管壁增厚变硬、失去弹性、管腔缩小。由于动脉内膜聚集的脂质斑块外观呈黄色粥样，故称为动脉粥样硬化。这些脂质斑块主要由胆固醇和胆固醇酯组成。动脉粥样硬化是引起冠心病和脑血管意外的最重要原因。本病的发病是一个缓慢的过程，早期可能无任何明显症状或表现轻微，主有三种临床表现：脑卒中、冠心病和周围血管性疾病。本病病因很多，主要是由于脂质代谢紊乱、血液动力学改变和动脉壁本身变化等。目前认为除了遗传、年龄、肥胖、吸烟和缺乏体力活动等因素外，营养膳食因素也极为重要。

冠心病是冠状动脉粥样硬化性心脏病的简称，是由于冠状动脉阻塞使心肌得不到充足的血液供应，造成心肌部分区域受到损伤。

膳食营养与动脉粥样硬化的关系：

（1）脂类

膳食脂肪摄入总量、饱和脂肪酸的摄入量、胆固醇摄入量均与动脉粥样硬化的发病率正相关。膳食脂肪可促进胆固醇的吸收，使血胆固醇升高，饱和脂肪酸对血胆固醇的升高影响明显，而多不饱和脂肪酸及单不饱和脂肪酸有降低血胆固醇的作用。磷脂是一种强乳化剂，能使血液中的胆固醇颗粒变小，易于透过血管壁为组织所利用，使血浆中的胆固醇浓度减小，降低血液的黏稠度，避免胆固醇在血管壁沉积，故有利于治疗动脉粥样硬化。植物固醇能够在消化道内与胆固醇竞争形成"胶粒"，抑制胆固醇的吸收，降低血浆胆固醇含量。

（2）膳食能量、糖类

过多的能量摄入在体内转化成脂肪，贮存于皮下或身体各组织，造成肥胖。肥胖患者的脂肪细胞对胰岛素的敏感性降低，引起葡萄糖的利用受限，继而引起代谢紊乱，血浆三酰甘油升高。蔗糖、果糖摄入过多容易引起血清三酰甘油含量升高，这是因为肝将多余的糖类变成三酰甘油所致。

（3）蛋白质

适当的蛋白质摄入不影响血脂，但在动物实验中发现，高蛋白膳食可促进动脉粥样硬化的形成。牛磺酸具有保护心脑血管功能的作用。动物蛋白升高血胆固醇的作用比植物蛋白明显，植物蛋白，尤其是大豆蛋白，有明显降低血胆固醇的作用。

（4）膳食纤维

膳食纤维能够降低胆固醇和胆酸的吸收并增加其从粪便中的排出量，故具有降低血脂的作用。

227

（5）维生素

维生素 E 有预防动脉粥样硬化和冠心病的作用。维生素 E 预防动脉粥样硬化作用的机制可能与其抗氧化作用有关，即减少脂质过氧化物的形成。维生素 C 参与胶原蛋白的合成，使血管的弹性增加，脆性降低，保护血管壁的完整性。维生素 C 还可增强维生素 E 的抗氧化作用。烟酸有防止动脉硬化的作用。烟酸在药用剂量下有降低血清胆固醇和甘油三酯、促进末梢血管扩张等作用。

（6）矿物质

镁、钙与血管的收缩和舒张有关，钙有利尿作用，有降压效果，镁能使外周血管扩张。锌铜比值高时，冠心病发病率高，铜缺乏可影响弹性蛋白和胶原蛋白的关联而引起心血管损伤，也可使血胆固醇含量升高。过多的锌则降低血中高密度脂蛋白（HDL）含量。食盐过量可使血压升高，促进心血管病发生。过量铁可引起心肌损伤、心律失常和心衰等，应用铁螯合剂可促进心肌细胞功能形成，从而促进脂质的氧化，减少心肌损伤。碘可减少胆固醇在动脉壁的沉着。硒对心肌有保护作用。钒有利于脂质代谢。可见，膳食中种类齐全、比例适当的常量元素和微量元素有利于减少心血管疾病。

（7）其他膳食因素

少量饮酒可升高血中高密度脂蛋白水平，但大量饮酒可引起肝的损伤和脂代谢的紊乱，主要是升高血甘油三酯和低密度脂蛋白（LDL）。茶叶中含有茶多酚等化学物质，茶多酚具有抗氧化和降低胆固醇在动脉壁聚集的作用。植物性食物中含有大量的植物化学物如黄酮、异黄酮、植物硫化物、花青素类化合物和皂苷类化合物等，这些物质具有降低血胆固醇水平、抗氧化和抑制动脉粥样硬化形成的作用。

三、高脂血症的定义和与膳食的关系

高脂血症是指各种原因导致脂质代谢失调，血浆中胆固醇和甘油三酯水平浓度超过正常范围的一类疾病。脂质不溶或微溶于水，必须与蛋白质结合以脂蛋白形式存在，因此，高脂血症常称为高脂蛋白血症。原发性高脂血症较为罕见，属遗传性脂代谢紊乱疾病。继发性高脂血症常见于糖尿病、饮酒、甲状腺功能减退症、肾病综合征、胆管阻塞等。

1. 高脂血症的诊断

根据血浆中总胆固醇（TC）、甘油三酯（TG）水平和高密度脂蛋白胆固醇（HDL-C）浓度进行诊断。中国高脂血症诊断标准（1997）见表 6-4。

表 6-4　　　　　　　　　　　　中国高脂血症的诊断标准

判断标准	血浆总胆固醇（TC）		血浆甘油三酯（TG）	
	mmol/L	mg/L	mmol/L	mg/L
合适范围	＜5.2	＜2 000	＜2.3	＜2 000
临界高值	5.2～5.7	2 000～2 200	2.3～4.5	2 000～4 000
高脂血症	＞5.7	＞2 200	＞4.5	＞4 000

2.膳食因素与高脂血症的关系

(1)脂肪

不同的脂肪酸对血脂的影响不同:饱和脂肪酸可显著升高血浆胆固醇和低密度脂蛋白胆固醇的水平。单不饱和脂肪酸有降低血清胆固醇和低密度脂蛋白胆固醇水平的作用,同时可升高血清高密度脂蛋白胆固醇。多不饱和脂肪酸可降低血清胆固醇和低密度脂蛋白胆固醇水平,但并不能升高高密度脂蛋白胆固醇的水平。反式脂肪酸可使低密度脂蛋白胆固醇升高,而使高密度脂蛋白胆固醇的水平降低。

(2)糖类

进食大量缺乏纤维素的双糖或单糖类,可使血清极低密度脂蛋白胆固醇、甘油三酯、胆固醇、低密度脂蛋白胆固醇水平升高。高糖类还可使血清高密度脂蛋白胆固醇下降。

(3)膳食纤维

膳食纤维可降低血清胆固醇、低密度脂蛋白胆固醇水平。可溶性膳食纤维比不溶性膳食纤维的作用更强,前者主要存在于大麦、燕麦、豆类、水果中。

(4)矿物元素

镁对心血管系统有保护作用,具有降低胆固醇、降低冠状动脉张力、增加冠状动脉血流量等作用;缺钙可引起血胆固醇和甘油三酯升高;缺锌可引起血脂代谢异常,可升高胆固醇、低密度脂蛋白胆固醇水平,补充锌后可升高高密度脂蛋白胆固醇;缺铬可使血清胆固醇升高,并使高密度脂蛋白胆固醇下降。

(5)维生素

维生素C促进胆固醇降解,降低血清总胆固醇水平,增加脂蛋白酶活性,加速血清极低密度脂蛋白胆固醇、三酰甘油降解。维生素E缺乏可升高低密度脂蛋白胆固醇。

效果评价

通过本任务的学习,你是否明确了心血管疾病的发生和膳食营养之间的关系?

考考你

一、名词解释

1.营养缺乏病　2.肥胖症　3.糖尿病　4.肿瘤　5.高血压

二、填空题

1.高血压患者限制钠盐摄入的同时就补充_____的摄入。

2.肥胖一般分为单纯性肥胖、_____、_____三类。

3.心血管疾病包括心脏病、_____、_____等。其病因主要是_____。

4.糖尿病的主要临床标志是_____,常见症状有多饮、多尿、多食以及消瘦等。

5.有位儿童出现眼睛干涩、上皮组织干燥,生长发育迟缓。其最有可能缺乏的是_____。

三、选择题

1.下列（　　）是糖尿病患者的典型症状之一。

A.肥胖　　　　　　　　B.多尿　　　　　　　　C.高血压　　　　　　　　D.佝偻病

2.与老年人容易发生的腰背酸痛有较密切关系的营养素是（　　）。

A.钠　　　　　　　　　B.钙　　　　　　　　　C.铜　　　　　　　　　　D.维生素 A

3.治疗时应适当增加膳食纤维摄入的疾病是（　　）。

A.高脂血症　　　　　　B.骨质疏松症　　　　　C.缺铁性贫血　　　　　　D.生长发育迟缓

4.与儿童佝偻病关系较密切的营养素有（　　）。

A.铁、碘　　　　　　　　　　　　　　　　　B.氯化钾、必需脂肪酸

C.钙、维生素 D　　　　　　　　　　　　　　D.葡萄糖、必需脂肪酸

5.促进钙吸收的因素有（　　）。

A.维生素 D　　　　　　B.乳糖　　　　　　　　C.膳食纤维　　　　　　　D.氨基酸

四、简答题

1.维生素缺乏病的产生原因、类型及膳食预防治疗措施各有哪些？

2.肥胖症的产生原因、种类、诊断方法各有哪些，肥胖病人的合理膳食应从哪几个方面入手？

3.糖尿病的产生原因和种类各有哪些，其膳食原则包括哪几个方面？

4.癌症的临床表现和致癌的因素有哪些，哪些食物可抑癌？防治癌症，应该怎样调理饮食？

5.心血管疾病的种类有哪些，它们的膳食预防与治疗措施有哪些？

五、设计一低胆固醇膳食，并说明其适用的人群。

拓展知识

十大垃圾食品及其危害

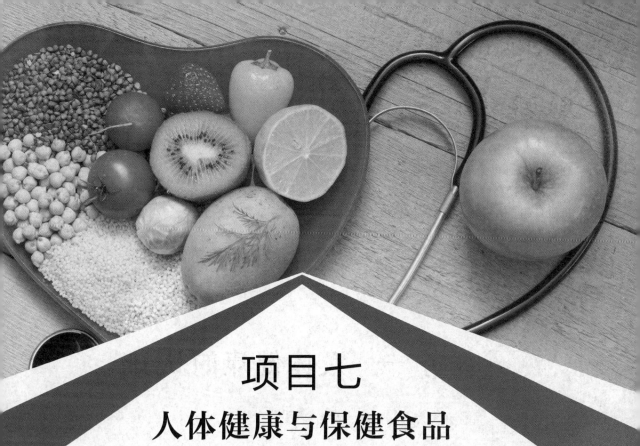

项目七
人体健康与保健食品

思政育人

　　"最严谨的标准、最严格的监管、最严厉的处罚、最严肃的问责",确保广大人民群众"舌尖上的安全"。十二届全国人大常委会第十四次会议表决通过了新修订的《中华人民共和国食品安全法》,这部被称为"史上最严"的食品法典体现了"四个最严"的要求。

　　食品营养与健康知识内容,不仅丰富学生的专业知识,提升学生专业水平,还将责任意识、道德教育、法律、职业素养以及诚信教育等思政元素充分融合到知识内容中,帮助学生树立责任意识,学法、懂法、尊法、守法、护法、用法,提高其科学素养,进而能够热爱本职工作,具备良好知识技能与道德素养,具有自我优化意识、学习观念。

案例导入

　　每逢岁末,有保健作用的食品总是大热,因为送礼最好送健康。例如,最常见的固体冲剂,经常可以看到不少厂家都声称自己的产品添加了各种营养元素,有号称是低糖的,绝对适合老年人食用,甚至言之凿凿地号称是无糖的;有的芝麻糊则宣称添加了高钙,可以补钙;至于经常用来做早餐的麦片,则有的说加入了膳食纤维,有的说加入了高钙,有的说加入了卵磷脂⋯⋯林林总总,令很多消费者产生错觉,以为只要吃了这些有保健元素的食品就可以补足平时缺乏的微量元素,令所以很多消费者心动不已。

案例分析

　　保健食品是指已取得国家食品药品监督管理局颁发的保健食品批文,具有保健功能的产品。这类食品的包装标签上有一个小蓝帽的标志,也被称为"带有小蓝帽的食品"。有保健功效不等于就是保健品。无论那些固体冲食饮料如何强调其保健营养功能,只要它们没有"小蓝帽",就是普通食品。所以说,不是宣传有保健功能的就是正规保健食品。

世界卫生组织的一项全球性调查表明,世界上处于真正健康状态的人占5％,被诊断患有疾病的人占20％,其余75％的人处于亚健康状态。近年来,亚健康已成为临床医学、预防医学和保健医学等多学科共同探讨和研究的热门课题之一。在我国约有15％的人呈健康状态,15％的人处于疾病状态,70％的人呈亚健康状态。白领阶层是亚健康的主要人群,其中企业管理者有85％以上处于亚健康状态。

随着社会的发展和人民生活水平的提高,人们对自身的健康越来越关注,对保健食品的需求也日趋上升。保健食品是食品的一个种类,具有一般食品的共性,能调节人体的机能,适于特定人群食用。

任务一　人体健康的认知

通过本任务的学习,做到:
1.掌握健康、亚健康的概念。
2.了解生理健康标准、亚健康的症状。
3.掌握保证人体健康的要素。

知识准备

一、健康的认知

健康是人幸福快乐的基础,是国家文明的标志,是社会和谐的象征。

1.健康的概念

世界卫生组织(WHO)对于健康的定义:健康不仅仅是身体没有疾病和不虚弱,而且是身体、心理和社会适应能力的完好状态。包括心理健康和社会交往健康。一个人只有在身体健康、心理健康、社会适应能力等方面都健全,才是完全健康的人。

身体健康表现为体格健壮,人体各器官功能良好。心理健康指能正确评价自己,应对处理生活中的压力,能正常工作,对社会做出自己的贡献。社会适应的完好状态,是指通过自我调节保持个人与环境、社会及在人际交往中的均衡与协调。

现代的健康要领有着如下的内涵:①一般的安宁状态,可以过正常生活和参加生产劳动;②自我感觉良好;③个体对环境中的各种因素有调节和适应能力;④从事各项工作的效率高。

健康是人类生存和发展的第一个前提，也是每个人最宝贵的财富。营养学主要任务就是通过合理膳食保持和增进健康，预防疾病。

2.衡量健康的标准

健康是一个多义的、开放动态的概念，是一个随着时代的进步而变化着的概念。全世界比较公认的健康指标有：生机勃勃，富有进取心；性格开朗，充满活力；身高体重、体温、脉搏、呼吸均正常；食欲旺盛，食量适中；面色红润，眼睛明亮；不易生病，充满活力；大小便正常；唇色淡红，齿龈微红不出血，牙齿坚固；皮肤光滑而有弹性；头发有光泽，不蓬松；指甲坚固，呈微红色。

世界卫生组织（WHO）提出了人体健康的十条标准：(1)有充沛的精力，能从容不迫地应对生活和工作的压力而不感到过分紧张。(2)处事乐观，态度积极，乐于承担责任，事无巨细不挑剔。(3)善于休息，睡眠良好。(4)应变能力强，能适应环境的各种变化。(5)能够抵抗一般性感冒和传染病。(6)体重适当，身材匀称，站立时头、肩、臀位置协调。走路时，身体感觉轻松。(7)眼睛明亮，眼神反应敏锐，眼和眼睑不发炎。(8)牙齿清洁，无龋齿，不疼痛，牙龈颜色正常，无出血现象。(9)头发有光泽，无头屑。(10)肌肉丰满，皮肤富有弹性。

1999年，世界卫生组织（WHO）又制定了身体和心理健康的具体标准，身体健康的标准为五个快，心理健康的标准为四个良好：

衡量身体健康标准的五个快，即吃得快（胃口好，进餐时，有良好的食欲，不挑食，不偏食，胃肠功能正常）、便得快（一旦有便意，能很快排泄完大小便，而且感觉良好）、睡得快（有睡意，上床后能很快入睡，且睡得好，醒后头脑清醒，精神饱满）、说得快（语言表达正确、说话流利、思维敏捷、口齿伶俐，心肺功能正常）、走得快（行走自如，步履轻盈，活动敏捷，精力充沛）。

衡量心理健康的四个良好，即良好的个性人格（情绪稳定，性格温和，意志坚强，感情丰富，胸怀坦荡，豁达乐观）、良好的处事能力（观察问题客观现实，具有良好的自控能力，能适应复杂的社会环境）、良好的人际关系（助人为乐，与人为善，对人际关系充满信心）、良好的道德行为（以道德规范约束自己，明辨真伪、善恶、是非观念）。

人体健康最佳状态为第一状态，致病因素引起的疾病症状为第二状态。人人都希望自己身心健康，精力充沛。食品安全、健康饮食和适当的身体活动对健康至关重要。

3.人体健康基本生理指标

(1)血压

成人的正常血压收缩压低于140 mmHg，舒张压低于90 mmHg。我国的高血压诊断标准为收缩压≥140 mmHg或舒张压≥90 mmHg。收缩压达到120～139 mmHg或舒张压达到80～89 mmHg时，称血压正常高值。情绪激动、紧张、运动等许多因素对血压都有影响，诊断、治疗高血压必须由医生进行。

(2)体温

成人正常腋下体温为36～37 ℃，早晨略低，下午略高，24 h内波动不超过1 ℃；老年人体温略低；月经期前或妊娠期妇女体温略高；运动或进食后体温略高。

（3）呼吸

正常成人安静状态下，呼吸频率为 16～20 次/min，随着年龄的增长逐渐减慢。呼吸频率超过 24 次/min 称为呼吸过速，见于发热、疼痛、贫血、甲状腺功能亢进及心力衰竭等。呼吸频率低于 12 次/min，称为呼吸过慢，见于颅内高压、麻醉药过量等。

（4）心跳

成人正常脉搏为 60～100 次/min，女性稍快；儿童平均为 90 次/min，婴幼儿可达 130 次/min；老年人较慢，为 55～60 次/min。脉搏的快慢受年龄、性别、运动和情绪等因素的影响。

二、保证人体健康的要素

1.健康的危险因素

健康的危险因素是指机体内外存在的使疾病发生和死亡率增加的诱发因素，包括个人特征、环境因素、生理参数、症状或亚临床疾病状态等。个人特征包括不良的行为（如吸烟、酗酒、运动不足、膳食不平衡、吸毒、迷信、破坏生物节律等）、疾病家族史、职业等；环境因素包括暴露于不良的生活环境和生产环境因素等；生理参数包括有关实验室检查结果（如血脂紊乱）、体型测量（如超重）和其他资料（如心电图异常）等。

2.健康的四大基石

人类健康的四大基石是：合理的膳食、适量运动、戒烟限酒、心理平衡。

（1）健康第一大基石：合理的膳食

合理膳食与否，已成为影响人类健康的重要因素。合理膳食应包括三方面内容：一是通过膳食调配达到平衡膳食的目的，即膳食能够满足身体所需的能量和营养素，各种营养素充足、种类齐全、比例适宜，并合理分配于三餐之中。自然界中没有一种天然食物能满足人体需要的全部营养物质，因此需要将多种食物合理地搭配，才能满足人体的需要。二是合理烹调，使食物具有适当的色、香、味，充分考虑个人的饮食习惯，尽量减少烹调对食物营养成分的破坏。三是保证食品的安全。据世界卫生组织的调查，个人不良的饮食习惯、生活习惯是人们患病的重要原因。如高血压、冠心病、高血脂、动脉粥样硬化、消化性溃疡、糖尿病、痛风等多种威胁人们健康的严重疾病均来自不良的饮食习惯。

（2）健康第二大基石：适量运动

运动与健康的关系极为重要。适量的运动可以增强心肺功能，使心脏收缩时间缩短，心脏搏出增多，心脏跳动次数减少；增大肺活量，增加肺和组织中的气体交换，促进二氧化碳的排出。适量的运动可以降低血液中胆固醇，从而起到预防动脉硬化、冠心病、高血压、脑中风等作用，延缓心血管系统的衰老。适量的运动可以改善人体的消化功能，增加胃肠道的供血、促进胃肠蠕动，促进各种消化液的分泌，加速各种营养素的消化、吸收和利用。适量的运动可以增强肌肉、韧带和骨骼强度，防止肌肉萎缩、关节僵硬和骨质疏松，从而保持健壮的体魄，保持肌肉、皮肤的弹性以及全身运动的灵活性。总之，适量的运动能够促进人体新陈代谢，改善人体生理功能，提高精力，增强体力，防止早衰。

（3）健康第三大基石:戒烟限酒

吸烟不仅使人成瘾,还会促发高血压、冠心病,引起肺癌等多种癌症和气管炎、肺气肿等。因此,吸烟是健康的大敌。任何年龄的戒烟都可获得健康上的真正收益。如戒烟一时有困难,每天吸烟数量应限制在五支以内,逐步减少吸烟量直至彻底戒烟。

酒可少饮,经常或过量饮酒则伤肝,容易引起肝硬化,甚至肝癌。葡萄酒具有抗衰老、降血压和降血脂等功效,因此少量饮酒可以活血化瘀,有益于身体健康。注意做到不要喝高度烈性酒,低度白酒也不可常喝,黄酒、葡萄酒也要有节制。一日饮酒量不宜超过 15 g 酒精,相当于葡萄酒 60~100 mL,白酒 25~30 mL,啤酒 0.5~1 瓶。

（4）健康第四大基石:心理平衡

心理平衡是指一种良好的心理状态,即能够恰当地评价自己,应对处理日常生活中的压力,有效率地工作和学习,对家庭和社会有所贡献的良好状态。就是保持良好的心理状态,自信乐观,喜怒有度,静心处事,诚心待人。

①心理健康的标准　关于心理健康的标准具有相对性,现得到认同的是如下十项标准:有充分的适应能力;充分了解自己,并对自己的能力做恰当的估计;生活目标能切合实际;与现实环境保持接触;能保持人格的完整和谐;有从经验中学习的能力;能保持良好的人际关系;适度的情绪发泄与控制;在不违背集体意志的前提下,有限度地发挥个性;在不违背社会规范的情况下,个人基本需求能恰当满足。

②如何实现心理平衡　所有健康长寿处方中,心理平衡都是第一重要的。心理平衡的作用超过一切保健措施和一切保健品的总和。有了心理平衡,才能有生理平衡;有了生理平衡,人体的神经系统、内分泌系统、免疫功能、各器官代偿功能才能处于最佳的协调状态,一切疾病都能减少。要做到心理平衡,必须从以下三方面努力:第一,是三个"正确"。一是正确对待自己,人贵有自知之明;二是正确对待他人,心中常有爱心;三是正确对待社会,常怀感恩之情。第二,是三个"既要"。一是既要全心全意奉献社会,又要尽情享受健康人生;二是既要怀殷报国志,在事业上力争一流,又要有颗淡淡平常心,在生活上甘于平淡;三是既要精益求精于专业知识,又要有多姿多彩的休闲爱好。第三,是三个"快乐"。一是要助人为乐,助人是人生快乐之本;二是要知足常乐;三是自得其乐。常年坚持,能使高血压患病率减少 55%,脑卒中、冠心病患病率减少 75%,糖尿病患病率减少 50%,肿瘤患病率减少 1/3,平均寿命延长 10 年以上。

3.保证人体健康的要素

保证人类健康,要从身体、心理、社会三个方面着手,主要包括下面几个要素:

（1）合理地选择食物

均衡饮食是健康的基础,不同的食物提供不同的营养,以供应营养给身体各个部分,配合各个组织的不同需要。要达到均衡饮食,我们每天需要进食肉类、五谷类、乳蛋类、蔬果类等食物。

为了使身体健康,应养成良好的饮食习惯:饮食需要定时并适量,要均衡,不可偏吃、挑食、暴饮暴食,避免进食刺激性的食物(如咖啡、浓茶、辛辣的食物),避免进食太咸、太甜和腌渍食物,外出进食时,小心选择食物(避免高脂肪、高胆固醇、高盐分、高糖分的食物),尽量避免食品污染物(如防腐剂、亚硝酸钠、黄曲霉毒素)。注意食物的卫生。

（2）适当的运动

要有健康的身体,适当的运动是不可缺少的(欠缺运动或运动过量都无益处)。运动的好处是消耗热量,保持体形;增强心肺功能,提升抵抗力;松弛神经,消除精神压力;增添生活情趣,身心平衡。健康人群的体力活动推荐水平和内容应以自愿、循序渐进、量力而行和避免意外伤害为原则。健身运动的推荐强度、时间和频度见表7-1。

表 7-1　　　　　　　　　健身运动的推荐强度、时间和频度

	有益健康	促进健康	增强身体素质	体育训练
强度	轻到中等强度	中等强度	中到大强度	极大强度
时间	10 min 或更长	30 min 或更长	20 min 或更长	持续时间和频度根据个人身体素质状况而定
频度	每天	每天	一周三次	

健身运动的形式和内容以有氧运动为主,如步行、跑步、自行车、游泳、舞蹈、太极拳等。同时提倡每周进行 2～3 次有助于保持肌肉力量和体积的锻炼,如哑铃、各种器械、上楼等。对于老年人还应强调各种关节灵活性和动作协调性的练习,如伸展练习、舞蹈、太极拳、各种家务劳动。

（3）充足的高质量睡眠

睡眠是我们日常生活中最熟悉的活动之一。人的一生大约有 1/3 的时间是在睡眠中度过的。科学提高睡眠质量,是人们正常工作学习生活的保障。休息的形式有以下几种:一是身体的休息。停止一切活动,让身体各部分的肌肉得到放松和休息的机会。最好的休息方法是睡眠。二是感官的休息。闭目养神,停止说话,让感应器官得到休息。三是情感上的休息。放下心理上的压力和担忧,用轻松的心情去面对困扰,避免情绪常处于紧张状态。

当人们处于睡眠状态时,可以使人们的大脑和身体得到休息、休整和恢复。充足的睡眠有助于人们日常的工作和学习。未成年人每天一般需要有 8 个小时以上的睡眠时间,并且必须保证高质量。

睡眠的时间不足或质量不高会危害生命或对大脑产生不良的影响,大脑的疲劳就难以恢复,严重的可能影响大脑的功能。本来是很聪明的人也会变得糊涂起来。因此就应适当增加睡眠的时间,比如夏天午睡片刻,并且要设法改善睡眠状况等。

有一句话说得好,"腾不出时间睡觉,迟早要腾出时间生病"。所以睡眠对我们每一个人都非常重要。中医认为心肾不交、血不足、胃不和则卧不安。

（4）戒除不良的习惯

①不要吸烟　吸烟有害健康,烟草的烟雾中至少含有三种危险的化学物质——焦油、尼古丁和一氧化碳,焦油是由几种物质混合成的物质,在肺中会浓缩成一种黏性物质。尼古丁是一种会使人成瘾的药物,由肺部吸收,主要是对神经系统产生影响。一氧化碳有能降低红细胞将氧输送到全身的能力。

②不要酗酒　酒精能使人的判断力、运动协调以及语言功能出现障碍,情绪的控制力也下降。过量饮酒的危害有:直接和间接对肝脏的危害,造成酒精肝、肝硬化等;对大脑的危害,可致大脑、神经系统损害,加速脑部老化,损伤智力,记忆力下降,严重时可出现幻觉、幻视、幻听、

幻触、幻嗅、幻味等精神障碍。经常过度酗酒则可能造成脑萎缩。对心脏的危害,严重酗酒初期可能是心律不齐,长此以往则会导致心室衰竭。还容易造成中风,或突发性心肌梗死;酒精和骨质疏松症(脆骨病)联系在一起是因为酗酒导致身体养分的加速流失。也就意味着骨头正在流失。可能升高血压,如果经常性地大量饮酒,那么血压水平会一直很高,直到戒酒之后才有可能恢复正常。酗酒可致癌,目前医学界较为公认的是过量饮酒与口腔癌、咽喉癌、食管癌、肝癌、直肠癌、乳腺癌的发病有密切的关系。

③不要依赖药物 滥用药物,有碍健康,我们应戒除依赖药物,避免使用不必要的药物,例如,兴奋剂如咖啡因、可卡因等,镇静剂如安眠药、甲喹酮等。

④远离毒品 为了你的健康、全家幸福和社会安定,我们一定要拒绝毒品。千万不要吸食鸦片、海洛因、吗啡、冰毒、摇头丸等。吸毒不仅损害、摧残自己的身体,容易传播艾滋病,也严重危害社会。

(5)定期检查身体

为了预防疾病,保障身体健康,提高生活质量,每个人都应定期到医院做身体检查,发现问题及时治疗解决。不管是在幼儿期、青年期、成年及老年期都应对身体,智能,体能,牙齿、心、肝、肺等组织做定期检查,不同年龄阶段、不同个体检查项目要有所侧重。

(6)宜人的环境

在美好的环境中生活,心情会更愉快,身体也会更强健些。美好的环境包括清新的空气、绿色的植被、清洁的环境。要培养良好的个人卫生习惯,保持家居清洁,保持公众卫生,远离污染。

(7)维持良好的心态及人际关系

人都需要别人的爱与关怀。要有健康的人生,需要四大支柱的支持:家庭的和睦,朋友的关心帮助,学业、工作科学的合理的安排,个人广泛健康的兴趣与爱好。

只要多点关心自己的身心状况,加上良好的饮食习惯,妥善地分配时间(好好工作、休息和娱乐)、适当的运动、充足的休息、愉快的心境、维持良好的人际关系、保持一个良好的环境,并注重个人的安全,一定能做个健康快乐的人。总之,健康掌握在自己的手中。

三、亚健康的状态

亚健康是指机体虽无明确的疾病,却呈现出活力降低、适应能力呈不同程度减退的一种非健康非患病的中间状态,是介于健康与疾病之间的一种中间状态,是一个动态过程。在多数情况下,健康、亚健康、疾病是一个不间断的连续过程(健康→亚健康→疾病),亚健康居中,在身体上、心理上没有疾病,但主观上却有许多不适的症状表现和心理体验,是机体在内外环境不良刺激下引起心理、生理发生异常变化,但未达到明显病理性反映程度的状态。

亚健康在临床上常被诊断为疲劳综合征、内分泌失调、神经衰弱、更年期综合征等。亚健康的患者在生理上的表现为体虚困乏、易疲劳、失眠、休息质量不高、注意力不易集中、适应能力减退、精神状态欠佳、消化功能不好、食欲不振、腹胀、心慌、胸闷、便秘、腹泻,甚至有欲死的感觉,不能正常生活和工作。在心理上的具体表现为:情绪低沉、反应迟钝、失眠多梦、白天困倦、记忆力减退、烦躁、焦虑、易惊等。处于亚健康状态的人,除了疲劳和不适,不会有生命危险。但如果碰到高度刺激,如熬夜、发脾气等应激状态下,很容易出现猝死,就是"过劳死"(一种综合性疾病,是指在非生理状态下的劳动过程中,人的正常工作规律和生活规律遭到破坏,体内疲劳聚积并向过劳状态转移,使血压升高、动脉硬化加剧,进而出现致命的状态)。

现代医学研究的结果表明,造成亚健康的原因是多方面的,例如过度疲劳造成的精力体力透支;人的自然衰老;心脑血管及其他慢性病的前期、恢复期和手术后康复期出现的种种不适;现代身心疾病;人体生物周期中的低潮期;膳食结构不合理、嗜烟、酗酒等。其中饮食不合理是最常见的原因,如有些人仍以传统饮食习惯为主,即机体摄入低蛋白、高热量食物,许多人不重视早餐,甚至不吃早餐,机体经常处于饥饿状态,致使大脑供氧不足,影响肾上腺素、生长激素、甲状腺素等内分泌激素的正常分泌,严重者可产生情绪抑郁、心慌乏力、视物模糊、低血糖、昏厥等症状,还有一些人由于长期的偏食嗜好,而导致亚健康状态。

当亚健康继续发展,造成人体正常生理机能失调,难以抵抗传染性病原体、毒物以及不良环境的严重刺激,就会导致体内一个或多个组织出现机能紊乱、结构异常甚至创伤而发生疾病。人体的第一状态是健康,最佳状态;人体的第二状态:疾病状态,致病因素引起;人体的第三状态:亚健康状态。

疾病是亚健康状态的延续,严重的亚健康状况实际就是疾病的初始症状。某种疾病的发生有时还会诱发另一种疾病,比如过度脑力劳动会激发内分泌系统的应激作用,使肾上腺素、甲状腺素等刺激血压上升的激素过量分泌。人体若长期处于这种紧张状态,就可能引发高血压。如果得不到及时休息或疗养,进一步促使血管壁迅速硬化,必将导致冠心病、脑梗死等心脑血管疾病的发生。然而,从亚健康到患病这一过程常常容易被忽略,这是因为人体代偿机制的作用使人体感受器官对不适症状的感觉因适应而逐渐迟钝,造成"不治自愈"的错觉,"顺理成章"地从亚健康阶段过渡到疾病阶段。

可见,与其努力治病,不如积极预防。在亚健康状态采取相应的防治措施,才是治病的首要环节,正如中医学所谓的"治未病"学说所指。保健食品对疾病的防治作用正体现于此。

效果评价

通过本任务的学习,你是否掌握了健康、亚健康的概念;掌握了保证人体健康的要素。

任务二 保健食品

通过本任务的学习,做到:

1. 掌握保健食品的概念、主要功能因子与功能作用、保健食品的分类。

2.了解国内外保健食品发展概况。

3.熟悉保健食品剂型与使用的原料、标签。

4.了解保健食品的法制化管理过程。

知识准备

随着膳食营养研究的逐步深入，人们发现某些营养素或食物成分在调节生理功能、预防疾病方面具有重要生物学作用，特别是有些植物性食物成分能够有效降低居民慢性退行性疾病的发生率，如高血压、心脏病、肿瘤、糖尿病等，引起人们的极大兴趣。随之产生一种特殊的新型食品——保健食品。

一、保健食品认知

我国在2005年7月1日正式实施的《保健食品注册管理办法（试行）》中对保健食品进行了严格定义：保健食品是指声称具有特定保健功能或者以补充维生素、矿物质为目的的食品。即适宜于特定人群食用，具有调节机体功能，不以治疗疾病为目的，并且对人体不产生任何急性、亚急性或者慢性危害的食品。我国《保健食品管理办法》明确指出，保健食品必须具有以下属性：

（1）保健食品是食品而不是药品。保健食品不以治疗疾病为目的，而重在调节机体内外环境平衡与生理节律，增强机体的防御功能，达到保健康复的目的。保健食品具有一般食品的共性，即营养性、感官性、安全性等。

（2）保健食品应具有特定功能性，能够调节机体功能，这是保健食品与一般食品的区别。《保健食品申报与审评补充规定（试行）》规定保健食品可以申报27种功能，如免疫调节功能、延缓衰老功能、减肥功能等。其功能必须经必要的动物和人群功能试验，证明其功能明确、可靠。

（3）保健食品适合特定人群食用，一般需按产品说明规定的人群食用，这是保健食品与一般食品的另一个重要不同。一般食品提供给人们维持生命活动所需要的各种营养素，男女老幼皆不可少。而保健食品由于具有调节人体某一个或几个功能的作用，因而只有某个或几个功能失调的人群食用才有保健作用，对该项功能良好的人食用这种保健食品就没有必要，甚至食用后产生不良作用。例如延缓衰老保健品只适宜中老年或早衰的人群食用，减肥食品只适宜肥胖人群食用。

（4）保健食品的配方组成和用量必须具有科学依据，有明确的功效成分。

（5）保健食品不仅需由卫生和计划生育委员会指定的单位进行功能评价和其他检验，而且必须经地方卫生行政部门初审同意后，报卫生和计划生育委员会审批。

此外，保健食品虽能满足一部分特殊人群的特殊需要，但这只是在较少的食用量下，由其所含的功能因子参加机体的生理调节作用，促进机体亚健康向健康状态转化，所以它的作用是缓慢的，当病人处于病态时，不能取代药物对病人的治疗作用。

根据我国《保健食品管理办法》的规定，保健食品必须符合以下要求：

(1)经必要的动物和人群功能试验,证明有明确、稳定的保健作用;

(2)各种原料及其产品必须符合食品卫生要求,对人体不产生任何急性、亚急性或慢性危害。

(3)配方的组成及用量必须具有科学依据,有明确的功效成分。

(4)标签、说明书及广告不得宣传疗效作用。

(5)生产保健(功能)食品的企业应符合 GB 14881—2013 的规定,并逐步健全质量保证体系。

尽管各国对保健食品的定义和范围不尽相同,但是基本看法是一致的,即它是不同于一般食品又有别于药品的一类特殊食品。它们大都具有普通食品的属性(营养、感官、安全),还具有调节机体功能的保健作用。与药品相比,保健食品不宣传、不追求临床疗效,对人体不产生毒副作用。

二、保健食品在调节人体机能中的作用

2003 年 5 月 1 日起实施的《保健食品检验与评价技术规范》规范了保健食品的功能受理审批范围:增强免疫力功能、辅助降血糖功能、辅助降血脂功能、抗氧化功能、辅助改善记忆功能、缓解视疲劳功能、促进排铅功能、清咽功能、辅助降血压功能、改善睡眠功能、促进泌乳功能、缓解体力疲劳功能、提高缺氧耐受力功能、对辐射危害有辅助保护功能、减肥功能、改善生长发育功能、增加骨密度功能、改善营养性贫血功能、对化学肝损伤有辅助保护功能、祛痤疮功能、祛黄褐斑功能、改善皮肤水分功能、改善皮肤油分功能、调节肠道菌群功能、促进消化功能、通便功能、对胃黏膜损伤有辅助保护功能共 27 种生理功能。

2011 年 8 月 1 日,国家食品药品监督管理总局发布《保健食品功能范围调整方案(征求意见稿)》,取消了改善生长发育功能、对辐射危害有辅助保护功能、改善皮肤水分功能、改善皮肤油分功能和辅助降血压功能等 5 项生理功能,涉及胃肠道功能的通便、调节肠道菌群、促进消化、对胃黏膜损伤有辅助保护合并为有助于改善胃肠功能,涉及改善面部皮肤代谢功能的祛痤疮、祛黄褐斑合并为有助于促进面部皮肤健康,功能种类总数从 27 项降至 18 项。对 14 项功能名称进行调整和规范。如"提高缺氧耐受力"调整后为"有助于提高缺氧耐受力";而"缓解体力疲劳"的评价方法主要针对缓解运动疲劳方面,因此建议调整为"有助于缓解运动疲劳"。对"缓解视疲劳""促进排铅""对化学性肝损伤有辅助保护"功能的适宜人群范围进行调整,将少年、儿童作为不适宜人群。同时,当保健食品适宜人群包含少年、儿童时,所用原料应当限于食品,或按照传统既是食品又是中药材的物质,以增加其安全性。

三、保健食品的主要功能性因子与功能作用

在某些食物原料中,有一些特殊的化学成分能对人体的生理代谢起调节作用,通常把这些成分称为功能性因子,含这些成分的物质则是生产保健食品的良好原料。

1. 多糖

多糖包括活性多糖和膳食纤维两大类。

(1)活性多糖

活性多糖是指具有某种特殊生物活性的多糖化合物,作为保健食品功效成分使用的活性多糖主要是从一些植物和食用真菌中提取出来的,种类很多。

常见的植物多糖有茶多糖、枸杞多糖、魔芋甘露聚糖、银杏叶多糖、海藻多糖、香菇多糖、银耳多糖、灵芝多糖、黑木耳多糖、茯苓多糖等。植物多糖具有调节免疫、抑制肿瘤、抗疲劳以及降血糖作用。

动物多糖是从动物体内分离提取出的,具有多种生物活性的一类多糖,主要有海参多糖、壳聚糖、透明质酸(HA)等。其主要生理功能有降血脂、增强免疫和抗肿瘤作用。

(2)膳食纤维

膳食纤维可来源于多种植物性食物。如小麦麸、燕麦麸、玉米麸等谷物麸皮,糖甜菜纤维,角豆荚和角豆胶,香菇、木耳等多种食用菌,以及各种水果等。膳食纤维具有较强的持水性,能调节胃肠功能,防止便秘。可降低血脂和血清胆固醇,预防心脑血管疾病。膳食纤维可改善末梢组织对胰岛素的感受,降低对胰岛素的要求,可降低血糖及预防糖尿病。膳食纤维能增强胃的饱腹感,减少热量摄入,且膳食纤维本身不提供热量,对于控制肥胖有较好作用。

2. 功能性甜味剂

功能性甜味剂包括功能性单糖、功能性低聚糖、多元糖醇、强力甜味剂四类。

(1)功能性单糖

如 D-果糖和 L-单糖为功能性单糖。

(2)功能性低聚糖

功能性低聚糖包括水苏糖、棉籽糖、低聚果糖、低聚木糖、低聚半乳糖、低聚龙胆糖等。

(3)多元糖醇

包括木糖醇、山梨醇、甘露醇、麦芽糖醇、乳糖醇、异麦芽酮糖醇和氢化淀粉的水解物等。

(4)强力甜味剂

甜度很高,通常为蔗糖的 50 倍以上,有的甚至有 2 000～2 500 倍,包括糖精甜菊苷、甜菊双糖苷、甘草酸等。

3. 功能性油脂

油脂中的功能成分主要为多不饱和脂肪酸、磷脂和胆碱、植物甾醇、二十八烷醇、油脂替代品等。

(1)多不饱和脂肪酸

天然多不饱和脂肪酸包括亚油酸、亚麻酸、花生四烯酸等,而功能性多不饱和脂肪酸则主要包括亚油酸、丁-亚麻酸、二十碳五烯酸(EPA)和二十二碳六烯酸(DHA)等,与预防心脑血管疾病、炎症、癌症、神经系统以及皮肤疾病等有重要关系,是磷脂和鞘磷脂的关键组成成分。富含多不饱和脂肪酸的功能性油脂,包括红花油、月见草油、小麦胚芽油、深海鱼油等。

(2)磷脂和胆碱

磷脂对生物膜的生物活性和机体正常代谢有重要的调节作用。胆碱是卵磷脂和鞘磷脂的重要组成成分,还是神经传递物质乙酰胆碱的前体物,对于提高大脑活力、促进脂肪代谢、防止脂肪肝、降低血清胆固醇、改善血液循环、预防心脑血管疾病等方面有重要作用。

(3)植物甾醇

植物甾醇广泛存在于植物的根、茎、叶、果实和种子中,不同植物种类其含量不同。现已确认了40多种植物甾醇,其中以β-谷甾醇、豆甾醇和菜油甾醇为主,这些甾醇的结构与胆固醇结构基本相似,但它们的生理功能却有极大不同。植物甾醇主要有预防心脑血管系统疾病,抑制肿瘤等作用。

(4)二十八烷醇

二十八烷醇是主要存在于糠蜡、小麦胚芽、蜂蜡及虫蜡等天然产物中的高级醇,具有增强耐力体力、提高肌力、提高反应敏锐性、强化心脏机能、消除肌肉疼痛、增强对高山反应的抵抗力等功能,主要用于运动型饮料等方面。

(5)油脂替代品

油脂替代品包括油脂代替品和油脂模拟品,可以模拟出油脂般润滑细腻的口感特征,而能量较低或无能量。目前,有以脂肪酸为基础的油脂代替品(羧酸酯、丙氧基甘油酯、二元酸酯、霍霍巴油、聚硅氧烷等)、以碳水化合物为基础的油脂模拟品、以蛋白质为基础的油脂模拟品等。

4. 自由基清除剂

自由基清除剂能够清除机体代谢过程中产生的过多的自由基,是一种可增进健康的重要活性物质。自由基清除剂包括酶类清除剂和非酶类清除剂。酶类清除剂包括超氧化物歧化酶(SOD)、过氧化氢酶和谷胱甘肽过氧化物酶等,非酶类清除剂主要有维生素 E、维生素 C、β-胡萝卜素、还原型谷胱甘肽等。此外,硒、锌、铜、生物类黄酮、银杏萜内酯、茶多酚、泛醌、丹参酮、五味子素等都是较好的天然抗氧化剂。

5. 条件性必需氨基酸

(1)牛磺酸

牛磺酸主要以游离氨基酸的形式存在,广泛存在于体内各种组织器官中,脑组织的浓度最高,胚胎脑组织的浓度较成人高三倍以上。牛磺酸对于保护视网膜、促进中枢神经系统的发育、抗氧化、促进脂肪消化吸收有重要功效。

(2)精氨酸

精氨酸对于维持正氮平衡与创伤愈合、免疫调节、刺激垂体产生生长激素,促进儿童生长有重要作用。

6. 微量营养素

微量营养素在生理功能的调节和慢性疾病的预防中占有重要地位。其保健作用涉及面很广,如调节免疫、辅助调节血糖、增加骨密度、改善生长发育等。微量营养素的保健作用主要分为两大方面:其一是防止微量营养素的缺乏,维护机体正常的生理功能;其二是在一些特殊生理条件下,或者为了预防疾病的需要,额外补充适量的微量营养素,可以增强人体的某些功能。例如中老年人群增加硒和维生素 E 的摄入量,以增强抗氧化功能,有助于预防或延缓一些慢性退行性疾病的发生;增加叶酸、维生素 B_6、维生素 B_{12} 的摄入量可以降低血清同型半胱氨酸水平,预防心脑血管疾病的发生;增加钙、锌或其他二价金属的摄入量以便促进体内铅的排出等。

7.活性多肽和活性蛋白质

活性多肽和活性蛋白质是指具有特殊生物活性的肽与蛋白质,主要有谷胱甘肽、降血压肽、促进钙吸收肽、免疫球蛋白及抑制胆固醇的活性蛋白质等,对清除自由基、降低血压、促进钙吸收、增强机体免疫功能等方面有重要作用。

8.有益微生物

有益微生物是指在肠道中对人体具有保健功能的有益菌群,主要包括乳杆菌属、链球菌属、明串珠菌属、双歧杆菌属、片球菌属等属的微生物,其中应用较多的菌种有双歧杆菌、乳杆菌和链球菌。

有益微生物具有抗菌和维持肠道菌群平衡、抗肿瘤、降低胆固醇、增强免疫力等功能,且双歧杆菌还有解毒保肝、抗辐射作用。有益微生物大多以发酵食品(如发酵乳制品、饮料、发酵谷物等)和微生物制剂的形式出现。

9.其他活性物质

(1)萜类化合物

其分子的基本单元是异戊二烯。主要存在于柑橘类水果,芹菜、胡萝卜、茴香等伞形花科蔬菜,番茄、辣椒、茄子等茄科蔬菜,葫芦、苦瓜、西葫芦等葫芦科蔬菜以及黄豆等豆科植物中。已经证实,具有明显生理功能的萜类化合物主要有 d-苧烯、皂苷和柠檬苦素等。

(2)黄酮类化合物

黄酮类化合物包括黄酮、异黄酮、黄烷酮、双黄酮及其贰类,如芦丁、槲皮素、橙皮贰、鼠李素、杨梅黄酮等。黄酮类化合物具有降低血压作用,可预防高血压及动脉粥样硬化,且具有抗氧化性和清除自由基的作用及较强的抗肿瘤作用,部分黄酮类化合物尚有抗菌抗病毒作用。另外,研究发现,黄酮类化合物还具有抗毒保肝、抗炎症等作用。黄酮类化合物质量分数高的食品包括:花茎甘蓝、柑橘、柠檬、红橘、樱桃、葡萄、葡萄柚、青椒、木瓜、李子、杏、茶、咖啡、红葡萄酒、番茄等。

(3)茶多酚

茶多酚大量存在于茶叶中,占干物质的 $20\%\sim35\%$,是茶叶中 30 多种多酚类化合物的统称。绿茶的茶多酚质量分数最高,生理活性最强。茶多酚具有抗肿瘤、抗动脉粥样硬化、延缓衰老、抗辐射、降血脂、降血压和胆固醇、防龋齿等功能,可添加到口香糖、软糖、夹心糖、水果糖等糖果以及饮料和酒类中食用。

(4)L-肉碱

L-肉碱又称为卡尼丁,结构类似胆碱,为一种类似维生素的物质,人和大多数动物可通过自身体内合成来满足生理需要。可促进脂肪酸的运输氧化,加速精子的成熟并提高精子活力,提高机体耐受力,缓解运动带来的紧张和疲劳,防止乳酸堆积。动物性食物如羊肉、瘦肉、肝、心、牛奶等含 L-肉碱较高,植物性食物含 L-肉碱较低,有的甚至不含 L-肉碱。L-肉碱目前主要运用于婴儿配方食品、运动员食品以及减肥健美食品中。

（5）大蒜素

大蒜素是蒜油的主要成分，由二烯丙基硫代磺酸酯、二烯丙基二硫化物等 30 多种挥发性物质组成。新鲜大蒜基本不含大蒜素，当大蒜组织破碎时，大蒜中的蒜氨酸即酶解形成大蒜素。大蒜素可刺激人体产生抗癌干扰素，增强机体免疫力，还具有消炎、杀菌、降低胆固醇、预防脑血栓及冠心病等多种功效。

（6）有机硫化合物

有机硫化合物是指分子结构中含有硫元素的一类植物化学物，它们以不同的化学形式存在于蔬菜或水果中。其一是异硫氰酸盐，存在于十字花科蔬菜中，如西蓝花、卷心菜、菜花、球茎甘蓝、荠菜和小萝卜中；其二是葱蒜中的有机硫化合物。有机硫化合物的主要作用是抗癌和杀菌。

（7）食物中的天然色素

天然色素是指在新鲜食品原料中人的视觉能够感受到的有色物质。这些物质以前经提取后用于食品加工中的调色工艺。但近年的研究证明，这些色素由于含有特殊的化学基团，因而具有调节生理功能的作用，可能在预防慢性疾病的过程中具有重要作用，逐渐引起营养学界的重视。

此外，还有许多成分目前正处在探索或证实其功效的过程中。

四、保健食品剂型与使用的原料

1.保健食品剂型

保健食品常见的剂型主要有 11 种，分别是蜜膏、露剂、软胶囊、散剂、鲜汁、硬胶囊、片剂、茶饮、酒剂、口服液、颗粒剂等。下面分别加以介绍：

（1）蜜膏

蜜膏又叫煎膏剂，指原料经过加水煎煮，去渣浓缩后，加入蜂蜜制成的稠厚的、半流体状的剂型。蜜膏的特点是浓度高，体积小，稳定性好，利于保存，携带方便，便于服用，作用和缓、持久。

（2）露剂

露剂是用水蒸气蒸馏法制得的一种液体。原料一般带有芳香性，含挥发性成分较多，如花、茎枝、果实等。特点是芳香宜人、服用方便。

（3）软胶囊

软胶囊是指把一定量的原料、原料提取物加上适宜的辅料密封于球形、椭圆形或其他形状的软质囊中制成的剂型。软胶囊的可塑性强，弹性大，可弥补其他固体剂型的不足，如含油量高或液态药物不易制成丸剂、片剂时，可制成软胶囊。软胶囊除了上述特点外，还具有与硬胶囊相同的特点，如方便、利用率高、稳定性好、可以延效等。

（4）散剂

散剂是指一种或数种原料经粉碎、混合而制成的粉末状剂型。散剂的表面积较大，因而具有易分散、奏效快的特点。

（5）鲜汁

鲜汁是指直接从新鲜的水果或蔬菜或其他天然原料用压榨或其他方法取得的汁液。鲜汁的特点有三个:营养丰富,含有多种营养成分;感官性能好;清凉爽口。

(6)硬胶囊

硬胶囊是指把一定量的原料提取物或原料粉末直接充填于空心胶囊中,或将几种原料粉末混合均匀分装于空心胶囊中而制成的保健食品。硬胶囊具有以下特点:外观光洁,美观;保健功能因子的生物利用度高,辅料用量少;在制备过程中可以不加黏合剂、不加压,因此在胃肠道中崩解快,稳定性好,可延长释放保健功能物质的时间。

(7)片剂

片剂的制作方法有颗粒压片法和直接压片法两大类,以颗粒压片法应用较多,颗粒压片法又分为湿颗粒法和干颗粒法两种,前者适用于原料不能直接压片,或遇湿、遇热不起反应的片剂制作。

(8)茶饮

茶饮是指以含茶叶或不含茶叶的原料(质地轻薄,或具有芳香挥发性成分的原料),用沸水冲泡、温浸而成的一种专供饮用的液体。常用的原料有植物的花、叶、果实、皮、茎枝、细根等。茶饮的特点在于配料灵活,使用方便,饮用随意。

(9)酒剂

传统保健酒,从成分来讲,有"酒""醴""醪"之分。"酒"主要含普通药材成分;"醴"除含普通药材成分外,尚有糖的成分;而"醪"除含有糖成分外,尚有酿酒所产生的酒渣成分(即醪糟)。

(10)口服液

口服液是指将原材料用水或其他溶剂,采用适宜的方法提取,经浓缩制成的内服液体剂型。

(11)颗粒剂

颗粒剂是指原材料的提取物与适宜辅料或与部分原材料细粉混匀,制成的干燥颗粒状(晶状)剂型。颗粒剂中的原材料全部或大部分经过提取精制,体积缩小,运输、携带、服用方便,味甜适口。

2.保健食品使用的原料

(1)普通食品的原料

普通食品的原料,食用安全,可以作为保健食品的原料共86种:

丁香、刀豆、小茴香、小蓟、山药、山楂、马齿苋、乌梢蛇、乌梅、木瓜、火麻仁、代代花、玉竹、甘草、白芷、白果、白扁豆、白扁豆花、龙眼肉(桂圆)、决明子、百合、肉豆蔻、肉桂、余甘子、佛手、杏仁(甜、苦)、沙棘、牡蛎、芡实、花椒、赤小豆、阿胶、鸡内金、麦芽、昆布、枣(大枣、酸枣、黑枣)、罗汉果、郁李仁、金银花、青果、鱼腥草、姜(生姜、干姜)、枳子、枸杞子、栀子、砂仁、胖大海、茯苓、香橼、香薷、桃仁、桑叶、桑葚、橘红、桔梗、益智仁、荷叶、莱菔子、莲子、高良姜、淡竹叶、淡豆豉、菊花、菊苣、黄芥子、黄精、紫苏、紫苏子、葛根、黑芝麻、黑胡椒、槐米、槐花、蒲公英、蜂蜜、榧子、酸枣仁、鲜白茅根、鲜芦根、蝮蛇、橘皮、薄荷、薏苡仁、薤白、覆盆子、藿香。

(2)可用于保健食品的物品

经国家食品药品监督管理总局(SFDA)批准可以在保健食品中使用,但不能在普通食品中使用的物品,共114种:

人参、人参叶、人参果、三七、土茯苓、大蓟、女贞子、山茱萸、川牛膝、川贝母、川芎、马鹿胎、马鹿茸、马鹿骨、丹参、五加皮、五味子、升麻、天门冬、天麻、太子参、巴戟天、木香、木贼、牛蒡子、牛蒡根、车前子、车前草、北沙参、平贝母、玄参、生地黄、生何首乌、白及、白术、白芍、白豆蔻、石决明、石斛(需提供可使用证明)、地骨皮、当归、竹茹、红花、红景天、西洋参、吴茱萸、怀牛膝、杜仲、杜仲叶、沙苑子、牡丹皮、芦荟、苍术、补骨脂、诃子、赤芍、远志、麦门冬、龟甲、佩兰、侧柏叶、制大黄、制何首乌、刺五加、刺玫果、泽兰、泽泻、玫瑰花、玫瑰茄、知母、罗布麻、苦丁茶、金荞麦、金樱子、青皮、厚朴、厚朴花、姜黄、枳壳、枳实、柏子仁、珍珠、绞股蓝、葫芦巴、茜草、荜茇、韭菜子、首乌藤、香附、骨碎补、党参、桑白皮、桑枝、浙贝母、益母草、积雪草、淫羊藿、菟丝子、野菊花、银杏叶、黄芪、湖北贝母、番泻叶、蛤蚧、越橘、槐实、蒲黄、蒺藜、蜂胶、酸角、墨旱莲、熟大黄、熟地黄、鳖甲等。

(3)列入《食品安全国家标准　食品添加剂使用标准》(GB 2760—2014)和《食品安全国家标准　食品营养强化剂使用标准》(GB 14880—2012)的食品添加剂和营养强化剂

蝙蝠蛾被毛孢、灵芝、紫芝、松杉灵芝、红曲霉、紫红曲霉和益生菌菌种(共 10 种:两歧双歧杆菌、婴儿双歧杆菌、长双歧杆菌、短双歧杆菌、青春双歧杆菌、保加利亚乳杆菌、嗜酸乳杆菌、嗜热链球菌、干酪乳杆菌干酪亚种、罗伊氏乳杆菌);一些列入药典的辅料,如赋形剂、填充剂;不在上述范围内的品种也可作为保健食品的原料,但必须按照有关规定提供该原料相应的安全性毒理学评价试验报告及相关的食用安全资料。

(4)经原卫生部批准公布作为食品新资源允许使用的 9 类 100 种物质

①中药和其他植物。人参、党参、西洋参、黄芪、首乌、大黄、芦荟、枸杞、巴戟天、荷叶、薄荷、菊花、五味子、桑葚、薏苡仁、茯苓、广木香、银橘、白芷、百合、山药、鱼腥草、绞股蓝等 41 种。②果品类 7 种。大枣、山楂、猕猴桃、罗汉果、沙棘、火棘果、野苹果。③茶类 12 种。④菌藻类 8 种。⑤畜禽类 2 种。⑥海产品 4 种。⑦昆虫类 10 种。⑧天然矿物质 11 种。⑨其他,SOD、牛磺酸、变性脂肪、磷酸果糖、左旋肉碱 5 种。

随着新资源的不断发现,保健食品使用的原料也将越来越多。

3.注意事项

在开发保健食品时,常见的注意事项:当食品的原料是中草药时,其用量应控制在临床用量的 50% 以下;有明显毒副作用的中药材,不宜作为开发功能性食品的原料;受国家中药保护的中成药和已获得国家药政管理部门批准的中成药,不能作为功能性食品加以开发;传统中医药中典型强壮阳药材,不宜作为开发改善性功能的功能性食品的原料。

五、保健食品的分类与标签

1.保健食品的分类

(1)根据消费对象进行分类

①日常功能性食品　它是根据不同的健康消费群(如婴儿、学生和老年人等)的生理特点和营养需求而设计的,旨在促进生长发育,维持活力和精力,强调其成分能够充分显示身体防御功能和调节生理节律的工业化食品。它分为婴儿日常功能性食品、学生日常功能性食品和老年人日常功能性食品等。

婴儿日常功能性食品应该完美地符合婴儿迅速生长对各种营养素和微量活性物质的要求,促进婴儿健康生长;学生日常功能性食品应该能够促进学生的智力发育,促进大脑以旺盛的精力应付紧张的学习和生活；老年人日常功能性食品，即足够的蛋白质、足够的膳食纤维、足量的维生素和足量的矿物元素，低糖、低脂肪、低胆固醇和低钠。

②特种功能性食品　它着眼于某些特殊消费群的身体状况，强调食品在预防疾病和促进康复方面的调节功能，如减肥功能性食品、提高免疫调节能力的功能性食品和美容功能性食品等。

（2）根据用途分类

①营养保健食品　以增进健康和各项体能为主要目的的保健食品即称为营养保健食品，可供健康人群或亚健康人群食用。这类食品一般含有较全面的营养素，或较普通食品更易于消化吸收，可提高人体营养水平，增强机体免疫功能，从而起到保健作用。以调节免疫、抗疲劳、调节胃肠功能等为主要功能的食品即属于此类。如氨基酸补充剂、维生素补充剂、微量元素补充剂、钙补充剂等营养素补充剂，可提高人体的营养水平，防止人体因某种营养素缺少而引起机能失调，也属于营养保健食品。

②专用保健食品　以特殊生理需要或特殊工种需要的人群为食用对象的保健食品即为专用保健食品。此类保健食品是根据不同生理阶段的健康人群的生理特点和营养需求设计的，能满足不同生理阶段人群的生理需要，其成分能调节身体防御功能和调节生理节律。专用保健食品包括中老年抗衰老食品、婴儿保健食品、儿童益智食品、孕妇保健食品等。另外，特殊工作条件的人群如高温、低温、井下、高空等环境下工作的人群及运动员等所需的保健食品也属于专用保健食品。

③防病保健食品　以防病抗病为目的的保健食品为防病保健食品。它着眼于特殊疾病患者的特殊身体状况，强调预防疾病和促进康复方面的调节功能。对于患有糖尿病、高脂血症、心血管疾病、肥胖、胃肠功能不适的病人，在药物治疗的同时，服用防病保健食品可以通过自身功能的调节作用达到预防并发症，促进康复的目的。

2.保健食品的标签

保健食品标签必须标示保健食品名称、保健食品标志与保健食品批准文号（分为上下两行，上行为"卫食健字（　）第　　号"，下行为"中华人民共和国卫生部批准"或"国家食品药品监督管理（总）局批准"）、净含量及固形物含量、主要原料（必须按其使用量大小依递减顺序排列，食品添加剂列于后）、功效成分（与卫生部或国家食品药品监督管理（总）局颁发的《保健食品批准证书》所载明的内容相一致。不得用"治疗""治愈""疗效""痊愈""医治"等词汇描述和介绍产品的保健作用，也不得以图形、符号或其他形式暗示前述意思）、适宜人群（当保健食品不适宜于某类人群时，应在"适宜人群"之后，标示不适宜食用的人群，其字体应略大于"适宜人群"的内容）、食用方法（应准确标示每日食用量和/或每次食用量）、日期标示（采用方式：保质期……个月；保质期至……；在……之前食用或饮用；……之前食用或饮用）、贮藏方法（保质期与贮藏方法有关，应标示其贮藏条件与贮藏方式）、执行标准（必须标示所执行的标准代号和编号）、保健食品生产企业名称与地址（保健食品制造、分装、包装的企业名称和地址，进口保健食品的国内进口商或经销代理商的名称和地址必须与依法登记注册的相一致；进口保健食品必须标示原产国、地区名称及国内进口商或经销代理商的名称）、特殊标示内容（经电离辐射处理过的保健食品，必须标明"辐照食品"或"本品经辐照"。经电离辐射处理过的任何配料，必须在配料表中的该配料名称后标明"经辐照"）等内容。

六、保健食品的法制化管理过程

从 1996 年 6 月起,凡在我国境内生产与销售的保健食品一律由卫生部进行终审,审查通过的保健食品都发给《保健食品批准证书》,准许使用卫生部制定的保健食品标志。保健食品的标志如图 7-1 所示,整个图形及字体均为天蓝色。

2015 年新颁布的《中华人民共和国食品安全法》第七十四条规定:国家对保健食品、特殊医学用途配方食品和婴幼儿配方食品等特殊食品实用严格监督管理。制定了《保健食品监督管理条例》及《保健食品注册管理办法(试行)》,我国保健食品的管理体系更加完善。

图 7-1　保健食品的标志

1.功能食品的审批

国家食品药品监督管理局主管全国保健食品注册管理工作,负责对保健食品进行审批。省、自治区、直辖市食品药品监督管理部门受国家食品药品监督管理局委托,负责对国产保健食品注册申请资料的受理和形式审查,对申请注册的保健食品试验和样品试制的现场进行核查,组织对样品进行检验。

国家食品药品监督管理局确定的检验机构负责申请注册的保健食品的安全性毒理学试验、功能学试验(包括动物试验和/或人体试食试验)、功效成分或标志性成分检测、卫生学试验、稳定性试验等,承担样品检验和复核检验等具体工作。

功能食品的项目审批依据是《中华人民共和国食品安全法》《中华人民共和国行政许可法》和国家食品药品监督管理局颁布的《保健食品注册管理办法(试行)》。这里的"保健食品"就是功能性食品,以下均称为"保健食品"。

保健食品产品注册申请包括国产保健食品注册申请和进口保健食品注册申请。国产保健食品注册申请是指申请人拟在中国境内生产销售保健食品的注册申请。进口保健食品注册申请是指已在中国境外生产销售 1 年以上的保健食品拟在中国境内上市销售的注册申请。

(1)国产保健食品审批

①申请　申请人在申请保健食品注册之前,应当做相应的研究工作。研究工作完成后,申请人应当将样品及与试验有关的资料提供给国家食品药品监督管理局确定的检验机构进行相关的试验和检测。拟申请的保健功能在国家食品药品监督管理局公布范围内的,申请人应当向确定的检验机构提供产品研发报告。拟申请的保健功能不在公布范围内的,申请人还应当自行进行动物试验和人体试食试验,并向确定的检验机构提供功能研发报告。产品研发报告应当包括研发思路、功能筛选过程及预期效果等内容。功能研发报告应当包括功能名称、申请理由、功能学检验及评价方法和检验结果等内容。无法进行动物试验或者人体试食试验的,应当在功能研发报告中说明理由并提供相关的资料。

检验机构收到申请人提供的样品和有关资料后,应当按照国家食品药品监督管理局颁布的保健食品检验与评价技术规范,以及其他有关部门颁布和企业提供的检验方法对样品进行安全性毒理学试验、功能学试验、功效成分或标志性成分检测、卫生学试验、稳定性试验等。申报的功能不在国家食品药品监督管理局公布范围内的,还应当对其功能学检验与评价方法及其试验结果进行验证,并出具试验报告。检验机构出具试验报告后,申请人方可申请保健食品注册。

②审核　申请国产保健食品注册,申请人应当按照规定填写国产保健食品注册申请表,并将申报资料和样品报送样品试制所在地的省、自治区、直辖市食品药品监督管理部门。省、自治区、直辖市食品药品监督管理部门应当在收到申报资料和样品后的 5 日内对申报资料的规范性、完整性进行形式审查,并发出受理或者不予受理通知书。

对符合要求的注册申请,省、自治区、直辖市食品药品监督管理部门应当在受理申请后的 15 日内对试验和样品试制的现场进行核查,抽取检验用样品,并提出审查意见,与申报资料一并报送国家食品药品监督管理局,同时向确定的检验机构发出检验通知书并提供检验用样品。

申请注册保健食品所需的样品,应当在符合《保健食品良好生产规范》的车间生产,其加工过程必须符合《保健食品良好生产规范》的要求。

收到检验通知书和样品的检验机构,应当在 50 日内对抽取的样品进行检验和复核检验,并将检验报告报送国家食品药品监督管理局,同时抄送通知其检验的省、自治区、直辖市食品药品监督管理部门和申请人。特殊情况,检验机构不能在规定时限内完成检验工作的,应当及时向国家食品药品监督管理局和省、自治区、直辖市食品药品监督管理部门报告并书面说明理由。

③批准　国家食品药品监督管理局收到省、自治区、直辖市食品药品监督管理部门报送的审查意见、申报资料和样品后,对符合要求的,应当在 80 日内组织食品、营养、医学、药学和其他技术人员对申报资料进行技术审评和行政审查,并做出审查决定。准予注册的,向申请人颁发《国产保健食品批准证书》。保健食品审批流程如图 7-2 所示。

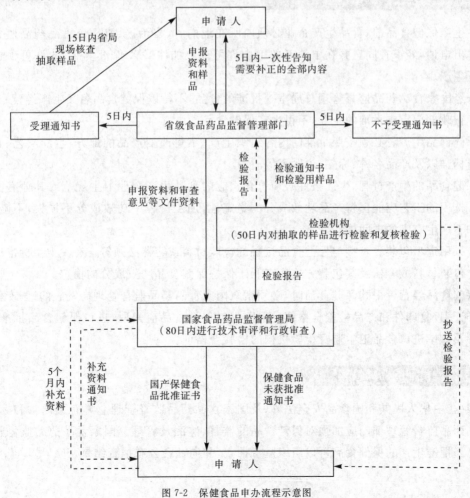

图 7-2　保健食品申办流程示意图

（2）进口保健食品审批

①申请 申请进口保健食品注册，申请人应当按照规定填写进口保健食品注册申请表，并将申报资料和样品报送国家食品药品监督管理局。

②审核 国家食品药品监督管理局应当在收到申报资料和样品后的 5 日内对申报资料的规范性、完整性进行形式审查，并发出受理或者不予受理通知书。对符合要求的注册申请，国家食品药品监督管理局应当在受理申请后的 5 日内向确定的检验机构发出检验通知书并提供检验用样品。根据需要，国家食品药品监督管理局可以对该产品的生产现场和试验现场进行核查。

收到检验通知书和样品的检验机构，应当在 50 日内对样品进行检验和复核检验，并将检验报告报送国家食品药品监督管理局，同时抄送申请人。特殊情况，检验机构不能在规定的时限内完成检验工作的，应当及时向国家食品药品监督管理局报告并书面说明理由。

③批准 国家食品药品监督管理局应当在受理申请后的 80 日内组织食品、营养、医学、药学和其他技术人员对申报资料进行技术审评和行政审查，并做出审查决定。准予注册的，向申请人颁发《进口保健食品批准证书》。

保健食品批准证书有效期为 5 年。国产保健食品批准文号格式为：国食健字 G＋4 位年代号＋4 位顺序号；进口保健食品批准文号格式为：国食健字 J＋4 位年代号＋4 位顺序号。

2.保健食品生产的审批与组织

在生产保健食品前，食品生产企业必须向所在地的省、自治区、直辖市食品药品监督管理部门提出申请，经审查同意并在申请者的卫生许可证上加注"XX 保健食品"的许可项目后方可进行生产。

未经国家食品药品监督管理总局审查批准的食品，不得以保健食品名义生产经营；未经省级卫生行政部门审查批准的企业，不得生产保健食品。

保健食品生产者必须按照批准的内容组织生产，不得改变产品的配方、生产工艺、企业产品质量标准以及产品名称、标签、说明书等。

保健食品的生产过程、生产条件必须符合相应的食品生产企业卫生规范或其他有关卫生要求。选用的工艺应能保持产品功效成分的稳定性，加工过程中功效成分不损失、不破坏、不转化和不产生有害的中间体。

应采用定型包装。直接与保健食品接触的包装材料或容器必须符合有关卫生标准或卫生要求。包装材料或容器及其包装方式应有利于保持保健食品功效成分的稳定。

保健食品经营者采购保健食品时，必须索取国家食品药品监督管理局发放的《国产保健食品批准证书》复印件和产品检验合格证。采购进口保健食品应索取《进口保健食品批准证书》复印件及口岸进口食品卫生监督检验机构的检验合格证。

3.保健食品的监督管理

根据《中华人民共和国食品安全法》以及国家食品药品监督管理总局有关规章和标准，各级食品药品监督管理部门应加强对保健食品的监督、监测及管理。国家食品药品监督管理总局对已经批准生产的保健食品可以组织监督抽查，并向社会公布抽查结果。

国家食品药品监督管理总局可根据以下情况确定对已经批准的保健食品进行重新审查：

（1）科学发展后，对原来审批的保健食品的功能有认识上的改变；

（2）产品的配方、生产工艺，以及保健功能受到可能有改变的质疑；

（3）保健食品监督监测工作的需要。

保健食品生产经营者的一般卫生监督管理，按照《中华人民共和国食品安全法》及有关规定执行。

效 果 评 价

通过本任务的学习，你是否掌握了保健食品的概念、主要功能因子与功能作用及保健食品分类；熟悉了保健食品剂型与使用的原料、标签；了解了保健食品的法制化管理过程？

任务实施八

保健食品的市场调查

【健康、安全与环保】

健康、安全与环保（Health，Safety，Environment）是当前石油与化工行业普遍认可的一种管理模式，具有系统化、科学化、规范化、制度化等特点。一种事前通过识别与评价，确定在活动中可能存在的危害及后果的严重性，从而采取有效的防范手段、控制措施和应急预案来防止事故的发生或把风险降到最低程度，以减少人员伤害、财产损失和环境污染的有效管理方法。为贯彻安全和环保的各项要求，保证检测人员的安全和健康，及时发现和消除安全隐患，防止安全事故的发生，保障各项实验实训环节顺利运行，本书添加本部分内容。

一、任务目标

通过保健食品的市场调查，了解三四种当前市场反馈较好的保健食品，了解该产品的主要功效、主要成分、使用人群、价格、生产规格等方面的信息，写出市场调查报告。培养组员团队协作精神和安全环保意识，养成良好的实验劳动习惯。

二、任务案例

某市保健食品市场现状市场调查。

三、工作过程

【步骤1】：确定调查目的。

确定调查目的，就是明确在调查中要解决哪些问题，通过调查要取得什么样的资料，取得这些资料有什么用途等问题。衡量一个调查设计是否满足科学的标准，主要就是看方案的设计是否体现调查目的的要求，是否符合客观实际。本次市场调查的目的是了解我市居民对保健食品的需求现状（功效、使用人群、价格等）。

【步骤2】：确定调查对象。

调查对象就是根据调查目的、任务确定调查的范围以及所要调查的总体。本次调查的对象为 18 岁以上的成年人。

【步骤 3】:确定调查项目。

在确定调查项目时,除要考虑调查目的和调查对象的特点外,还要注意以下几个问题:

1.确定的调查项目应当既是调查任务所需,又是能够取得答案的。凡是调查目的需要又可以取得的调查项目要充分满足,否则不应列入。

2.项目的表达必须明确,要使答案具有确定的表示形式,如数字式、是否式或文字式等。否则,会使被调查者产生不同理解而做出不同的答案,造成汇总时的困难。

3.确定调查项目应尽可能做到项目之间相互关联,使取得的资料相互对照,以便了解现象发生变化的原因、条件和后果,便于检查答案的准确性。

4.调查项目的含义要明确、肯定,必要时可附以调查项目解释。

【步骤 4】:制定调查提纲和调查表。

当调查项目确定后,可将调查项目科学地分类、排列,构成调查提纲或调查表,方便调查登记和汇总。

【步骤 5】:确定调查时间和工作期限。

调查时间是指调查资料所需的时间。如果所要调查的是时期现象,就要明确规定资料所反映的是调查对象从何时起到何时止的资料。本次调查的期限为近三年内。

调查期限是规定调查工作的开始时间和结束时间,包括从调查方案设计到提交调查报告的整个工作时间,也包括各个阶段的起始时间。本次调查历时一个月。

【步骤 6】:确定调查地点。

在调查方案中,还要明确规定调查地点。本次调查的地点设定在药店或保健食品销售点。

【步骤 7】:确定调查方式和方法。

在调查方案中,还要规定采用什么组织方式和方法取得调查资料。收集调查资料的方式,本次调查主要采用询问法。

【步骤 8】:数据分析,撰写调查报告。

资料收集后,应检查所有答案,不完整的答案应考虑剔除,或者再询问该应答者,以求填补资料空缺。资料分析应将分析结果编成统计表或统计图,还可运用相关分析、回归分析等一些统计方法来分析。

根据资料分析的结果撰写书面调查报告,调查报告内容应该包括基本情况——调查目的、内容、方法,调查结果,存在问题,建议和对策。

【任务训练】学生所在地的保健食品市场现状的市场调查。

效果评价

你是否掌握了保健食品市场调查和调查报告撰写的方法。

附市场调查问卷表示例:

先生/女士:

您好!

我们是××学院的学生,为了了解我市居民对保健品的需求,我们开展了这个调查。您的回答对于我们来说有着重要的参考意义,恳请您认真如实填写,我们会对您的个人信息绝对保密,衷心感谢您的大力支持!(您可以直接在选项前面打"√")

1.您是否购买过保健品?

    A.有   B.没有

2.一般情况下,您到哪购买保健品?

    A.药房   B.商场   C.医院(医生建议)   D.专卖店

3.您是否经常购买保健品?

    A.经常   B.偶尔   C.从来没买过

4.到目前为止,您对保健品的满意程度?

    A.很满意   B.比较满意   C.一般   D.不满意

5.您一年在保健品上的消费是?

    A.500 元以下   B.500~1 000 元

    C.1 000~5 000 元   D.5 000 元以上

6.您觉得最能体现保健品功能的媒体是哪个?

    A.电视   B.网络   C.广播   D.其他

7.购买保健品时,您注重其外包装吗?

    A.很注重   B.比较注重   C.一般   D.不注重

8.您希望保健品市场在哪方面得到改进?(＊多选)

    A.质量   B.包装   C.价格   D.功能

9.您购买时会关注保健品标签吗?

    A.会   B.不会   C.不确定

10.您所希望的保健品的包装是哪类?

    A.一般包装   B.中等包装   C.高级包装

11.您觉得保健品的广告内容与事实相符合吗?

    A.非常符合   B.不太符合   C.不符合   D.很不符合

12.购买保健品时您最重视的是什么?(＊多选)

    A.价格   B.功能   C.品牌   D.包装

    E.知名度

13.您购买保健品的主要用途?

    A.辅助治疗   B.平时保健   C.跟着周围人买   D.送礼

    E.其他

14.您认为市场上的保健品价格合理吗?

    A.合理   B.一般   C.不合理

15.您对哪类保健品关注比较多?(＊多选)

    A.免疫调节   B.延缓衰老   C.改善记忆   D.改善骨质疏松

    E.抗疲劳   F.改善睡眠   G.美容(祛斑、保持水分等)

    H.其他

16.您喜欢何种形式的保健品？

    A.片剂   B.口服液   C.冲剂   D.胶囊

    E.其他

17.您印象最深的保健品品牌？

_____

_____

    下面是有关您的一些基本情况,我们将对您的个人信息绝对保密,恳请您的支持。

1.您的性别？

    A.男   B.女

2.您的年龄？

    A.18～25 岁   B.26～35 岁   C.36～45 岁   D.45 岁以上

3.您的文化程度？

    A.中专及以下   B.大专   C.本科   D.本科以上

4.您的职业？

    A.公务员   B.自由职业者   C.教师   D.医生   E.其他

5.您目前的月收入？

    A.1 000 元以下   B.1 000～2 000 元 C.2 001～5 000 元   D.5 000 元以上

    非常感谢您的配合,您所提供的信息将使我们的工作开展起来更加顺利,祝您身体健康,工作顺利!

    保健食品的市场调查汇总表可参照任务实施五的格式进行设计和完成。

考考你

一、名词解释

    1.健康 2.亚健康 3.保健食品 4.保健食品功能因子 5.心理平衡

二、填空题

    1.健康是人的_____、心理和_____等方面处于完满状态。

    2.人类健康的四大基石是:_____、适量运动、_____、_____。

    3.衡量心理健康的四个良好,即_____、良好的处事能力、_____、良好的道德行为。

    4.人体健康基本生理指标有血压、_____、_____、_____。

    5.需要戒除不良的习惯有不要吸烟、_____、不要依赖药物、_____。

三、选择题

    1.(   )阶层是亚健康的主要人群。

    A.蓝领   B.白领   C.银领   D.金领

2.亚健康状态是指(　　)。

　　A.机体无明显疾病　　　　　　　B.活力降低,反应能力减退

　　C.适应力下降　　　　　　　　　D.以上所有选项

3.保健食品的功效成分中,活菌类包括(　　)。

　　A.乳酸杆菌　　　　B.霉菌　　　　　　C.乳酸球菌　　　　　　D.双歧杆菌

4.下列不属于情绪健康主要标志的是(　　)。

　　A.情绪稳定　　　　　　　　　　B.情绪愉快

　　C.经常开心　　　　　　　　　　D.喜乐无常

5.关于心理健康的特征,以下说法不正确的是(　　)。

　　A.能正确地认识自己　　　　　　B.乐观开朗、积极向上

　　C.对自我、他人要求严格　　　　D.人际关系良好

四、简答题

1.何谓亚健康,典型特征有哪些?

2.如何保证人体健康状态?

3.何为保健食品,其属性有哪些?

4.保健食品的主要功能性因子及其作用有哪些?

5.保健食品的开发过程包括哪些环节?

五、试述保健食品在调节人体机能方面的作用有哪些,保健食品与普通食品的联系和区别是什么。

拓展知识

补钙的五大误区

项目八
食品的营养强化

思政育人

"食品营养强化是在现代营养科学的指导下,根据不同地区、不同人群的营养缺乏状况和营养需要,以及为弥补食品在正常加工、储存时造成的营养素损失,在食品中选择性地加入一种或者多种微量营养素或其他营养物质。"——《食品营养强化剂使用标准》(GB14880－2012)

通过食品营养与健康相关的国家法律法规条文,提升学生的专业责任意识、道德教育、法律、职业素养以及诚信意识,学法、懂法、尊法、守法、护法、用法,进而能够热爱本职工作,具备良好知识技能与道德素养。

案例导入

"7＋1"营养强化面粉是国家公众营养与发展中心和国家公众营养改善项目办公室组织国内营养专家,参照国际营养强化的标准,针对中国人群的特点确定的强化面粉配方,营养成分符合中国营养学会 DRIs 标准,即基础配方＋建议配方的模式。其中,"7"为基础配方,包括铁、锌、钙、维生素 B_1、维生素 B_2、叶酸、烟酸。"1"即维生素 A,为建议配方。

案例分析

"7＋1"营养强化面粉是我国营养强化食品中的一种,可以补充天然食物中某些营养素的不足和在加工过程中损失的某些营养素,提高面粉营养价值,满足不同人群对营养素的需要。2005 年,中国已启动粮食作物强化工程计划,该工程是国际农业研究协作组织发起的一个全球性项目,旨在通过生物强化途径提高主要粮食作物的微量营养元素含量。此计划第一阶段的目标作物是水稻、小麦、玉米、木薯、甘薯和大豆等,目标元素是铁、锌、维生素 A 等。食品的营养强化是国家食品政策的一个基本要素。

微课

食品的营养强化

人类的营养需要是多方面的,但传统的食品都不是营养俱全的。目前,除了母乳以外,几乎没有一种天然食品能够满足人体所需要的各种营养素,特别是在食品加工、烹调、贮藏等过程中往往有营养素损失,加之人们由于经济条件、文化水平、饮食习惯等诸多因素的影响,常常导致人体缺乏矿物质、维生素、蛋白质等,最终影响身体健康。因此,许多国家都提倡在国民膳食食物种类多样化的基础上,通过在部分食品中强化其缺乏的营养素,开发和生产居民需要的各种营养强化食品。目前,食品营养强化已成为世界各国营养学和食品科学的主要研究内容,今后也必将成为食品工业发展的重要方向。

任务一　食品营养强化的认知

通过本任务的学习,做到:

1.掌握食品营养强化的概念和目的。

2.熟悉食品营养强化的目的和意义。

3.掌握食品营养强化的基本要求。

知识准备

现代营养学的研究发现,人类几乎无法从单一天然食品中获得满足人体需要的各种营养素,并且食品在贮存、加工、烹调等过程中有部分营养素损失。因此,为了弥补天然食品的营养缺陷以及补充食品在加工、贮存等过程中营养素的损失,满足不同人群对营养素的需要,通常对有关食品进行营养强化。

一、食品的营养强化概论

所谓食品的营养强化,就是根据各类人群的营养需要,向食品中添加一种或多种营养素,或者添加某些天然食品,以提高食品营养价值的过程。这种经过强化处理的食品称为营养强化食品。所添加的营养素或含有营养素的物质(包括天然的和合成的)称为食品营养强化剂。

我国《食品卫生法》规定,"食品营养强化剂"是指为增强营养成分而加入食品中的天然的或者人工合成的属于营养素范围的食品添加剂。强化食品是指按照食品营养强化剂使用卫生标准的规定加入了一定量的营养强化剂的食品。

食品营养强化根据目的不同,大体可分如下四类:

(1)营养素的强化

向食品中添加原来含量不足或缺乏的营养素,如向谷类食品中添加赖氨酸、食盐加碘等。

(2)营养素的恢复

补充食品加工中损失的营养素,如向出粉率低的面粉中添加维生素等。

（3）营养素的标准化

使一种食品尽可能满足食用者全面的营养需要而加入各种营养素。如母乳化配方奶粉、宇航食品等的生产，使食品中的营养素含量达到某一标准。

（4）维生素化

向原来不含某种维生素的食品中添加该种维生素，如极地探险或在职业性毒害威胁下工作人员的食品特别强调添加某种维生素（如维生素 C），向孕妇、乳母食品中添加叶酸等。

以上四种情况，如不特别指明均可统称为食品营养强化。

二、食品强化的目的和意义

1. 弥补天然食物的某些营养缺陷

几乎所有的天然食品单独食用时都不能满足人体对所需营养素的需要。例如，大米和面粉虽含有丰富的碳水化合物，但缺乏多种维生素，蛋白质含量和品质均不足，尤其是赖氨酸等必需氨基酸的不足，严重影响其营养价值。而新鲜水果、蔬菜含有丰富的维生素和矿物质，但蛋白质、脂肪和碳水化合物严重不足。至于那些含丰富优质蛋白质的肉、禽、蛋和水产类等动物性食物，其钙和维生素等含量则不能满足人类的需要。即使营养素较全面的鲜奶类，其铁和维生素 D 也不能满足婴儿的长期需求。通过有针对性地对食品进行营养强化，可弥补天然食物的营养缺陷，提高其营养价值。

2. 补充食品在加工、贮存及运输过程中损失的营养素

大多数食品在加工、烹调、贮存及运输过程中，由于物理、化学、生物的因素导致食品中营养素不同程度的损失。例如在碾米和小麦磨粉时，多种 B 族维生素损失在脱去的稻糠和麦麸中；水果、蔬菜在切碎、漂洗过程中，水溶性维生素和热敏性营养素均有不同程度的损失，尤其是维生素 C 损失严重；用小麦面粉烤制面包时，其中赖氨酸损失约 10%，烤制饼干时损失率高达 50% 以上，同时，蛋氨酸和色氨酸也有较大程度的损失。新鲜的水果蔬菜含丰富的维生素 C，但在贮存、运输过程中，维生素 C 受到不同程度的破坏。因此，为了补充食品在加工、贮存及运输过程中损失的营养素，对上述食品进行营养强化很有实际意义。

3. 简化膳食处理、方便摄食

由于天然的单一食物仅含有人体所需的部分营养素，要获得全面的营养需要同时进食多种食物，将不同的食物进行搭配，制成方便食品或快餐食品，如婴儿配方奶粉、宇航食品等。这些即食食品将不同的食物予以搭配和强化，不仅简化了膳食处理、方便了摄食，同时也满足了人体全面的营养需要。

4. 满足不同人群的营养需要

对于不同年龄、性别、工作性质，以及处于不同生理、病理状况的人来说，他们所需营养的情况是不同的，对食品进行不同的营养强化用于分别满足他们不同的营养需要。如婴儿配方奶粉即以牛乳为主要原料，以类似人乳的营养素组成为目标，通过改变乳清蛋白和酪蛋白的比例，增加不饱和脂肪酸、乳糖或可溶性多糖的含量，适当增加维生素和矿物质等，使其组成在数

量和质量上都接近母乳,以此作为婴儿的代乳品。对孕妇、乳母的食物进行钙、铁和叶酸等的强化。

此外,不同职业的人群对营养素的需要有所不同。例如对井下作业的矿工,增加维生素 A、维生素 D、维生素 C 及钙等营养素可增强视力、减轻疲劳和增强工作能力。对于接触重金属铅的作业人员,如果给予大量维生素 C 强化的食品,可促使进入人体消化道的铅排出体外,从而显著减少铅中毒的危害性和危险性。对于接触苯的作业人员,供给维生素 C 和铁强化的食品,减轻苯中毒和防止贫血。

5. 防病、保健及其他

营养强化是营养干预的主要措施之一,在改善人群的营养状况中发挥着巨大的作用。从预防医学的角度看,食品营养强化对预防和减少营养缺乏病,特别是某些地方性的营养缺乏病具有重要的意义。

近年来,谷类制品强化赖氨酸的营养效果引人注意。小麦粉用 0.25% L-赖氨酸盐酸盐强化后营养价值提高 128%,大米用 0.05% L-赖氨酸盐酸盐强化后营养价值提高 44%。

β-胡萝卜素在作为维生素强化剂对黄油、奶油、冰激凌进行营养强化的同时,不但可增加上述食品的营养,而且能大大改善感官质量。维生素 C 和维生素 E 可作为抗氧化剂使用,在肉制品中和亚硝酸盐并用时还具有阻止亚硝胺生成的作用,有助于改善肉品的色泽。

三、食品营养强化的基本要求

食品的营养强化必须符合一定的原则,当要强化一种食品时,通常应满足以下要求:

1. 有明确的目的和针对性

进行食品营养强化之前,首先要清楚强化食品的食用对象和强化目的,也就是食用对象的营养状况,摄入食品的种类和习惯,哪些营养素缺乏,为什么缺乏,在此基础上选择适当的营养强化剂进行强化。如城市中一部分居民经常食用精白米、面将导致 B 族维生素的不足,则应考虑在米、面中强化维生素 B_1;婴幼儿、乳母食品和老年食品中应考虑强化钙和维生素 D。

2. 符合营养学原理,易被机体吸收利用

合理膳食的基本原则就是要求人体摄入的各种营养素之间要保持数量比例的平衡,如必需氨基酸、产能营养素、微量元素和维生素等之间的平衡。食品营养强化的根本目的是改善天然食物存在的营养素不平衡关系,即通过加入其所缺少的营养素,使各种营养素含量之间达到平衡,适应人体需要。再者,尽量选择易于被人体吸收的营养强化剂,提高营养素的生物价。例如可作为钙强化用的强化剂很多,有碳酸钙、磷酸二氢钙、柠檬酸钙、葡萄糖酸钙和乳酸钙等。其中人体对乳酸钙的吸收最好。

3. 符合国家的卫生标准,保证食物安全有效性

食品营养强化剂的卫生和质量应符合国家标准,严格管理,切忌滥用。特别是对于那些人工合成的衍生物更应通过一定的卫生评价后方可使用。

为了确保强化食品的安全性,许多国家均制定了营养强化剂的使用标准,我国 2012 年发布了强制性国家标准 GB 14880—2012,即《食品安全国家标准 食品营养强化剂使用标准》。食品营养强化剂的质量和纯度必须符合国家标准,同时其添加剂量也必须符合有关的卫生标准。需要说明的是,营养强化剂与一般的食品添加剂在使用上有原则性的区别。一般的食品添加剂在食品卫生上只要求对人体无害,只需规定使用量的上限即可,而营养强化剂除了要求对人体无害外,还要有一定的营养效应。

4. 提高食品营养强化剂的稳定性

许多食品营养强化剂,如维生素强化剂遇到光、热和氧气、碱性介质等会引起分解、转化等而遭到破坏,在食品的加工及贮存过程中会发生部分损失。为减少这类损失,可通过改善强化工艺条件和考虑强化剂本身的稳定性。如用抗坏血酸磷酸酯代替抗坏血酸、用硫胺素二月桂硫酸盐代替硫胺素等。也可以通过适当添加稳定剂、保护剂提高强化剂的稳定性来实现。

5. 保持或改善食品原有的色、香、味等感官性状

食品营养强化剂多具有自身特有的色、香、味,有些甚至具有不良的味道,食品营养强化过程不能损害食品原有的风味和感官质量,应该保持或改善食用的感官性状。如鱼肝油有较浓的鱼腥味,维生素 C 酸涩味强,有些铁强化剂有红褐色和铁锈味,人们难以接受。用这些强化剂强化食品时,如果食品载体选择不当,则会损害食品原有的风味和感官质量,而如果食用载体选择恰当,则能够保持甚至大大改善食品的感官性状。例如铁盐呈黑色,若用于酱或酱油的强化时,因这些食品本身就有一定的颜色和味道,在一定的强化剂量范围内,不会产生不良感觉。用 β-胡萝卜素对黄油、奶油、干酪、冰激凌、糖果和果汁饮料进行强化,既有营养强化作用,又可改善食品色泽,提高感官质量。用维生素 C 强化果汁饮料无不良影响,而将其应用于强化肉制品时,不但可增加肉制品的营养,还可作为发色助剂,并减少致病物质亚硝胺的生成。

6. 载体食物的消费覆盖面越大越好(特别是营养素缺乏最普遍的农村和贫困人群)

载体是指被强化的食品,一般选用食用范围广、消费量大、适合强化工艺处理、易于保存运输的食品,如大米、面粉等主食,乳制品、儿童食品、老年食品、饮料、罐头、酱油和食盐等。载体食物的消费量应比较稳定,以便能比较准确地计算营养素(营养强化剂)添加量,同时能避免因大量摄入(如饮料、零食等)而发生过量。

7. 强化的营养素和强化工艺应该是成本低、技术简便,易于推广

食品的营养强化需要增加一定的经济成本,但应注意价格不能过高,否则不易推广,起不到应有的作用。要使营养强化食品经济上合理和便于推广,科学地选择载体食品是关键,应选择大众都用得着、买得起的食品。

效 果 评 价

通过本任务的学习,你是否掌握了食品营养强化的概念和目的,了解了食品营养强化的基本要求。

任务二　食品营养强化剂的选择及强化方法

通过本任务的学习,做到:

1.掌握选择食品营养强化剂的要求。

2.了解常见的食品营养强化剂种类和常见的营养强化食品及营养学特点。

3.掌握进行食品营养强化的方法和注意要点。

一、选择食品营养强化剂的要求

食品加工、经营部门选择食品营养强化剂时必须符合我国食品营养强化剂的有关法规,严格按照我国《食品安全国家标准　食品营养强化剂使用标准》(GB 14880—2012)和《食品安全国家标准　食品添加剂使用标准》(GB 2760—2014)规定的强化量和强化范围进行,营养强化剂要经国家有关部门审定、批准,产品要质量可靠,安全卫生。

1.选择营养强化剂的要求

选择营养强化剂应遵循的要求:能够进行集中式加工;强化的营养素和强化工艺应该低成本和技术简便;在强化过程中,不改变食物原有感官性状(用载体的深色与强烈气味来掩盖强化剂带来的轻微的颜色与气味的改变),维生素和某些氨基酸等在食品加工及制品的保存过程中损失较少,终产品中微量营养素的稳定性高,贮藏过程中稳定性良好;终产品中微量营养素的生物利用率高;强化剂与载体亲和性高;营养素间不发生相互作用;食品强化的费用尽量降低。

2.营养强化剂的用量依据

国际上对于营养强化剂的适宜剂量没有统一的规定,但大多数国家都提出了强化营养素使用范围和剂量的标准或者法规。营养强化剂的用量标准受很多因素的影响,主要依据下列资料制定:

(1)不同国家和地区对居民的膳食营养调查

膳食营养调查可以对不同国家和地区居民的膳食组成变化、营养素摄入水平有全面的了解,为食物生产、加工及政策干预提供基本依据。特别是通过营养调查,得出某些人群营养缺乏的发生率,对于合理确定营养素强化用量具有重要指导作用。

(2)不同人群的推荐摄入量(RNI)

各国营养素的推荐摄入量是营养素强化用量的主要依据。强化食品中,营养强化剂的用量与日常膳食中的营养素含量之和,应当以满足特定人群中绝大多数个体的推荐摄入量为目标。设计良好的营养强化剂用量,应该依据科学的营养调查资料,计算出目标人群的膳食,包括食物、饮水等来源营养素的全部摄入量,补充不足的部分,达到 RNI 水平。使人们通过长期摄入营养强化食品,满足身体对该营养素的需要,并维持人体组织中有适当的储备。

(3)营养素的可耐受最高摄入量(UL)

营养素摄入过量时有可能产生不良作用,对健康造成危害。中国营养学会制定的中国居民营养素可耐受最高摄入量数值对我国食品营养强化是一个良好的安全性指标。鉴于我国近年来营养素强化食品和膳食补充剂的快速发展,从安全性考虑,在确定营养强化剂用量时特别有必要考虑营养素的可耐受最高摄入量的水平。

(4)营养强化食品的目标人群对食物载体的消费量

营养强化剂最终要添加到食物载体中形成营养强化食品,人们每日对载体食物的食用量,直接影响其中添加的营养素的摄入量。比如在食盐中强化碘,必须通过膳食调查,了解目标人群平均每天摄入多少食盐,才能确定在一定量食盐中应该强化多少元素碘。

3.食品营养强化剂使用规范

根据《食品安全国家标准 食品营养强化剂使用标准》的相关要求,营养强化剂的使用应符合以下基本原则:

(1)营养强化剂的使用不能导致人群食用后营养素及其他营养物质摄入过量或不均衡,不会导致任何其他营养物质的代谢异常。

(2)添加到食品的营养强化剂应能在常规的贮藏、运输和食用条件下保持质量的稳定。

(3)添加的营养强化剂不会导致食品一般特性,如颜色、味道、气味、烹调特性等发生不良改变。

(4)不应通过使用营养强化剂夸大强化食品中某一营养成分含量或作用,从而误导和欺骗消费者。

(5)营养强化剂的使用不应鼓励和引导与国家营养政策相悖的食品消费模式。

二、常用的食品营养强化剂

我国允许使用的食品营养强化剂品种已有 100 多种,主要有维生素类强化剂、矿物质类强化剂、氨基酸及含氮化合物类强化剂、脂肪酸和膳食纤维等。

1.维生素类强化剂

作为食品营养强化剂的维生素种类繁多,不仅每一种维生素均可用于食品营养强化,而且即使对一种维生素来说,也可有不同的制剂。

(1)脂溶性维生素

①维生素 A 用于营养强化的维生素 A 有粉末状和油状,普遍存在于鱼肝油中,由于具有腥味,很少直接作为强化剂。维生素 A 的营养强化还可应用兼具着色作用的 β-胡萝卜素,其强化量则按 1 μg β-胡萝卜素=0.167 μg 维生素 A 计算。我国《食品安全国家标准 食品营养强化剂使用标准》(GB 14880—2012)规定:维生素 A 可用于芝麻油、色拉油、人造奶油,其用量为 4 000~8 000 μg/kg;在乳制品、婴幼儿食品中为 3 000~9 000 μg/kg;液体乳为 780 μg/kg。另外,我国《食品安全国家标准 食品添加剂使用标准》(GB 2760—2014)规定:固体饮料中使用量为 4~8 mg/kg,冰激凌为 0.6~1.2 mg/kg。

②维生素 D　维生素 D 强化剂主要是维生素 D_2 和维生素 D_3,维生素 D_2 由麦角固醇经紫外线照射后转化而成。维生素 D_3 由 7-脱氢胆固醇经紫外线照射而转化制得。维生素 D 常用于液体奶、乳制品及人造奶油的强化,我国《食品安全国家标准　食品营养强化剂使用标准》(GB 14880—2012)规定:在液体乳中用量为 $10\sim 20$ mg/kg;人造奶油中,用量为 $25\sim 156$ μg/kg;乳制品中为 $63\sim 125$ μg/kg;婴幼儿食品为 $50\sim 115$ μg/kg;强化乳饮料为 40 mg/kg。另外,我国《食品安全国家标准　食品添加剂使用标准》(GB 2760—2014)规定:在固体饮料、冰激凌中的用量为 $10\sim 20$ μg/kg。

(2)水溶性维生素

①维生素 B_1　在用于面包、饼干时,通常是先与面粉进行混合,其用量为 $5\sim 6$ mg/kg;在用于酱类时,一般在制曲蒸米时添加,或者混于盐中加入,或者溶于菌种水溶液中加入,其加入量为 17 mg/kg;还可用于强化大米、面条、酱油、乳品、糕点、人造奶油、清凉饮料、果酱等食品。硝酸硫胺素稳定性比盐酸硫胺素高,添加于面包等食品中效果较好。

②维生素 B_2　我国《食品安全国家标准　食品营养强化剂使用标准》(GB 14880—2012)规定:在谷类及其制品、饮料中使用量为 $3\sim 5$ mg/kg;如固体饮料,则按稀释倍数增加使用量,用量为 $0.01\sim 0.013$ g/kg;婴幼儿食品使用量为 $4\sim 8$ mg/kg;酱油中的使用量为 $12.5\sim 20$ mg/kg;巧克力和钙质软糖为 6.0 mg/kg 左右。

③烟酸　通常用于食品营养强化的品种即为人工合成的烟酸和烟酰胺。可用于面包、饼干、糕点及乳制品等的强化。我国《食品安全国家标准　食品营养强化剂使用标准》(GB 14880—2012)规定:维生素 PP 用于谷类及其制品,用量为 $40\sim 50$ mg/kg;婴幼儿食品、强化饮料的使用量为 $30\sim 50$ mg/kg;强化乳饮料为 10 mg/kg;用于固体饮料,应按稀释倍数增加使用量。

④叶酸　叶酸在食物中含量甚微,且生物利用率低,易缺乏,尤其是对于孕妇、乳母、婴幼儿更易缺乏,故对孕妇、乳母专用食品和婴幼儿食品等有必要进行一定的营养强化。

⑤维生素 C　维生素 C 是常用的强化剂。L-抗坏血酸除用于多种食品的维生素 C 强化外,还广泛用于防止氧化、保持鲜度及作为肉的发色助剂等使用。主要用于强化果汁、面包、饼干、糖果等。在橘汁中添加 $0.2\sim 0.6$ g/kg,还具有提高制品风味的作用。

2.矿物质类强化剂

矿物质类强化剂品种很多,既包括含不同矿物元素强化剂的品种,也包括含相同矿物元素的不同矿物质类强化剂品种。后者的品种数更多。

(1)钙

钙强化剂品种既可有无机钙盐,也可有有机钙化合物。乳类、豆类、动物骨骼中的钙为有机钙,而碳酸钙、磷酸钙为无机钙。常用葡萄糖酸钙、乳酸钙、碳酸钙、磷酸氢钙等。也可使用骨粉、蛋壳粉等制品对食品进行钙强化。钙强化剂主要应用于谷类食品及婴幼儿食品等。

①活性钙　又称活性离子钙,本品含 98% 的氢氧化钙,白色粉末,无臭,有咸涩味,能吸收空气中的二氧化碳生成碳酸钙。活性钙能溶于酸性介质中,在体内吸收利用率高,具有很好的营养强化效果。另外,活性钙的碱性较强,在面制品中起酸碱中和作用,可减少钠的量。我国《食品安全国家标准　食品营养强化剂使用标准》(GB 14880—2012)规定:活性钙在谷类粉中的使用量为 3 g/kg(以元素钙计);固体饮料为 20 g/kg;若以新钙源添加于面包用粉中,其使用量为 0.5 g/kg;在食盐、肉松中使用量为 10 g/kg。

②生物碳酸钙　本品为白色微细结晶性粉末,无臭,无味,能溶于乙酸、盐酸、硝酸等稀酸中,几乎不溶于水和乙醇。在面包、饼干中,使用量为 1.2% 左右(以元素钙计为 0.48% 左右);在代乳粉的配方中使用量为 11.4 g/kg,同时添加 12.4 g/kg 的磷酸钙,以保持钙与磷的比例;在面包制造过程中,可添加 0.25% 的理论钙含量作为酵母营养物的面团调整剂。

③葡萄糖酸钙　本品为白色结晶颗粒或粉末,无臭,无味,溶于水,在空气中稳定。葡萄糖酸钙的吸收率较其他钙剂高,其用量可按葡萄糖酸钙中钙的理论钙含量 9.31% 计,一般在食品中的使用量为 1% 以下。我国《食品安全国家标准　食品营养强化剂使用标准》(GB 14880—2012)规定:谷类及其制品、饮料中用量为 18～36 mg/kg。一般在番茄罐头中最大用量为 0.8 g/kg(丁、片和楔形),整形或块形番茄罐头为 0.45 g/kg;在青豌豆和草莓罐头、热带水果色拉中为 0.35 g/kg;果酱和果冻中为 0.2 g/kg;酸黄瓜中为 0.25 g/kg。

④乳酸钙　本品为白色至乳白色结晶性粉末或颗粒,几乎无臭,能溶于水,在空气中略有风化性。乳酸钙的吸收率是钙剂中最佳品种,其理论钙含量为 13%。根据我国《食品安全国家标准　食品营养强化剂使用标准》(GB 14880—2012)规定:谷类及其制品、饮料中用量为 12～24 g/kg,婴幼儿食品为 23～46 g/kg。

(2)铁

铁强化剂有硫酸亚铁、柠檬酸铁、葡萄糖酸亚铁、乳酸亚铁、血红素铁。通常,二价铁比三价铁易于吸收,故铁强化剂多使用亚盐。机体对血红素铁的吸收远比非血红素铁好。实际应用时应注意对铁强化剂的选择,除了铁含量高、吸收利用好以外,还应注意其对食品感官质量有无影响,通常应选择好一点的载体食品与之配合。

①硫酸亚铁　又称铁矾、绿矾,本品为蓝绿色单斜晶体和颗粒状物质,无臭,味咸涩,在干燥的空气中会风化。我国《食品安全国家标准　食品营养强化剂使用标准》(GB 14880—2012)规定:用于谷类及其制品的量为 120～240 mg/kg;饮料为 50～100 mg/kg;乳制品、婴幼儿食品为 300～500 mg/kg;食盐、夹心糖为 300～600 mg/kg。

②乳酸亚铁　本品为绿白色至微黄色结晶性粉末或结晶块,略带异臭和微甜的铁味,能溶于水和酸,水溶液呈弱酸性的绿色澄清液,几乎不溶于乙醇,不易受潮,对光、热不稳定。乳酸亚铁在谷类粉中的使用量为 40 mg/kg,固体饮料为 1 g/kg,乳粉为 600 mg/kg,饼干为 20 mg/kg,芝麻粉为 960 mg/kg(每天限食用 50 g)。

③葡萄糖酸亚铁　本品为黄灰色或浅黄绿色结晶体颗粒或粉末,略有类似焦糖的气味。易溶于水,加入葡萄糖可使溶液稳定。我国《食品安全国家标准　食品营养强化剂使用标准》(GB 14880—2012)规定:在谷类及其制品中用量为 200～400 mg/kg,饮料为 80～160 mg/kg,乳制品、婴幼儿食品为 480～800 mg/kg,食盐、夹心糖为 4 000～6 000 mg/kg。

④柠檬酸铁　本品为红褐色透明状的小片,或褐色粉末,含铁量为 16.5%～18.5%,易溶于热水,在冷水中逐渐溶解,其水溶液呈酸性,在光或热的作用下会逐渐变成柠檬酸亚铁。柠檬酸铁可作为铁强化剂用以调制乳粉、面粉和饼干等。但柠檬酸呈褐色,故不适宜用于不允许着色的食品。我国《食品安全国家标准　食品营养强化剂使用标准》(GB 14880—2012)规定:用于谷类及其制品的量为 150～290 mg/kg,饮料为 60～120 mg/kg,乳制品、婴幼儿食品为 360～60 mg/kg,食盐、夹心糖为 3 600～7 200 mg/kg。

(3)锌

锌强化剂的品种也很多。我国现已批准许可使用的品种有硫酸锌、氯化锌、氧化锌、乙酸锌、乳酸锌、柠檬酸锌、葡萄糖酸锌和甘氨酸锌八种,它们主要应用于婴幼儿食品及乳制品等。

①葡萄糖酸锌　本品为白色或近白色粗粉或结晶性粉末。无臭,无味,易溶于水,在体内吸收率高,对胃肠无刺激性。我国《食品安全国家标准　食品营养强化剂使用标准》(GB 14880—2012)规定:葡萄糖酸锌在谷类及其制品中的用量为 160~320 mg/kg;饮料中为 40~80 mg/kg;乳制品中为 230~470 mg/kg;婴幼儿食品为 195~545 mg/kg;食盐中为 800~1 000 mg/kg。

②乳酸锌　本品为白色结晶性粉末,无臭,溶于水,可溶于 60 倍冷水或 6 倍热水中。含锌量为 22.2%。我国《食品安全国家标准　食品营养强化剂使用标准》(GB 14880—2012)规定:乳酸锌在含乳固体饮料中用量为 431.9·568.2 mg/kg(以锌元素计,9.5~12.5 mg/100g);在豆乳粉、豆粉中用量为 130~250 mg/kg(以锌元素计,29~55.5 mg/100g);在果冻中用量为 40~100 mg/kg(以锌元素计,10~20 mg/100g)。

(4)碘

碘强化剂的品种主要是用人工化学合成的碘化钾与碘酸钾。此外,我国尚许可使用由海带等提取的海藻碘。在食品中常用稳定性更好的碘酸钾,本品为白色立方结晶或粉末。在潮湿空气中微有吸湿性,久置析出游离碘而变成黄色,并能形成微量碘酸盐。光及潮湿能加速分解。碘化钾中碘含量为 76.4%,以元素碘计,食盐强化量为 20~60 mg/kg。我国《食品安全国家标准　食品营养强化剂使用标准》(GB 14880—2012)规定:食用盐中使用量为 30~70 mg/kg;婴幼儿食品中使用量为 0.3~0.6 mg/kg。

(5)硒

硒强化剂除化学合成的亚硒酸钠和硒酸钠外,我国尚许可使用富硒酵母、硒化卡拉胶和硒蛋白。硒强化剂主要是指无机硒化物通过一定的方法使其与有机物结合,用以获取有机硒化物。例如富硒酵母即是以添加亚硒酸钠的糖蜜等为原料经啤酒酵母发酵后制成。通常,有机硒化物的毒性比无机硒化物低,且有更好的生物有效性和生理增益作用。硒强化剂主要在缺硒地区使用,且多应用于谷类及其制品、乳制品等。富硒酵母等有机硒尚可做成片、粒或胶囊等应用。

3.氨基酸及含氮化合物类强化剂

氨基酸是蛋白质的基本组成单位,尤其是必需氨基酸更应是食品营养强化剂的重要组成部分。

(1)氨基酸

作为食品营养强化使用的氨基酸,实际应用最多的主要是人们食物中最易缺乏的一些限制性氨基酸,如赖氨酸、蛋氨酸、苏氨酸、色氨酸等。赖氨酸是应用最多的氨基酸强化剂。赖氨酸很不稳定,因而作为食品营养强化用的多是赖氨酸的衍生物,如 L-赖氨酸盐酸盐、L-赖氨酸-L-天冬氨酸盐、L-赖氨酸-L-谷氨酸盐等,它们主要用于谷物食品的营养强化。

蛋氨酸是花生、大豆等的第一限制氨基酸,它多用于这类食品加工时的营养强化。苏氨酸则多用于婴幼儿食品的营养强化。

(2)牛磺酸

牛磺酸又称牛胆酸,因首先从牛胆中提取而得名。纯品牛磺酸为无色或白色斜状晶体或结晶性粉末,无臭,味微酸,化学性质稳定。牛磺酸对促进儿童,尤其是婴儿大脑、身高、视力及生长发育具有重要作用。由于牛乳中几乎不含牛磺酸,故用牛乳喂养的婴儿必须进行适当补充。我国原卫生部 2007 年 4 号公告要求在儿童配方乳中的添加剂量为 0.3~0.5 g/kg。

(3)蛋白质类强化剂

蛋白质从经济上考虑,用天然蛋白质或稍加提取加工的蛋白质来补充谷类的蛋白质和氨基酸的缺乏,明显优于完全由人工生产的纯氨基酸。目前常用于食品强化的蛋白质有大豆蛋白、乳清粉及脱脂乳粉、酵母粉、鱼粉等。

①大豆蛋白　大豆蛋白的营养价值比任何其他植物蛋白更接近动物蛋白,特别是赖氨酸的含量高于一般的谷类作物。把大豆蛋白添加到小麦制品中,可提高其蛋白效价,如小麦粉中添加10%的大豆蛋白,其蛋白效价可提高两倍以上;另外大豆蛋白还可改善谷类在加工中的功能特性,如增强吸水性和保水性,改进面团的揉制性能,延长食品的新鲜保持时间,使焙烤食品有良好的色泽等。大豆蛋白常用于主食,特别是儿童食品中可生产各种强化面包、饼干、挂面、快餐等。在肉制品,如香肠、火腿中也有大量应用。

②乳清粉及脱脂乳粉　乳清粉及脱脂乳粉大多是制造奶油和干酪的副产品,价格低廉,但富含蛋白质、乳糖等,用作蛋白质强化剂可用于调制奶粉的生产,增补谷类作物的蛋白质不足,还可添加到肉类制品中,不但提高其营养价值,还可增加肉制品的结着性和弹性。

③酵母粉　酵母粉用酵母菌经培养杀灭后干燥而得到的菌体,蛋白质含量为40%～60%,并富含B族维生素和赖氨酸,因而适宜作谷类食品的蛋白质补充剂。一般添加量在3%以下,不会影响食品的口味。

④鱼粉　把鲜鱼经过干燥、脱脂、去腥后加工成较为纯净的食用鱼粉,蛋白质含量达80%,赖氨酸达6.98,相当于猪肉的4倍。干燥的鱼粉易于贮藏、运输方便,且价格便宜。

4.脂肪酸

用于食品营养强化的脂肪酸为多不饱和脂肪酸,主要是亚油酸、亚麻酸和花生四烯酸等。亚油酸是机体必需脂肪酸,而亚麻酸、花生四烯酸并非机体必需脂肪酸,它们可由亚油酸在体内转化而成。但是,将其对食品进行营养强化可减少机体对亚油酸的需要,尤其是对婴幼儿来说,其生理功能不全,转化不足,故有必要进行一定的营养强化。

(1)亚油酸

亚油酸是许多植物油的组成成分,作为食品营养强化用的亚油酸可由天然物分离所得,也可通过微生物发酵制成。美国对其有严格的质量标准。因亚油酸为多不饱和脂肪酸,易被空气氧化,应注意。亚油酸多应用于婴幼儿食品,尤其是婴幼儿配方奶粉中。

(2)亚麻酸

亚麻酸在体内可由亚油酸去饱和转化而来。某些含油的植物种子(如月见草和黑加仑种子)中有一定量存在。但作为食品营养强化剂用的亚麻酸则多由微生物发酵制成。我国已批准许可使用亚麻酸作为食品营养强化剂应用于调和油、乳及乳制品,以及强化亚麻酸饮料中。

(3)花生四烯酸

花生四烯酸在体内可由亚麻酸在羧基端延长,并进一步去饱和转化而来。在许多植物种子(如花生等)中多有存在。作为食品营养强化用的亦可由微生物发酵制得。我国现已许可将花生四烯酸作为婴幼儿配方奶粉的营养强化剂。

此外,近年来由于人们对二十二碳六烯酸(DHA)重要生物学作用的认识,亦进一步将其应用于食品的营养强化。DHA在海产鱼油中含量丰富,作为食品营养强化剂用的DHA多以海产鱼油浓缩、精制而成,主要应用于婴幼儿配方奶粉中。

5.膳食纤维

现已公认,膳食纤维具有有益于人体健康的多种作用,如:防止肥胖、预防便秘以及防止心脑血管病和降低结肠癌的发病率等,并被认为是第七类营养素。因而有必要对食品进行一定的营养强化。用于食品强化的膳食纤维可由多种植物原料制成。例如：可由米糠、麸皮等制成含有一定量膳食纤维的米糠粉和麸皮粉，也可由某些蔬菜、水果制成不同的膳食纤维。

三、食品营养强化的方法

食品营养强化因目的、内容及食品本身性质等的不同，其强化方法也不同。强化方法的选择，以所加入食品强化剂的保存最合适和最有利的方式为原则。食品营养强化的方法根据强化的途径不同可以归纳为以下几类：

1. 在原料或必需食物中添加

这是在食物原料或必需食物中添加一种或多种营养素的强化方法。凡是国家法令强制规定强化的食物且有公共卫生学意义的强化内容均属于这一类，如强化碘盐、维生素与矿物质强化的面粉和大米以及调味品。这种强化方法简单，但存在着所强化的成分在贮存过程中易损失的缺点。

2. 在加工过程中添加

这是在食品加工过程的某一工序加入强化剂并使之与食品混合均匀的强化方法。这是强化食品最普遍采用的方法，如维生素 C 强化果汁。采用这种方法生产强化食品容易造成强化剂在加工过程中因加热造成损失，应注意改进工艺条件，使用稳定剂和选择适宜的添加程序。

3. 在成品中混入

这是在食品加工过程结束后、包装前将强化剂混入食品的强化方法，这种强化方法一般只适用于水分含量很低的固态食品，如调制乳粉、母乳化乳粉和军粮中的压缩食品。

4. 物理或化学方法

这是利用物理或化学手段使食物中原有的前体成分转化为营养成分，从而提高食物营养价值的方法，如存在于牛乳和酵母中的麦角甾醇经紫外线照射可转化为维生素 D_2，用酸水解法使不易消化的蛋白质转化为肽和氨基酸。

5. 生物强化法

利用生物技术提高食物某类营养成分的含量或改善其消化吸收性能的强化方法，这种强化方法既是强化食品的发展趋势，又能为食品工业提供廉价的强化剂，如利用基因工程技术提高谷物中的赖氨酸含量。

四、食品营养强化注意要点

1. 强化载体的合理选择

适合于食品强化的载体是那些人们食用量大、食用普遍而且易于加工保存的食品，世界各国均以粮食、乳制品、饮料和调味品为主。载体的选择应根据所确立的强化目的及食用对象的饮食习惯进行。如中国人的主食以谷物为主,谷物中常添加赖氨酸来强化,但是把赖氨酸添加到饮料、乳品等食品中时,不但起不到应有的强化效果,甚至会造成新的营养不平衡。因为赖氨酸是谷类食物的第一限制氨基酸,它应和其他必需氨基酸或蛋白质同时食用方才有效。

2.强化剂剂量的科学性

营养素在人体内都有一定的含量和比例,如果超出正常的数值,就会出现一些副作用。如维生素A、维生素D食用过量,可引起毒性反应;氨基酸长期不平衡,会降低人的抵抗力。因此,食品强化剂的使用剂量必须根据食品的营养成分与人体必需营养素的合理构成来决定。另外,食用强化食品还有时间限制,如已解除某种营养素的缺乏,应及时停用,否则会造成某种营养素过多而导致中毒症。

3.科学的强化工艺

根据强化剂的特性,在强化食品的加工过程中,通过采用科学的加工工艺条件,以避免一些不利因素的危害。

通过烫漂工艺,即在较高的温度下(70~80 ℃)或更高的温度下滞留几十秒钟,来破坏食品中的多种酶类,以减少营养成分的破坏。

热加工在食品生产中的使用最为普遍,但它却可使许多营养素受到破坏。因此,在食品强化时应尽量避免由此引起的营养素的损失。通常,营养素的强化应尽量在食品加工的后期添加,并尽量避免加工损失。

另外,可通过改善包装来延长强化食品的贮藏时间,目前倡导的抽气充氮包装,尽量降低氧含量,对营养素的保存极为有利。此外,降低贮存温度可减缓营养素的分解速度,如维生素C在20 ℃下的分解速度比在6~8 ℃下快两倍。

4.强化效果的科学评价

强化效果要进行科学合理的评价,才能为正确引导消费、积极宣传提供科学的依据。该评价包括一些营养素指标的测定和营养效应的测试,前者指食品在加工贮藏过程中强化剂的保存率、残留量及该种营养素在食品中的全部含量,一般当强化剂在食品中的保存率达到50%以上认为比较理想。营养效应在测试时,要根据不同人群的生理特点对所强化的营养素进行化学分析,并进一步通过人体观察、动物实验等做出切合实际的评价,切不可夸大宣传,误导消费者。

5.正确食用强化食品

从营养学上来讲,并不是所有人都需要吃强化食品。对于健康的成年人,人们还是提倡平衡膳食,从天然食品的合理搭配中获得营养。因为,天然食品中还含有很多人们所不知道的营养成分,这些营养成分联合作用,才能对人们的健康更加有利。但是,现代社会生活节奏很快,很多人没有时间和精力认真地搭配自己和家人的日常用餐。此外,有些微量营养素也难以从天然食物中获得完全满足。所以,普通人还是可以选择一些每天必需的主食类强化食品和调味品类强化食品的,但没有必要大量食用,更没有必要吃太多特殊的强化食品。尤其是生活条件较好的人群,平时就常吃维生素等营养补充剂和保健品,如果再大量食用强化食品,很容易造成营养素摄入过量,危害健康。

五、常见的营养强化食品

强化食品的种类繁多,而且根据不同情况可有不同的划分。现将其归纳如下:

按食用对象分类:普通食品,儿童食品,孕妇、乳母食品,老人食品,以及其他各种特殊需要的食品等。

按食用情况分类:主食品和副食品等。

按强化剂种类分类:维生素强化食品、矿物质强化食品、蛋白质和氨基酸强化食品等。

按富含营养素的天然食物分类:酵母(富含 B 族维生素)、脱脂奶粉和大豆粉(富含蛋白质)等。

通常,应用较多的是强化谷类食品、婴幼儿食品及婴儿配方奶粉、强化副食品、强化军粮、混合型强化食品等。

1.强化谷物食品

谷粒中营养素的分布很不均匀,在碾磨过程中,特别是在精制时很多营养素易损失,碾磨越精,损失越多。由于谷类籽粒中很多营养素,特别是维生素多分布在外层,而人们又多喜爱食用精制米、面,这就容易造成某些营养素的摄食不足,特别是大米,经过淘洗、烹饪做成米饭以后,其水溶性维生素还可进一步损失,的确有必要对谷类食品进行适当的营养强化。

(1)强化米

我国目前仅有少量强化米供应,但对谷类粉的强化已有规定。此外规定玉米粉可强化烟酸 40~50 mg/kg。

(2)强化面粉和面包

面粉和面包的强化是最早的强化食品之一,目前有许多国家已通过法令或法规强制执行。通常在面粉中强化维生素 B_1、维生素 B_2、烟酸、钙、铁等。近年来有些国家和地区还有增补赖氨酸和蛋氨酸的。除了增补以上这些单纯的营养素外,还有的在面粉中加入干酵母、脱脂奶粉、大豆粉和谷物胚芽等天然食物。

2.强化副食品

(1)人造奶油

目前,全世界大约有 80% 的人造奶油都进行了强化,主要强化维生素 A 和维生素 D,也有的以 β-胡萝卜素代替部分维生素 A。其强化方法是将维生素直接混入人造奶油中,经搅拌均匀后即可食用。我国规定每公斤人造奶油应强化维生素 A 1 000~15 000 IU,维生素 D 4 000~5 000 IU。

(2)果蔬汁和水果罐头

果蔬汁和水果罐头主要供给人们维生素 C,但是它易被破坏、损失,使加工后的成品中维生素 C 的质量分数大为下降。不少国家在果汁饮料和水果罐头,甚至在某些蔬菜罐头如花椰菜罐头中添加维生素 C 予以强化,强化剂量不等。我国规定果汁饮料中维生素 C 的添加量为 500~1 000 mg/kg,果泥用量加倍;固体饮料为 3 000~5 000 mg/kg,按冲服体积计算加入量。

(3)食盐和酱油

许多国家,特别是那些缺碘的地区都在食盐中强化碘,通常应用碘化钾,强化剂量按各国情况为 10~100 mg/kg 不等。我国规定在地方性甲状腺病区强化食盐的碘量为 20~50 mg/kg(以碘计)。此外,我国规定尚可在食盐中强化铁和锌,强化量均为 1 000 mg/kg

(以元素铁和锌计)。

有的国家规定可在酱油中强化钙、铁,在酱油中添加维生素 B₁、维生素 B₂ 产品。此外,还有向酱油中添加维生素 A 者。

(4)酱类的强化

酱类是亚洲国家人民常用的调味品。在酱类中强化的营养素主要有钙、磷、维生素 A、维生素 B₁、维生素 B₂、蛋白质等。钙的强化量一般是增补 1% 的碳酸钙,维生素 B₂ 的强化量为 1.5 mg/100 g,维生素 B₁ 的强化量为 1.2 mg/100 g,维生素 A 的强化量为 1 500 IU/100g。

(5)植物油

营养强化食用油等也是国家公众营养改善项目,维生素 A 是中国居民缺乏程度排名第三的营养素,针对我国公众维生素 A 摄入量不足的情况,采取在食用油中强化维生素 A,有些食用油也同时强化了维生素 E 等。从 2008 年 1 月 1 日起,《营养强化食用油国家标准》正式实施,规定维生素 A 添加量为 4 000~8 000 μg/kg,目的是确保食用油真正得到营养强化,提高营养强化食用油的营养价值。

3.强化乳粉

所谓强化乳粉,即以新鲜牛乳为主要原料,添加一定量的白砂糖(或不添加)、维生素、矿物质等,经杀菌、浓缩、干燥等工艺而制得的粉末状产品。国内外目前开发较多的是母乳化强化乳粉。母乳化强化乳粉是指以牛乳为基础,对牛乳中所含的成分进行调整和强化,使其营养成分接近人乳,用这种乳粉喂养婴幼儿,能基本上满足婴幼儿对各种营养素的需要量,不需要再补充其他营养素。

(1)蛋白质的调整

牛乳中酪蛋白的含量大大超过人乳,所以必须调低并使酪蛋白比例与人乳基本一致。一般用脱盐乳清粉、大豆分离蛋白调整。

(2)脂肪的调整

牛乳与人乳的脂肪含量较接近,但构成不同。牛乳不饱和脂肪酸的含量低而饱和脂肪酸含量高,且缺乏亚油酸。母乳亚油酸含量一般占脂肪总量的 12.8%,牛乳中亚油酸仅有 2.2%,需要予以强化。强化时可采用植物油脂替换牛乳脂肪的方法,以增加亚油酸的含量。

(3)碳水化合物的调整

牛乳乳糖的含量小于母乳,母乳 100 mL 含乳糖约 7 g,而牛乳只有 5 g。需要增添,使之接近母乳水平。牛乳中的乳糖主要是 α-型,人乳中的乳糖主要是 β-型。可通过添加可溶性多糖类(如葡萄糖、麦芽糖、糊精或平衡乳糖等)来调整乳糖和蛋白质之间的比例,平衡 α-型和 β-型的比例,使其接近于人乳(α:β=4:6)。较高含量的乳糖能促进钙、锌和其他一些营养素的吸收。

(4)无机盐的调整

牛乳中的无机盐含量较人乳高三倍多。摄入过多的微量元素会增加婴儿肾脏的负担。可采用脱盐的办法除掉一部分无机盐,使无机盐类达到合适比例,保持钾钠比为 2.88、钙磷比为 1.22 的理想平衡状态。但牛乳中铁含量比人乳低,所以要根据婴儿需要补充一部分铁。同时,对牛乳中含量比较少的锌、铜、锰等微量元素需要进行强化。

(5)维生素的调整

应根据婴儿对维生素的需要,给牛乳中添加所需维生素,确保使用强化牛乳喂养婴儿时不需再补充维生素。牛乳中需要强化的维生素有维生素 A、维生素 B₁、维生素 B₂、维生素 B₆、维生素 C、维生素 D 和叶酸等。其中水溶性维生素过量摄入不会引起中毒,所以没有规定的上限。脂溶性维生素 A、维生素 D 长时间过量摄入会引起中毒,因此必须按规定加入。

4.强化军粮

军粮在营养上要求很高,又由于它是集体膳食,所以有必要,也很适于强化。军粮在强化食品中应用最早,也最普遍。

平时的军粮,大多在面粉及罐头等主要食品中增补必要的营养素,其他一般与民用相仿。到了战时,为了携带方便则多以高能压缩食品为主,很大一部分为配套的食盒,即将几种不同的食品混合置于一个包装盒内。这些食品是按照有关的能量及营养素含量计算而定,并配成一餐的供应量。普通食盒内的主食大多由压缩饼干、压缩米糕、高油脂酥糖等组成,副食大多包括压缩肉松、肉干,调味菜干粉,各种汤料等,此外,还有乳粉、炼乳、人造奶油和巧克力等。

军粮中还可有不同的罐头食品、软罐头等,并可与食盒搭配食用。它们也都根据各自的特点,增补适当的强化剂。至于强化剂的品种及用量还可根据军、兵种的不同而异。

强化军粮除具有携带、开启和食用方便外,还应有一定的保存期。

5.混合型强化食品

将具有不同营养特点的天然食物混合配成的一类食品也可视为一种强化食品,即混合型强化食品,其营养学意义在于各种食物中营养素的相互作用,其中主要是补充蛋白质的不足或增补主食中的某种限制性氨基酸、维生素、矿物质和油脂等。例如牛乳、豆乳、核桃乳配制成的复合乳;由米糠、玉米胚芽油和豆油混合成的多维油等。

6.其他强化食品

(1)公共系统的强化食品

有一些普遍存在或地区性的营养缺乏问题,为了保证人民均能获得这些营养素的有效补充,规定在公共系统中强化这些营养素。1950年起,美国有几个州在饮用水中强化氟,以保护牙齿,强化剂采用氟化钠或氟硅化钠,强化剂量为1 mg/L。对于内地地区,一些国家(包括我国)在人民生活必需品——食盐中强化碘,以防治甲状腺肿大。

(2)特殊需要的强化食品

为了适应各种特殊人群和不同职业的营养需要,防治各种职业病,可根据其特点配制成各种各样的强化食品。如高维生素食品、高蛋白食品,对高寒地区工作人员供给高能量食品。此外,对从事其他特殊工作的人员以及孕妇、老人,甚至长期慢性病患者等均可根据其各自的特点配制各种不同的强化食品。随着科学水平的日益发展和提高,适应各种特殊需要的强化食品也将日益发展。

食品营养强化是增进人体健康的重要措施,也是人类文明、社会发展的必然产物。我国由于历史的原因,以及经济、文化等条件所限,食品营养强化的发展可以说仅仅是刚开始。人们对食品营养强化的基本原则和要求等尚不很清楚。特别是在目前商品经济的推动下,尽管许多强化食品相继问世、发展很快,但尚未纳入科学化轨道,存在一些问题,如:①强化目的、意义不明;②载体食品选择不当;③强化工艺不合理;④强化剂量不当;⑤夸大功能宣传;⑥审批与市场管理不严等。这些都无疑会影响营养强化食品的健康发展。为此,我国除已颁发了《食品卫生法》《食品添加剂使用标准》和《食品添加剂卫生管理办法》以外,新近又颁发了《食品营养强化剂使用标准》和《食品营养强化剂卫生管理办法》。它们对食品、食品添加剂和食品营养强化剂的生产、经营等都做了一系列的规定,尤其是婴儿食品的强化尚需按卫生部颁布或许可的婴儿食品营养及卫生标准规定执行。严格执行上述有关规定,借此将食品营养强化逐步纳入科学化与法制化轨道,从而保证人民的身体健康。

六、营养强化食品的标志

　　我国的营养强化食品证明标志是经原国家计委(现国家发展和改革委员会)批准,由国家公众营养改善项目主任单位——公众营养与发展中心管理的营养强化食品专用标志。

　　营养强化食品证明标志(图 8-1)由一个盾形图案组成。盾形象征着国家权威性。图案的上部是黑体字"营养强化食品"直截了当地告诉公众该标志代表的准确含意。图案中心的地球代表了营养强化是一项全球性解决营养不良的有效途径。图案中的"FOOD FOR TIFICATION"是"强化食品"的英文名称;两个变形的 FF 是"强化食品"的缩写形式,同时代表了营养平衡人们的健康和活力。图下方,丝带上书写的"国家公众营养改善项目"说明了标志的出处,表达了"营养强化食品"是国家公众营养改善项目推出的一项公共产品,具有至高的权威性。

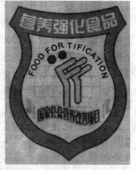

图 8-1　强化食品的标志

　　该标志作为营养强化类食品的特殊标记,主要作用是使消费者能在选购食品时可以方便地从花样繁多的各类产品中挑选出对人们健康有补益作用的强化食品。

效 果 评 价

　　你是否掌握了食品营养强化的方法,熟悉了常见的食品营养强化剂的种类,了解了常见的营养强化食品的种类,是否能够正确地选择食品营养强化食品。

任 务 实 施 九

人体体质测量与评价

【健康、安全与环保】

　　健康、安全与环保(Health,Safety,Environment)是当前石油与化工行业普遍认可的一种管理模式,具有系统化、科学化、规范化、制度化等特点。一种事前通过识别与评价,确定在活动中可能存在的危害及后果的严重性,从而采取有效的防范手段、控制措施和应急预案来防止事故的发生或把风险降到最低程度,以减少人员伤害、财产损失和环境污染的有效管理方法。为贯彻安全和环保的各项要求,保证检测人员的安全和健康,及时发现和消除安全隐患,防止安全事故的发生,保障各项实验实训环节顺利运行,本书添加本部分内容。

一、任务目标

　　掌握人体体格指标及生理指标的测量方法和评价方法。培养组员团队协作精神和安全环保意识,养成良好的实验劳动习惯。

二、任务案例

　　针对某班大学生的体格指标及生理指标进行测量并做出评价。

三、工作过程

(一)体格指标的测量

【步骤1】：工作准备。

体重身高计（成人），测量软尺（皮尺），皮褶厚度仪或皮褶厚度计，记录纸、笔等。

【步骤2】：成人身高和体重的测量。

测试时，受试者脱鞋后直立在体重身高计上，眼正视前方，颈部直立，上肢自然下垂，足跟并拢，足尖分开，约60°，正确读出体重与身高的数值，记录以 kg 与 cm 为单位，保留小数点后1位。一般测量三次，以取平均值为准。注意每次的测量误差，身高小于0.5 cm，体重小于0.1 kg。

注意事项：

①测量体重时，受试者男生身着短裤，女生身着短裤、背心。

②测量身高时，受试者立正姿势为"三点"靠立柱，"两点"呈水平，即足跟、骶骨部及两肩胛与立柱接触，躯干自然挺直，头部正直，两眼平视前方，耳屏上缘与两眼眶下缘最低点呈水平位。测试者立于受试者一侧，将水平压板轻轻沿立柱下滑轻压于受试者头顶，读数。

【步骤3】：胸围与腰围的测量。

测量胸围时，两名测试者分别立于受试者的前面与背后，将带尺上缘平齐受试者背部肩胛骨下角下缘，带尺平贴背部，向两侧经腋窝水平绕至胸前，男性及未发育女性带尺下缘置于乳头上缘，已发育的女性带尺在乳头上方与第四肋骨齐，在受试者吸气尚未开始时读数。

测量腰围时，受试者直立，去除腰部衣物，双手自然下垂，皮尺水平绕过腰部，调整高度使通过躯干两侧肋弓下缘线与髂前上棘连线的中点。这些数据的测量也是连续测量三次，记录以 cm 为单位，每次误差不大于0.5 cm，取平均值。

【步骤4】：皮褶厚度的测量。

测定部位有上臂肱二头肌、肱三头肌、背部的肩胛下角、脐部及下腹部等，图8-1为常用的测量部位。

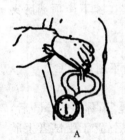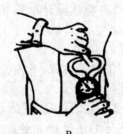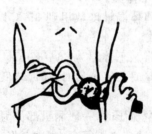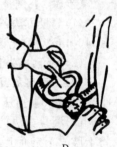

| A | B | C | D |

图8-1　测定部位及皮褶厚度仪的走向

A.测定肱三头肌部 B.测定肩胛下角部 C.测定脐部 D.测定髂嵴上缘部

注：肱三头肌部为上臂肩峰至后面尺骨鹰嘴连线的中点处；肩胛下角部为肩胛骨下角下约1 cm处；脐部为脐水平线与锁骨中线相交处；下腹部（髂部）为髂嵴上缘与腋中线相交处上方约1 cm处

测量前要对皮褶厚度计进行调试与校正：首先将皮褶厚度计圆盘内指针调整（手转动来调整）到刻度表上的"0"位，然后将校正码（200 g 重量的砝码）挂于钳口（水平持仪器），将指针调整至红色标记刻度的15～25 mm 范围内，使皮褶厚度计的压力符合规定标准（10 g/mm²）；测量时用左手食指与拇指捏起待测部位的皮肤及皮下脂肪即皮褶（不包括肌肉），抖动数次以确保不含肌肉，右手握皮褶厚度计将卡钳张开，卡在捏起部位下方约1 cm处，待指针停稳，读出并记录，记录以 mm 为单位，保留小数点后1位，连续测三次，取平均值。测量误差不得超过5%。

【步骤5】:计算体质指数(BMI)。

具体计算公式为:

$$体质指数(BMI)=体重(kg)/[身高(m)]^2$$

【步骤6】:注意事项。

测量前,受试者不应进行体育活动与体力劳动。

体重测量前,受试者排空大小便,不要大量喝水。

胸围测量应按照要求,选准测量点,软带尺松紧适度。

【步骤7】:评价。

评价方法和评价标准参照"6.2肥胖的膳食预防与治疗"一节中相关内容。

（二）人体生理指标的测量

【步骤1】:工作准备。

体温计、医用血压计(图8-2)、听诊器(图8-3)、秒表、电子肺活量计(图8-4)、一次性吹嘴。

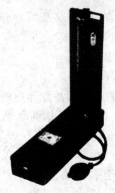 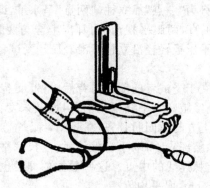 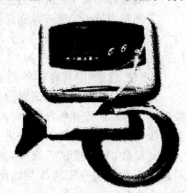

图8-2　血压计　　　　　　　图8-3　血压测量示意图　　　　　　　图8-4　电子肺活量计

【步骤2】:测量腋下体温。

(1)测量方法:先将体温计度数甩到35 ℃以下,再将体温计水银端放在腋下最顶端后夹紧,10 min后取出读数。

(2)评价:成人正常腋下体温为36～37 ℃。

(3)注意事项:测量时间在早晨时,体温略低,下午时略高,24 h内波动不超过1 ℃。

【步骤3】:血压的测量。

(1)测量方法:测量血压时,一般测量部位为上肢的肱动脉处,受试者坐好,休息5 min后,将上肢放在桌面上,手臂与心脏等高,测试者将血压计的压脉带充分放气后,置于受试者上肢肘窝上3 cm处且绕此上臂捆绑一周,要求不松也不能太紧,听诊器放于此上肢肘窝上方的肱动脉处,之后通过充气囊往里充气,充到180～200 mmHg后以2～4 mmHg/s的速度放气,当出现第一声"咚、咚"节律声音时为血管的收缩压,其数值可由压力表水银柱读出;之后声音渐渐减弱,直至消失,声音消失时为血管的舒张压。数值亦可由压力表水银柱读出。

(2)评价:正常成人90～140/60～90 mmHg(12～17.3/8～11.3 kPa),平均动脉压为100 mmHg。

(3)注意事项:测量环境应保持安静;受试者应脱去衣袖,以免袖口太紧影响检测结果;医用血压计里面有水银,在操作时不能太猛,以免水银溅出。

【步骤4】:脉搏的测量。

(1)测量方法:将食指、中指、无名指的指腹平放于手腕桡动脉靠近手腕处。检查者右手触被检者左手脉搏,左手触右手脉搏。计一分钟搏动的次数。

评价:正常成人 60～100 次/min,平均为每分钟 75 次。

(3)注意事项:检查时要左、右两侧对比,检查时应注意脉搏的速率、节律、紧张度;强弱或大小、脉搏的波形及动脉壁情况。

【步骤 5】:肺活量的测量。

(1)测量方法:受试者取站立位,将一次性吹嘴套在电子肺活量计的软管上。测试时,受试者用力深吸气后屏住呼吸,然后将连有电子肺活量计的一次性吹嘴紧贴嘴唇,朝肺活量计里徐徐呼气,直至呼尽为止,以 mL 为单位进行记录,连续测量三次,取最大值为肺活量的数值。

(2)评价:正常成人男性为 3 500～5 000 mL;女性为 2 500～3 500 mL。

(3)注意事项:测试前,应有必要的身体准备活动,但不要剧烈运动,以免影响成绩。测试时,吹嘴应与嘴巴贴紧,防止漏气;徐徐呼气不要太猛,不可反复朝肺活量计中二次呼气。要使用一次性吹嘴,防止交叉感染。

【任务训练】给自己和家人一次体质测量,并给出相应的评价。

效果评价

你是否掌握了人体体质测量和评价方法?

任务实施十

食品标签和食品营养标签的解读

【健康、安全与环保】

健康、安全与环保(Health, Safety, Environment)是当前石油与化工行业普遍认可的一种管理模式,具有系统化、科学化、规范化、制度化等特点。一种事前通过识别与评价,确定在活动中可能存在的危害及后果的严重性,从而采取有效的防范手段、控制措施和应急预案来防止事故的发生或把风险降到最低程度,以减少人员伤害、财产损失和环境污染的有效管理方法。为贯彻安全和环保的各项要求,保证检测人员的安全和健康,及时发现和消除安全隐患,防止安全事故的发生,保障各项实验实训环节顺利运行,本书添加本部分内容。

一、任务目标

1.了解食品标签包涵的内容,掌握食品标签解读方法。

2.熟悉食品标签的定义、标识规范和免除特例,掌握判断食品标签标识是否正确的技能。

3.熟悉食品营养标签的定义、标识规范,掌握判断食品营养标签标识是否正确的技能。

4.培养组员团队协作精神和安全环保意识,养成良好的实验劳动习惯。

二、任务案例

以饼干的包装袋为例学习解读食品标签的方法。

三、工作过程

【步骤 1】:工作准备。

饼干包装袋,计算器,一套记录表格(见表 8-1)。

表 8-1   食品营养标签解读记录表(样例,供参考)

1. 基本信息

  食品名称:＿＿＿＿＿＿   净含量:＿＿＿＿＿＿   生产日期:＿＿＿＿＿＿

  配料表:＿＿＿＿＿＿＿＿＿＿＿＿＿＿＿＿＿＿

  ……

2. 是否有营养成分表:有/无

  标识的营养成分:≥4　≥6　≥8　≥10　≥19　≥24 种

  是否有营养声称:如有,请记录

  是否有健康声称:如有,请记录

3. 营养标签解读

食物分量:包装质量＿＿＿＿g,每个包装份数＿＿＿＿,每份质量＿＿＿＿g

观察内容	每 100 g(或每份)含量	结果描述	判断
能量和三大营养素含量			

4. 总评

【步骤 2】:初步观察,认清食品安全标志,保证安全与营养。

中国人都说"民以食为天,食以安为先",食品安全成了家庭安全的重心。了解与食品安全标志相关的知识,才能保证采购安全食品。

(1)认准"SC"食品质量安全市场准入标志

食品生产许可(SC)必须严格按照法律、法规和规章规定的程序和要求实施,它是我国最新实施的食品安全标志,为了保障食品安全,加强食品生产监管,规范食品生产许可活动,根据《中华人民共和国食品安全法》和《中华人民共和国行政许可法》等法律法规的规定,制定的《食品生产许可管理办法》(国家食品药品监督管理总局第 16 号令)对食品、食品添加剂及其生产加工企业的监管制度,将进一步保障食品安全,加强食品生产监管,规范食品、食品添加剂生产许可活动。

(2)认准 HACCP 标志

HACCP 是"Hazard Analysis and Critical Control Point",是危害分析及关键控制点的英文缩写,主要是对食品加工环节中可能发生的危害进行分析、监视和控制,把对食品的最终检验作为控制重点,抓住工艺流程及原料质量的关键点进行管制,从而降低危害发生的概率。它不仅能有效保障食品本身的安全,还关注于降低食品生产过程中对环境的危害。其标志如图 8-5 所示。

图 8-5　HACCP 标志

(3)认准绿色食品标志

绿色食品是指遵循可持续发展原则,按照特定方式生产,经专业机构认定,许可使用绿色食品标志的无污染的安全、优质、营养食品。其标志如图 8-6 所示。

A 级绿色食品标志　　　　AA 级绿色食品标志

图 8-6　绿色食品标志

绿色食品必须同时具备以下条件：

①产品或产品原料产地必须符合绿色食品生态环境质量标准。

②农作物种植、畜禽饲养、水产养殖及食品加工必须符合绿色食品生产操作规程。

③产品必须符合绿色食品质量和卫生标准。

④产品外包装必须符合国家食品标签通用标准，符合绿色食品特定的包装、装潢和标签规定。

绿色食品标志的使用期限为 3 年，过期后需要重新认定。

绿色食品标准分为两个技术等级，即 A 级和 AA 级。A 级绿色食品在生产过程中允许限量使用限定的化学合成生产资料，而 AA 级绿色食品则禁止使用。后者对食品质量的要求更严格，安全也更有保障。

（4）认准有机食品标志

有机食品标志是由农业部有机食品认证中心经实地评估，颁发的符合有机农业生产规范的认证标志。这个标志表示在生产中未使用人工合成的肥料、农药、生长调节剂和畜禽饲料添加剂等物质，不采用基因工程获得的生物及其产物，遵循自然规律和生态学原理，采取促进生态平衡及资源可持续利用的方法来进行农业生产取得的农副产品。这代表着对食品安全的最高要求。其标志如图 8-7 所示。

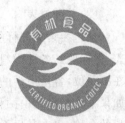

图 8-7　有机食品标志

（5）认准无公害农产品标志

拥有无公害农产品标志，表示产地环境符合无公害农产品的生态环境质量，生产过程符合规定的农产品质量标准和规范，有毒有害物质残留量控制在安全质量允许范围内。其标志如图 8-8 所示。

无公害符合国家食品卫生标准，但比绿色食品和有机食品的标准要宽。无公害农产品是保证人们对食品质量安全最基本的需要，是最基本的市场准入条件。普通食品都应达到这个要求。

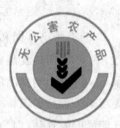

图 8-8　无公害农产品标志

（6）认准农产品地理标志

这是农业部针对一些地区的知名特产而登记、颁发的特有农产品标志。它表明农产品来自本地区，或者虽有来自其他地区的原料，但在本地区按照特定工艺生产加工的产品，像涪陵榨菜、山西陈醋等，产地和食品名称已经密不可分。购买的产品有这个标志，就证明它是正宗的当地特产。其标志如图 8-9 所示。

【步骤 3】：食品标签解读。

食品标签是指食品包装上的文字、图形、符号及其一切说明物。

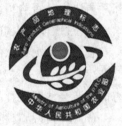

图 8-9　农产品地理标志

食品标签强制标识的内容包括：食品名称、配料清单、配料的定量标示、净含量和沥干物（固形物）含量、制造者、经销者的名称和地址、日期标示和贮藏说明，产品标准号、质量（品质）等级以及其他强制标示内容。

同时规定了免除标识的特例：包装物或包装容器的最大表面积小于 $10\ cm^2$ 时，可以只标识产品名称、净含量、制造者（或经销者）的名称和地址；乙醇含量 10％ 或 10％ 以上的饮料酒、食醋、食用盐、固态食糖类可以免除标识保质期。

在选购食品时,会看食品标签,不仅能了解所购食品的质量特性、安全性、食用和饮用方法等,还能帮助鉴别食品真伪,了解其所含能量,从而选购到安全放心的健康食品,防止随意饮食导致的慢性病。食品标签的范围非常广泛,在选购过程中关注一些重点内容,也可以很好分辨。

（1）看食品类别

一般食品标签上会标明食品类别,类别名称是国家许可的规范名称,能反映出食品的本质。把握住这一点,无论食品名字起得如何花哨,一看食品类别就能知道真相了。比如,某饮料包装上标注的是"咖啡乳",要确定其是饮料还是牛奶,可以查看食品标签。如果"食品类别"项标明"调味牛奶"或"调味乳",则说明是在牛奶中加了咖啡糖,属于乳制品。如果"食品类别"项标明"饮料"则说明是在水中加了糖、增稠剂、咖啡和少量牛奶制成的,不属于奶制品。

（2）看配料表

预包装食品的标签上应标识配料清单,单一配料的食品除外。配料清单以"配料"或"配料表"做标题。各种配料应按制造或加工食品时加入量的递减顺序——排列,含量最多的原料排在第一位,含量最少的原料则排在最后一位。加入量不超过 2％的配料可以不按递减顺序。如果某种配料是由两种或两种以上的其他配料构成的复合配料,应在配料清单中标示复合配料的名称,再在其后面加括号,按加入量的递减顺序标示复合配料的原始配料。在食品制造或加工过程中,加入的水应在材料清单中标示。在加工过程中已挥发的水或其他挥发性配料不需要标示。可食用的包装物也应在配料清单中标示原始配料,如可食用的胶囊、糖果的糯米纸。

（3）看生产日期和保质期

生产日期是食品成为最终产品的日期。保质期是指食品的最佳食用期,通过生产日期和保质期可以识别食品的新鲜程度。保存期是指推荐的最终食用期,超过此期限,食品就不能再食用了。食品的保质期与保存期自生产成品之日起计算。在保质期之内,应当选择距离生产日期最近的食品,因为就算没有过期,随着离生产日期越久,其中的营养成分或保健成分也会有不同程度的降低。另外,购买打折促销商品的时候也要格外关注一下这个是否临近保质期,然后再决定是否购买。

（4）过敏体质人群看清过敏源标志

食品中常见标志的过敏源包括花生、大豆、牛奶、鸡蛋、小麦面筋蛋白（麸皮）等,比如,有人对花生过敏,那么买饼干、点心等食品时一定要仔细看看配料表中是否有花生,有就不能买。有的包装会注明该食品生产线加工过花生,那么对花生过敏者就要慎购。

（5）了解食品真相

有些食品包装上的"高钙"字样,高钙奶粉、高钙豆粉等,只有钙含量≥2.4％才称得上高钙。有些食品包装上标注"0"反式脂肪酸,其实并不代表真的不含反式脂肪酸,而是 100 克食品里面反式脂肪酸≤3％就可以称为"0"反式脂肪酸。市面上的"无糖"食品并不是真的无糖,只是糖含量≤5％。

（6）正确对待食品添加剂

添加剂在一定程度上能保证食物的品质和口感,只要正规商家按照《食品法》的规定量使用是不会对人体有不良影响的,无须过分担心。有些食品包装上虽然标注"不含防腐"剂,但可能是因为盐分含量很高,高盐食物不需要添加防腐剂,但盐分进食过多同样对健康不利。所以,对于食品包装上的一些概念要客观看待,然后做出自己的选择,不要被误导,综合保持期、配料表和价格做出合适的选择。

【**步骤 4**】:食品营养标签解读。

食品营养标签显示了食品的营养特性和相关营养学信息,是消费者了解食品营养组分和特征的主要途径。原卫生部组织制定了《食品营养标签管理规范》,于 2008 年 5 月 1 日起施行。

食品营养标签主要基于以下目的,一是指导消费者平衡膳食,在食品标签中标注营养信息将有效预防和减少营养性疾病;二是满足消费者知情权,食品营养标签也有助于向公众宣传和普及营养知识;三是规范企业正确标注,促进食品贸易。

食品营养标签包括营养成分(营养信息)、营养声明和健康声明三大部分。食品的营养声称和健康声称体现了产品的营养特点,同时它们满足了消费者对食品营养价值的知情权。

(1)营养成分表

营养成分表是标有食品营养成分名称和含量的表格,表格中可以标识的营养成分包括能量、营养素、水分和膳食纤维等。食品企业在标签上标识食品营养成分、营养声称、营养成分功能声称时,应首先标识能量和蛋白质、脂肪、糖类、钠四种核心营养素及其含量。

除上述成分外,食品营养标签上还可以标识饱和脂肪(酸)、胆固醇、糖、膳食纤维、维生素和矿物质。食品企业对第一款规定的能量和四种核心营养素的标识应当比其他营养成分的标示更为醒目。

(2)营养声称

营养声称是指以文字形式对食品的营养特性做出的描述、建议或暗示,主要针对食品中营养成分含量,传递了营养素含量的多少或者特点。主要包括以下两种。

①营养素含量声称 营养素含量声称即描述食物中能量或营养素含量水平的声称,声称用语包括"来源""含有""提供""高""富含""低""不含""无""零"等(如牛奶、低脂奶、高膳食纤维饼干等是钙的来源)。

②比较声称 比较声称指与消费者熟知同类食品的营养成分含量或能量值进行比较后的声称。声称用语包括"减少""少于""增加""大于""加"等。所声称的能量或营养成分含量差异必须≥25%(如普通奶粉可作为脱脂奶粉的基准食品;普通酱油可作为强化铁酱油的基准食品)。

(3)营养成分功能声称

营养成分功能声称指某营养素可以维持人体正常生长、发育和生理功能作用的声称。营养素功能声称是健康声称的一种。如维生素 A 能够维持正常的视觉功能;蛋白质有助于身体组织的形成和生长;糖能够提供人体所需的能量,脂肪提供人体必需脂肪酸,或脂肪是人体的重要组成成分等。

(4)健康声称

健康声称是指食物或食物成分与人体健康关系的建议、暗示或说明,声明了营养素的功能作用。多数国家仅允许功能声称,对减少疾病危险的声称较谨慎。如美国营养标签可以声称钙有助于预防骨质疏松、大豆蛋白对心血管疾病预防有益等属于减少疾病声称的范畴。在我国减少疾病危险的声称属于保健食品管理,涉及 27 个功能声称,部分涉及减少疾病危险或疾病发生中间生物标识物质,如辅助降低血脂、降血压等。应当科学、准确、通俗易懂。符合《营养声称和营养知识指南准则》的要求。不得暗示或声称营养素有防止或治疗疾病的作用,不得宣传产品功能。

食品营养标签的制作应该本着真诚、善良、客观、科学的态度,既要对企业负责,更要对消费者负责。

食品营养标签的推荐格式举例见表 8-2、表 8-3。

表 8-2 营养成分表(1)

项目	每 100 g 或每 100 mL 或每份	营养素参考值/%或 nrv/%	项目	每 100 g 或每 100 mL 或每份	营养素参考值/%或 nrv/%
能量	千焦(kJ)	%	糖类	克(g)	%
蛋白质	克(g)	%	钠	毫克(mg)	%
脂肪	克(g)	%			

表 8-3 营养成分表(2)

项目	每 100 g 或每 100 mL 或每份	营养素参考值/%或 nrv/%	项目	每 100 g 或每 100 mL 或每份	营养素参考值/%或 nrv/%
能量	千焦(kJ)	%	膳食纤维	克′(g)	%
蛋白质	克(g)	%	钠	毫克(mg)	%
脂肪(饱和脂肪酸)	克(g)	%	钙	毫克(mg)	%
胆固醇	克(g)	%	维生素 A	微克视黄醇当量(μgRE)	%
糖类	克(g)	%	膳食纤维	克′(g)	%

注:能量和核心营养成分应为粗体或用其他方法使其显著。若再标识除核心和重要营养成分外的其他营养素,应列在推荐的营养成分之下,并用横线隔开。

饼干的营养成分表见表 8-4。

表 8-4 饼干营养成分表

项目	每 100 g 或每 100 mL 或每份	营养素参考值/%或 NRV/%
能量	1 823 kJ	22%
蛋白质	9.0 g	15%
脂肪	12.7 g	21%
糖类	70.6 g	24%
钠	204 mg	10%
维生素 A	72 mgRAE	9%
维生素 B_1	0.09 mg	6%

对需要控制体重的人群来说,在购买食品时,要留意看其含有的能量和脂肪,对需要控制钠盐的人群来说,则要格外关注钠的含量。在看营养成分表的时候,一定要仔细看一下营养成分表是按每100毫升的量来计算的,还是按一瓶(500毫升左右)或自己随便定的量(如240毫升)来计算的。

【步骤5】:总结分析,撰写调查报告。

根据以上的资料的结果进行总结分析存在问题,并提出合理化建议和对策,以便更好地理解食物标签和食物营养标签的内容。

【任务训练】购买不同地点(如超市、农贸市场、批发)不同包装形式(如罐装、袋装、盒装)不同品牌的食品进行食品标签和食品营养标签的解读。

效 果 评 价

你是否掌握了食品标签和食品营养标签的解读的方法。

考 考 你

一、名词解释

1.食品的营养强化　2.食品营养强化剂　3.强化食品　4.营养素标准化　5.维生素化

二、填空题

1.目前我国允许使用的食品营养强化剂有维生素、_____、矿物质、_____、_____。

2.具有抗氧化功能的维生素有维生素 A、维生素 E、_____。

3.过多地摄入膳食纤维可以降低人体对维生素和_____的吸收。

4.常见的营养强化食品有强化谷类食品、强化副食品、_____、_____、混合型强化食品。

5.我国的营养强化食品证明标志是由一个_____组成的。

三、选择题

1.营养强化食品中,赖氨酸主要用于强化(　　)。

A.食盐　　　　　B.乳制品　　　　　C.固体饮料　　　　　D.面粉

2.宇航食品的生产过程中要加入各种营养素,属于(　　)。

A.营养素的强化　B.营养素的恢复　C.营养素标准化　　　D.维生素化

3.果汁中应用最多的强化剂是(　　)。

A.硫胺素　　　　B.维生素 C　　　　C.赖氨酸　　　　　　D.硫酸亚铁

4.以下属于强化食品的是(　　)。

A.全脂奶粉　　　B.婴儿配方奶粉　　C.脱脂奶粉　　　　　D.脱脂奶粉

5.应用最多的氨基酸类强化剂是(　　)。

A.赖氨酸　　　　B.蛋氨酸　　　　　C.苏氨酸　　　　　　D.色氨酸

四、简答题

1.食品营养强化的目的和意义有哪些？

2.在进行食品营养强化时应遵循什么原则？

3.选择食品营养强化剂有哪些要求？

4.选择食品营养强化剂的要求有哪些？

5.进行食品营养强化的方法和注意事项各有哪些？

五、试述我国营养强化食品证明标志组成的含义及其作用。

拓展知识

癌症的预防

参 考 文 献

[1]张焕新.食品营养学[M].北京:中国农业出版社,2012.

[2]杨君.食品营养学[M].北京:中国轻工业出版社,2010.

[3]李凤林,张忠,李凤玉.食品营养学[M].北京:化学工业出版社,2009.

[4]李京东,倪雪朋.食品营养与卫生[M].北京:中国轻工业出版社,2011.

[5]王其梅.营养配与设计[M].北京:中国轻工业出版社,2010.

[6]徐明,刘虹婷.食品营养与卫生基础知识[M].北京:中国物资出版社,2009.

[7]王丽琼.食品营养与卫生[M].北京:化学工业出版社,2008.

[8]蔡智军.食品营养与配餐[M].北京:化学工业出版社,2011.

[9]王宇鸿.食品营养与保健[M].北京:化学轻工业出版社,2008.

[10]李凤林,夏宇.食品营养与卫生[M].北京:中国轻工业出版社,2009.

[11]王莉.食品营养学[M].北京:化学工业出版社,2006.

[12]马越.食品营养与卫生[M].北京:化学工业出版社,2012.

[13]胡秋红,许丽遐.食品营养与卫生[M].北京:北京理工大学出版社,2011.

[14]罗登宏,周桃英.食品营养学[M].北京:中国农业大学出版社,2009.

[15]王尔茂.食品营养与健康[M].北京:科学出版社,2010.

[16]姜忠丽.食品营养与安全卫生学[M].北京:化学工业出版社,2010.

[17]高宇萍.食品营养与卫生[M].北京:海洋出版社,2009.

附录

附录一 中国居民膳食营养素参考摄入量（DRIs 2013 版）

附表 1-1 能量、碳水化合物、脂肪供热比及蛋白质的 RNI

人群年龄（岁）	EER/(kcal/d)* 男	EER/(kcal/d)* 女	AMDR 总碳水化合物	AMDR 添加糖（%E）	AMDR 总脂肪（%E）	AMDR 饱和脂肪酸（%E）	RNI 蛋白质（g/d） 男	RNI 蛋白质（g/d） 女
0~6 个月	90 kcal/(kg·d)	90 kcal/(kg·d)	—	—	48(AI)	—	9(AI)	9(AI)
7~12 个月	80 kcal/(kg·d)	80 kcal/(kg·d)	—	—	40(AI)	—	20	20
1~	900	800	50~65	<10	35(AI)	—	25	25
2~	1 100	1 000	50~65	<10	35(AI)	—	25	25
3~	1 250	1 200	50~65	<10	35(AI)	—	30	30
4~	1 300	1 250	50~65	<10	20~30	<8	30	30
5~	1 400	1 300	50~65	<10	20~30	<8	30	30
6~	1 400	1 250	50~65	<10	20~30	<8	35	35
7~	1 500	1 350	50~65	<10	20~30	<8	40	40
8~	1 650	1 450	50~65	<10	20~30	<8	40	40
9~	1 750	1 550	50~65	<10	20~30	<8	45	45
10~	1 800	1 650	50~65	<10	20~30	<8	50	50
11~	2 050	1 800	50~65	<10	20~30	<8	60	55
14~17	2 500	2 000	50~65	<10	20~30	<8	75	60
18~49	2 250	1 800	50~65	<10	20~30	<8	65	55
50~64	2 100	1 750	50~65	<10	20~30	<8	65	55
65~79	2 050	1 700	50~65	<10	20~30	<8	65	55
80~	1 900	1 500	50~65	<10	20~30	<8	65	55
孕妇（早）	—	1 800	50~65	<10	20~30	<8	—	55
孕妇（中）	—	2 100	50~65	<10	20~30	<8	—	70
孕妇（晚）	—	2 250	50~65	<10	20~30	<8	—	85
乳母	—	2 300	50~65	<10	20~30	<8	—	80

* 6 岁以上是轻体力活动水平 "—"表示省略者用

注：①未制定参考值者用"—"表示；②%E 为占能量的百分比；③EER:能量需要量；④AMDR:可接受宏量营养素范围；⑤RNI:推荐摄入量。

附表 1-2

中国居民膳食矿物质的推荐摄入量（RNI）或适宜摄入量（AI）

年龄（岁）	钙(Ca) RNI (mg/d)	磷(P) RNI (mg/d)	钾(K) AI (mg/d)	钠(Na) AI (mg/d)	镁(Mg) RNI (mg/d)	氯(Cl) AI (mg/d)	铁(Fe) RAI (mg/d) 男	女	碘(I) RNI (μg/d)	锌(Zn) RNI (μg/d) 男	女	硒(Se) RNI (μg/d)	铜(Cu) RNI (mg/d)	氟(F) AI (mg/d)	铬(Cr) AI (μg/d)	锰(Mn) AI (mg/d)	钼(Mo) RNI (μg/d)
0～	200(AI)	100(AI)	350	170	20(AI)	260	0.3(AI)		85(AI)	2.0(AI)		15(AI)	0.3(AI)	0.01	0.2	0.01	2(AI)
0.5～	250(AI)	180(AI)	550	350	65(AI)	550	10		115(AI)	3.5		20(AI)	0.3(AI)	0.23	4.0	0.7	15(AI)
1～	600	300	900	700	140	1 100	9		90	4.0		25	0.3	0.6	15	1.5	40
4～	800	350	1 200	900	160	1 400	10		90	5.5		30	0.4	0.7	20	2.0	50
7～	1 000	470	1 500	1 200	220	1 900	13		90	7.0		40	0.5	1.0	25	3.0	65
11～	1 200	640	1 900	1 400	300	2 200	15	18	110	10.0	9.0	55	0.7	1.3	30	4.0	90
14～	1 000	710	2 200	1 600	320	2 500	16	18	120	11.5	8.5	60	0.8	1.5	35	4.5	100
18～	800	720	2 000	1 500	330	2 300	12	20	120	12.5	7.5	60	0.8	1.5	30	4.5	100
50～	1 000	720	2 000	1 400	330	2 200	12	12	120	12.5	7.5	60	0.8	1.5	30	4.5	100
65～	1 000	700	2 000	1 400	320	2 200	12	12	120	12.5	7.5	60	0.8	1.5	30	4.5	100
80～	1 000	670	2 000	1 300	310	2 000	12	12	120	12.5	7.5	60	0.8	1.5	30	4.5	100
孕妇（早）	800	720	2 000	1 500	370	2 300	20		230	9.5		65	0.9	1.5	31	4.9	110
孕妇（中）	1 000	720	2 000	1 500	370	2 300	24		230	—		65	0.9	1.5	34	4.9	110
孕妇（晚）	1 000	720	2 000	1 500	370	2 300	29		230	9.5		65	0.9	1.5	36	4.9	110
乳母	1 000	720	2 400	1 500	330	2 300	24		240	12.0		78	1.4	1.5	37	4.8	113

附表 1-3　中国居民膳食维生素推荐摄入量(RNI)或适宜摄入量(AI)

年龄(岁)	维生素A RNI (μg RAE/d) 男	维生素A RNI (μg RAE/d) 女	维生素D RNI (μg/d)	维生素E AI (μgα-TE/d)	维生素K AI (μg/d)	维生素B₁ RNI (mg/d) 男	维生素B₁ RNI (mg/d) 女	维生素B₂ RNI (mg/d) 男	维生素B₂ RNI (mg/d) 女	维生素B₆ RAI (mg/d)	维生素B₁₂ RNI (μg/d)	维生素C RNI (mg/d)	泛酸 AI (mg/d)	叶酸 RNI (μgDFE/d)	烟酸 RNI (mg NE/d) 男	烟酸 RNI (mg NE/d) 女	胆碱 AI (mg) 男	胆碱 AI (mg) 女	生物素 AI (μg)
0~	300(AI)		10(AI)	3	2	0.1(AI)		0.4(AI)		0.2(AI)	0.3(AI)	40(AI)	1.7	65(AI)	2(AI)		100		5
0.5~	350(AI)		10	4	10	0.3(AI)		0.5(AI)		0.4(AI)	0.6(AI)	40(AI)	1.9	100(AI)	3(AI)		150		9
1~	310		10	6	30	0.6		0.6		0.6	1.0	40	2.1	160	6		200		17
4~	360		10	7	40	0.8		0.7		0.7	1.2	50	2.5	190	8		250		20
7~	500		10	9	50	1.0		1.0		1.0	1.6	65	3.5	250	11		300		25
11~	670	630	10	13	70	1.3	1.1	1.3	1.1	1.3	2.1	90	4.5	350	14	12	400	400	35
14~	820	700	10	14	75	1.6	1.3	1.5	1.2	1.4	2.4	100	5.0	400	16	13	500	400	40
18~	800	700	10	14	80	1.4	1.2	1.4	1.2	1.4	2.4	100	5.0	400	15	12	500	400	40
50~	800	700	10	14	80	1.4	1.2	1.4	1.2	1.6	2.4	100	5.0	400	14	12	500	400	40
65~	800	700	15	14	80	1.4	1.2	1.4	1.2	1.6	2.4	100	5.0	400	14	11	500	400	40
80~	800	700	15	14	80	1.4	1.2	1.4	1.2	1.6	2.4	100	5.0	400	13	10	500	400	40
孕妇(早)	—	700	10	14	80	—	1.2	—	1.2	2.2	2.9	100	6.0	600	—	12	—	400	40
孕妇(中)	—	770	10	14	80	—	1.4	—	1.4	2.2	2.9	115	6.0	600	—	12	—	420	40
孕妇(晚)	—	770	10	14	80	—	1.5	—	1.5	2.2	2.9	115	6.0	600	—	12	—	420	40
乳母	—	1 300	10	17	80	—	1.5	—	1.5	1.7	3.2	150	7.0	550	—	15	—	520	50

注:未制定该参考值者用"—"表示。

附录

附表1-4　某些微量营养素的可耐受最高摄入量（ULs）

年龄（岁）	VA μgRAE/d	VD μg/d	VE mgα-TE/d	VB_6 mg/d	叶酸 μg/d	烟酸 mgNE/d	烟酰胺 mg/d	胆碱 mg/d	VC mg/d	Ca mg/d	P mg/d	Fe mg/d	Zn mg/d	I μg/d	Se μg/d	Cu mg/d	Mo μg/d	Fe mg/d	Mn mg/d
0—	600	20	—	—	—	—	—	—	—	1 000	—	—	—	—	55	—	—	—	—
0.5—	600	20	—	—	—	—	—	—	—	1 500	—	—	—	—	80	—	—	—	—
1—	700	20	150	20	300	10	100	1 000	400	1 500	—	20	8	—	100	2	200	0.8	—
4—	900	30	200	25	400	15	130	1 000	600	2 000	—	30	12	200	150	3	300	1.1	3.5
7—	1 500	45	350	35	600	20	180	1 500	1 000	2 000	—	35	19	300	200	4	450	1.7	5.0
11—	2 100	50	500	45	800	25	240	2 000	1 400	2 000	3 500	40	28	400	300	6	650	2.5	8
14—	2 700	50	600	55	900	30	280	2 500	1 800	2 000	3 500	40	35	500	350	7	800	3.1	10
18—	3 000	50	700	60	1 000	35	310	3 000	2 000	2 000	3 000	40	40	600	400	8	900	3.5	11
50—	3 000	50	700	60	1 000	35	310	3 000	2 000	2 000	3 000	40	40	600	400	8	900	3.5	11
65—	3 000	50	700	60	1 000	35	300	3 000	2 000	2 000	3 500	40	40	600	400	8	900	3.5	11
80—	3 000	50	700	60	1 000	30	280	3 000	2 000	2 000	3 500	40	40	600	400	8	900	3.5	11
孕妇（早）	3 000	50	700	60	1 000	35	310	3 000	2 000	2 000	3 500	40	40	600	400	8	900	3.5	11
孕妇（中）	3 000	50	700	60	1 000	35	310	3 000	2 000	2 000	3 500	40	40	600	400	8	900	3.5	11
孕妇（晚）	3 000	50	700	60	1 000	35	310	3 000	2 000	2 000	3 500	40	40	600	400	8	900	3.5	11
乳母	3 000	50	700	60	1 000	35	310	3 000	2 000	2 000	3 500	40	40	600	400	8	900	3.5	11

附录二 常见食物的营养成分表（每 100 克）

类别	食物名称	食部/%	能量/kJ（kcal）	水分/g	蛋白质/g	脂肪/g	膳食纤维/g	糖/g	胡萝卜素/μg	视黄醇/μg	维生素B₁/mg	维生素B₂/mg	维生素B₅/mg	维生素C/mg	维生素E/mg	钙/mg	镁/mg	铁/mg	锰/mg	锌/mg	铜/mg	磷/mg	硒/mg
谷类及豆类	大黄米（黍子）	100	1460（349）	11.3	13.6	2.7	3.5	67.6	1.3	—	0.3	0.09	1.4	—	1.79	30	116	5.7	1.5	3.05	0.57	244	2.31
	高粱米	100	1469（351）	10.3	10.4	3.1	4.3	70.4	1.5	—	0.29	0.1	1.6	—	1.88	22	129	6.3	1.22	1.64	0.53	329	2.83
	稻米（大米）	100	1448（346）	13.3	7.4	0.8	0.7	77.2	0.6	—	0.11	0.05	1.9	—	0.46	13	34	2.3	1.29	1.7	0.3	110	2.23
	挂面（标准粉）	100	1439（344）	12.4	10.1	0.7	1.6	74.4	0.8	—	0.19	0.04	2.5	—	1.11	14	51	3.5	1.28	1.22	0.44	157	9.9
	黑米	100	1393（333）	14.3	9.4	2.5	3.9	68.3	1.6	—	0.33	0.13	7.9	—	0.22	12	147	1.6	1.72	3.8	0.15	356	3.2
	糯米（优糯米）	100	1439（344）	14.2	9	1	0.6	74.7	0.5	—	0.1	0.03	1.9	—	0.93	8	50	0.8	0.86	1.2	0.25	48	2.8
	小麦粉（标准粉）	100	1498（358）	12.7	11.2	1.5	2.1	71.5	1	17	0.28	0.08	2	—	1.8	31	50	3.5	1.56	1.64	0.42	188	5.36
	小米	100	1494（357）	11.6	9	3.1	1.6	73.5	1.2	—	0.33	0.1	1.5	—	3.63	41	107	5.1	0.89	1.87	0.54	229	4.74
	薏米	100	1402（335）	11.2	12.8	3.3	2	69.1	1.6	17	0.22	0.15	2	—	2.08	42	88	3.6	1.37	1.68	0.29	217	3.07
	玉米（黄苞谷）	100	1364（326）	13.2	8.7	3.8	6.4	66.6	1.3	5	0.21	0.13	2.5	—	3.89	14	96	2.4	0.48	1.7	0.25	218	3.52
干豆类及制品	扁豆	100		9.9	25.3	0.4	6.5	55.4	2.5	—	0.26	0.45	2.6	—	1.86	137	92	19.2	1.19	1.9	1.27	218	32
	豆腐	100	339（81）	82.8	8.1	3.7	0.4	3.8	1.2	15	0.04	0.03	0.2	—	2.71	164	27	1.9	0.47	1.11	0.27	119	2.3
	豆腐干	100	586（140）	65.2	16.2	3.6	0.8	10.7	3.5	—	0.03	0.07	0.2	—	—	308	64	4.9	1.31	1.76	0.77	273	0.02
	豆浆	100	59（14）	96.4	1.8	0.7	1.1	0	0.2	5	0.02	0.02	0.1	—	0.8	10	9	0.5	0.09	0.24	0.07	30	0.14
	豆腐（内酯豆腐）	100	205（49）	89.2	5	1.9	1.1	2.9	0.6	37	0.06	0.33	0.3	—	3.26	17	24	0.8	0.26	0.55	0.13	57	0.81
	黑豆（黑大豆）	100	1594（381）	9.9	36	15.9	10.2	23.4	4.6	22	0.2	0.33	2	—	17.36	224	243	7	2.83	4.18	1.56	500	6.79
	黄豆（大豆）	100	1502（359）	10.2	35	16	15.5	18.7	4.6	—	0.41	0.2	2.1	—	18.9	191	199	8.2	2.26	3.34	1.35	465	6.16
	绿豆	100	1322（316）	12.3	21.6	0.8	6.4	55.6	3.3	—	0.25	0.11	2	—	10.95	81	125	6.5	1.11	2.18	1.08	337	4.28

（续表）

类别	食物名称	食部/%	能量/kJ(kcal)	水分/g	蛋白质/g	脂肪/g	膳食纤维/g	糖/g	胡萝卜素/μg	视黄醇/μg	维生素B$_1$/mg	维生素B$_2$/mg	维生素B$_5$/mg	维生素C/mg	维生素E/mg	钙/mg	镁/mg	铁/mg	锰/mg	锌/mg	铜/mg	磷/mg	硒/mg
鲜豆类	扁豆（月亮菜）	91	155(37)	88.3	2.7	0.2	2.1	6.1	0.6	25	0.04	0.07	0.9	13	0.24	38	34	1.9	0.31	0.72	0.12	54	0.94
	豆角	96	126(30)	90	2.5	0.2	2.1	4.6	0.6	33	0.05	0.07	0.9	18	2.24	29	35	1.5	0.41	0.54	0.15	55	2.16
	黄豆芽	100	184(44)	88.8	4.5	1.6	1.5	3	0.6	5	0.04	0.07	0.6	8	0.8	21	21	0.9	0.34	0.54	0.14	74	0.96
	豇豆（长）	98	121(29)	90.8	2.7	0.2	1.8	4	0.5	20	0.07	0.07	0.8	18	0.65	42	43	1	0.39	0.94	0.11	50	1.4
	毛豆（青豆）	53	515(123)	69.6	13.1	5	4	6.5	1.8	22	0.15	0.07	1.4	27	2.44	135	70	3.5	1.2	1.73	0.54	188	2.48
	四季豆（菜豆）	96	117(28)	91.3	2	0.4	1.5	4.2	0.6	35	0.04	0.07	0.4	6	1.24	42	27	1.5	0.18	0.23	0.11	51	0.43
根茎类及制品	荸荠（马蹄）	78	247(59)	83.6	1.2	0.2	1.1	13.1	0.8	3	0.02	0.02	0.7	7	0.65	4	12	0.6	0.11	0.34	0.07	44	0.7
	胡萝卜（黄）	97	180(43)	87.4	1.4	0.2	1.3	8.9	0.8	668	0.04	0.04	0.2	16	—	32	7	0.5	0.07	0.14	0.03	16	2.8
	萝卜（白萝卜）	95	88(21)	93.4	0.9	0.1	1	4	0.6	—	0.02	0.03	0.3	21	0.92	36	16	0.5	0.09	0.3	0.04	26	0.61
	甘薯（红心）	90	414(99)	73.4	1.1	0.2	1.6	23.1	0.6	125	0.04	0.04	0.6	26	0.28	23	12	0.5	0.11	0.15	0.18	39	0.48
	马铃薯	94	318(76)	79.8	2.6	0.2	0.7	16.5	0.8	5	0.08	0.04	1.1	27	0.34	8	23	0.8	0.14	0.37	0.12	40	0.78
	竹笋	63	79(19)	92.8	2.6	0.2	1.8	1.8	0.8	—	0.08	0.08	0.6	5	0.05	9	1	0.5	1.14	0.33	0.09	64	0.04
	藕（莲藕）	88	293(70)	80.5	1.9	0.2	1.2	15.2	1	3	0.09	0.03	0.3	44	0.73	39	19	1.4	1.3	0.23	0.11	58	0.39
	芋头	84	331(79)	78.6	2.2	0.2	1	17.1	0.9	27	0.06	0.05	0.7	6	0.45	36	23	1	0.3	0.49	0.37	55	1.45
嫩茎叶苔花类	大白菜（白梗）	92	85(21)	93.6	1.7	0.3	0.6	3.1	0.8	42	0.06	0.07	0.8	47	0.92	69	12	0.5	0.21	0.21	0.03	30	0.33
	菠菜	89	103(24)	91.2	2.6	0.3	1.7	2.8	1.4	487	0.04	0.11	0.6	32	1.74	66	58	2.9	0.66	0.85	0.1	47	0.97
	菜花（花椰菜）	82	103(24)	92.4	2.1	0.2	1.2	3.4	0.7	5	0.03	0.03	0.6	61	0.43	23	18	1.1	0.17	0.38	0.05	47	0.73
	葱头（洋葱）	90	163(39)	89.2	1.1	0.2	0.9	8.1	0.5	3	0.03	0.03	0.3	8	0.14	24	15	0.6	0.14	0.23	0.05	39	0.92
	大白菜（青白口）	83	63(15)	95.1	1.4	0.1	0.9	2.1	0.4	13	0.03	0.04	0.4	28	0.36	35	9	0.6	0.16	0.61	0.04	28	0.39
	蒜苗	82	126(30)	91	1.7	0.3	1.3	5.2	0.5	10	0.04	0.05	0.5	17	0.3	29	19	0.7	0.28	0.4	0.08	38	0.67
	大蒜（蒜头）	85	526(126)	66.6	4.5	0.2	1.1	26.5	1.1	5	0.04	0.06	0.6	7	1.07	39	21	1.2	0.29	0.88	0.22	117	3.09
	茭白	74	96(23)	92.8	1.2	0.2	1.9	4	0.5	5	0.02	0.03	0.5	5	0.99	4	8	0.4	0.49	0.33	0.06	36	0.45
	韭菜	90	109(26)	91.8	2.4	0.4	1.4	3.2	0.8	235	0.02	0.09	0.8	24	0.96	42	25	1.6	0.43	0.43	0.08	38	1.38
	油麦菜	81	63(15)	95.7	1.4	0.4	0.6	1.5	0.4	60	微	0.1	0.2	20	—	70	29	1.2	0.15	0.43	0.08	31	1.55

食品营养与健康

（续表）

类别	食物名称	食部/%	能量/kJ(kcal)	水分/g	蛋白质/g	脂肪/g	膳食纤维/g	糖/g	胡萝卜素/μg	视黄醇/μg	维生素B_1/mg	维生素B_2/mg	维生素B_5/mg	维生素C/mg	维生素E/mg	钙/mg	镁/mg	铁/mg	锰/mg	锌/mg	铜/mg	磷/mg	硒/mg
瓜、茄果类	白瓜(凉瓜)	83	42(10)	96.2	0.9	—	0.9	1.7	0.3	—	0.02	0.04	0.1	16	0.2	6	8	0.1	0.11	0.04	0.01	11	1.1
	苦瓜(凉瓜)	81	79(19)	93.4	1	0.1	1.4	3.5	0.6	17	0.03	0.03	0.4	56	0.85	14	18	0.7	0.16	0.36	0.06	35	0.36
	冬瓜	80	46(11)	96.6	0.4	0.2	0.7	1.9	0.2	13	0.01	0.01	0.3	18	0.08	19	8	0.2	0.03	0.07	0.07	12	0.22
	哈密瓜	71	142(34)	91	0.5	0.1	0.2	7.7	0.5	153	—	0.01	—	12	—	4	19	—	0.01	0.13	0.01	19	1.1
	黄瓜(胡瓜)	92	63(15)	95.8	0.8	0.2	0.5	2.4	0.3	15	0.02	0.03	0.2	9	0.49	24	15	0.5	0.06	0.18	0.05	24	0.38
	佛手瓜	100	67(16)	94.3	1.2	0.1	1.2	2.6	0.6	3	0.01	0.1	0.1	8	—	17	10	0.1	0.03	0.08	0.02	18	1.45
	南瓜	85	92(22)	93.5	0.7	0.1	0.8	4.5	0.4	148	0.03	0.04	0.4	8	0.36	16	8	0.4	0.08	0.14	0.03	24	0.46
	丝瓜	83	84(20)	94.3	1	0.2	0.6	3.6	0.3	15	0.02	0.04	0.4	5	0.22	14	11	0.4	0.06	0.21	0.06	29	0.86
	西瓜(京欣一号)	59	142(34)	91.2	0.5	微	0.2	7.9	0.2	13	0.02	0.04	0.4	7	0.03	10	11	0.5	0.05	0.1	0.02	13	0.08
	茄子(紫皮、长)	96	79(19)	93.1	1	0.1	1.9	3.5	0.4	30	0.03	0.03	0.6	7	0.2	55	15	0.4	0.14	0.16	0.07	28	0.57
	番茄(西红柿)	97	79(19)	94.4	0.9	0.2	0.5	3.5	0.5	92	0.03	0.03	0.6	19	0.57	10	9	0.4	0.08	0.13	0.06	23	0.15
	茭菜(蒿菜)	65	113(27)	95.6	2.9	0.4	1.7	3	1.4	432	0.04	0.15	0.8	43	1.01	294	37	5.4	0.65	0.68	0.29	81	0.51
	菜椒(尖、青)	84	96(23)	91.9	1.4	0.3	2.1	3.7	0.6	57	0.03	0.04	0.5	62	0.88	15	15	0.7	0.14	0.22	0.11	33	0.62
	茄子(白茎)	93	88(21)	93.4	1.1	0.1	1.3	3.6	0.4	8	0.02	0.04	0.6	5	1.13	24	13	0.5	0.13	0.23	0.1	23	0.48
	芹菜	65	59(14)	94.2	0.8	0.3	1.4	2.5	1	10	0.01	0.08	0.4	12	2.21	48	10	0.8	0.17	0.46	0.09	50	0.47
	生菜叶用莴苣	94	54(13)	95.8	1.3	0.4	0.7	1.3	0.6	298	0.03	0.06	0.4	13	1.02	34	18	0.9	0.13	0.27	0.03	27	1.15
	蒜苗	82	155(37)	88.9	2.1	0.3	1.8	6.2	0.6	47	0.11	0.08	0.5	35	0.81	29	18	1.4	0.17	0.46	0.05	44	1.24
	蒿蒿(蓬蒿菜)	82	88(21)	93	1.9	0.3	1.2	2.7	0.9	252	0.04	0.09	0.6	18	0.92	73	20	2.5	0.28	0.35	0.06	36	0.6
	苋菜(绿)	74	105(25)	90.2	2.8	0.3	2.2	2.8	1.7	352	0.03	0.12	0.8	47	0.36	187	119	5.4	0.78	0.8	0.13	59	0.52
	小白菜(白菜)	81	63(15)	94.5	1.5	0.3	1.1	1.6	1	280	0.02	0.09	0.7	28	0.7	90	18	1.9	0.27	0.51	0.08	36	1.17
	油菜	87	96(23)	92.9	1.8	0.5	1.1	2.7	1	103	0.04	0.11	0.7	36	0.88	108	22	1.2	0.23	0.33	0.06	39	0.79

（续表）

类别	食物名称	食部 /%	能量 /kJ(kcal)	水分 /g	蛋白质 /g	脂肪 /g	膳食纤维 /g	糖 /g	胡萝卜素 /μg	视黄醇 /μg	维生素 B$_1$ /mg	维生素 B$_2$ /mg	维生素 B$_5$ /mg	维生素 C /mg	维生素 E /mg	钙 /mg	镁 /mg	铁 /mg	锰 /mg	锌 /mg	铜 /mg	磷 /mg	硒 /mg
菌藻、咸菜类	发菜	100	1 029(246)	10.5	22.8	0.8	21.9	36.8	7.2	—	0.23	—	—	—	21.7	875	132	99.3	3.51	1.67	0.72	66	7.45
	海带（干）	98	322(77)	70.5	1.8	0.1	6.1	17.3	4.2	40	0.01	0.1	0.8	—	0.85	348	129	4.7	1.14	0.65	0.14	52	5.84
	金针菇（智力菇）	100	109(26)	90.2	2.4	0.4	2.7	3.3	1	5	0.15	0.19	4.1	2	1.14	—	17	1.4	0.1	0.39	0.14	97	0.28
	蘑菇（干）	100	1 054(252)	13.7	21	4.6	21	31.7	8	273	0.1	1.1	30.7	5	6.18	127	94	51.3	1.53	6.29	1.05	357	39.18
	木耳（干）（黑木耳）	100	858(205)	15.5	12.1	1.5	29.9	35.7	5.3	17	0.17	0.44	2.5	4	11.34	247	152	97.4	8.86	3.18	0.32	292	3.72
	平菇（鲜）	93	84(20)	92.5	1.9	0.3	2.3	2.3	0.7	2	0.06	0.16	3.1	4	0.79	5	14	1	0.07	0.61	0.08	86	1.07
	香菇（干）	95	833(211)	12.3	20	1.2	31.6	30.1	4.8	3	0.19	1.26	20.5	5	0.66	83	147	10.5	5.47	8.57	1.03	258	6.42
	银耳（干）（白木耳）	96	837(200)	14.6	10	1.4	30.4	36.9	6.7	8	0.05	0.25	5.3	—	1.26	36	54	4.1	0.17	3.03	0.08	369	2.95
	紫菜（干）	100	866(207)	12.7	26.7	1.1	21.6	22.5	15.4	228	0.27	1.02	7.3	2	1.82	264	105	54.9	4.32	2.47	1.68	350	7.22
	大头菜（酱）	100	151(36)	74.8	2.4	0.3	2.4	6	14.1	—	0.03	0.08	0.8	5	0.16	77	57	6.7	0.57	0.78	0.14	41	1.4
	黄瓜（酱）	100	100(24)	76.2	3	0.3	1.2	2.2	17.1	30	0.06	0.01	0.9	—	—	52	17	3.7	0.64	0.89	0.09	73	2.42
	萝卜（酱）	100	126(30)	76.1	3.5	0.4	1.3	3.2	15.5	—	0.05	0.09	0.8	—	—	102	38	3.8	0.53	0.61	0.11	60	1.99
	榨菜	100	121(29)	75	2.2	0.3	2.1	4.4	16	83	0.03	0.06	0.5	2	—	155	54	3.9	0.35	0.63	0.14	41	1.93

（续表）

类别	食物名称	食部/%	能量/kJ(kcal)	水分/g	蛋白质/g	脂肪/g	膳食纤维/g	糖/g	胡萝卜素/μg	视黄醇/μg	维生素B1/mg	维生素B2/mg	维生素B5/mg	维生素C/mg	维生素E/mg	钙/mg	镁/mg	铁/mg	锰/mg	锌/mg	铜/mg	磷/mg	硒/mg
鲜果、干果及坚果类	菠萝	68	172(41)	88.4	0.5	0.1	1.3	9.5	0.2	3	0.04	0.02	0.2	18	—	12	8	0.6	1.04	0.14	0.07	9	0.24
	草莓	97	126(30)	91.3	1	0.2	1.1	6	0.4	5	0.02	0.03	0.3	47	0.71	18	12	1.8	0.49	0.14	0.04	27	0.7
	橙	74	197(47)	87.4	0.8	0.2	0.6	10.5	0.5	27	0.05	0.04	0.3	33	0.56	20	14	0.4	0.05	0.14	0.03	22	0.31
	芦柑	77	180(43)	88.5	0.6	0.2	0.6	9.7	0.4	87	0.02	0.03	0.2	19	—	45	45	1.3	0.03	0.1	0.1	25	0.07
	梨（鸭梨）	82	180(43)	88.3	0.2	0.2	1.1	10	0.2	2	0.03	0.03	0.2	4	0.31	4	5	0.9	0.06	0.1	0.19	14	0.28
	荔枝（鲜）	73	293(70)	81.9	0.9	0.2	0.5	16.1	0.2	2	0.1	0.04	1.1	41	—	2	12	0.4	0.09	0.17	0.16	24	0.14
	杧果	60	134(32)	90.6	0.6	0.2	1.3	7	0.3	150	0.01	0.04	0.3	23	1.21	微	14	0.2	0.2	0.09	0.06	11	1.44
	苹果	76	218(52)	85.9	0.2	0.2	1.2	12.3	0.2	3	0.06	0.02	0.2	4	2.21	4	4	0.6	0.03	0.19	0.06	12	0.12
	葡萄	86	180(43)	88.7	0.5	0.2	0.4	9.9	0.3	8	0.04	0.02	0.2	3	0.7	5	8	0.4	0.06	0.18	0.09	13	0.2
	桃（蒲桃）	69	140(33)	88.7	0.5	0.2	2.8	7.4	0.4	—	微	0.02	0.1	25	0.7	4	13	0.3	0.07	0.17	0.08	14	4.32
	桃（蜜桃）	88	172(41)	88.7	0.9	0.2	0.8	9	0.4	1	0.02	0.03	1	4	1	10	9	0.5	0.11	0.06	0.08	21	0.23
	香蕉（甘蕉）	59	381(91)	75.8	1.4	0.2	1.2	20.8	0.6	10	0.02	0.04	0.7	8	0.24	7	43	0.4	0.65	0.18	0.14	28	0.87
	杏	91	151(36)	89.4	0.9	0.1	1.3	7.8	0.5	75	0.02	0.03	0.6	4	0.95	14	11	0.6	0.06	0.2	0.11	15	0.2
	猕猴桃	83	234(56)	83.4	0.8	0.6	2.6	11.9	0.7	22	0.05	0.02	0.3	62	2.43	27	12	1.2	0.73	0.57	1.87	26	0.28
	核桃（干）	43	2 623(627)	5.2	14.9	58.8	9.5	9.6	2	5	0.15	0.14	0.9	1	43.21	56	131	2.7	3.44	2.17	1.17	294	4.62
	花生（鲜）	53	1 247(298)	48.3	12	25.4	7.7	5.3	1.3	2	—	0.04	14.1	14	2.93	8	110	3.4	0.65	1.79	0.68	250	4.5
	葵花子（炒）	52	2 577(616)	1	22.6	52.8	4.8	12.5	5.3	5	0.43	0.26	4.8	—	26.46	72	267	6.1	1.98	5.91	1.95	564	2
	栗子（鲜）（板栗）	80	774(185)	52	4.2	0.7	1.7	40.5	0.9	32	0.14	0.17	0.8	24	4.56	17	50	1.1	1.53	0.57	0.4	89	1.13
	杏仁	100	2 351(562)	5.6	22.5	45.4	8	15.9	2.6	—	0.08	0.56	—	26	18.53	97	178	2.2	0.77	4.3	0.8	27	15.65

（续表）

类别	食物名称	食部/%	能量/kJ(kcal)	水分/g	蛋白质/g	脂肪/g	膳食纤维/g	糖/g	胡萝卜素/µg	视黄醇/µg	维生素B₁/mg	维生素B₂/mg	维生素B₅/mg	维生素C/mg	维生素E/mg	钙/mg	镁/mg	铁/mg	锰/mg	锌/mg	铜/mg	磷/mg	硒/mg
畜肉类	狗肉	80	485(116)	76	16.8	4.6	—	1.8	0.8	12	0.34	0.2	3.5	—	1.4	52	14	2.9	0.13	3.18	0.14	107	14.75
	牛肉（瘦）	100	444(106)	75.2	20.2	2.3	—	1.2	1.1	6	0.07	0.13	6.3	—	0.35	9	21	2.8	0.04	3.71	0.16	172	10.55
	羊肉（瘦）	90	494(118)	74.2	20.5	3.9	—	0.2	1.2	11	0.15	0.16	5.2	—	0.31	9	22	3.9	0.03	6.06	0.12	196	7.18
	猪肉（肥瘦）	100	1 654(395)	46.8	13.2	37	—	2.4	0.6	18	0.22	0.16	3.5	—	0.35	6	16	1.6	0.03	2.06	0.06	162	11.97
	猪肉（瘦）	100	598(143)	71	20.3	6.2	—	1.5	1	44	0.54	0.1	5.3	—	0.34	6	25	3	0.03	2.99	0.11	189	9.5
禽肉类品	鹌鹑	58	460(110)	75.1	20.2	3.1	—	0.2	1.4	40	0.04	0.32	6.3	—	0.44	48	20	2.3	0.08	1.19	0.1	1.79	11.67
	鹅	63	1 050(251)	62.9	17.9	19.9	—	0	0.8	42	0.07	0.23	4.9	—	0.22	4	18	3.8	0.04	1.36	0.43	144	17.68
	鸡	66	699(167)	69	19.3	9.4	—	1.3	1	48	0.05	0.09	5.6	—	0.67	9	19	1.4	0.03	1.09	0.07	156	11.75
	鸭	68	1 000(240)	63.9	15.5	19.7	—	0.2	0.7	52	0.08	0.22	4.2	—	0.27	6	14	2.2	0.05	1.33	0.21	122	12.25
鱼类	草鱼（白鲩）	58	473(113)	77.3	16.6	5.2	—	0	1.1	11	0.04	0.11	2.8	—	2.03	38	31	0.8	0.05	0.87	0.05	203	6.66
	带鱼（白带鱼）	76	531(127)	73.3	17.7	4.9	—	3.1	1	29	0.02	0.06	2.8	—	0.82	28	43	1.2	0.17	0.7	0.08	191	36.57
	黄鳝（鳝鱼）	67	372(89)	78	18	1.4	—	1.2	1.4	50	0.06	0.98	3.7	—	1.34	42	18	2.5	2.22	1.97	0.05	206	34.56
	鲢鱼（白鲢）	61	435(104)	77.8	17.8	3.6	—	0	1.2	20	0.03	0.07	2.5	—	1.23	53	23	1.4	0.79	1.17	0.06	190	15.68
	鲈鱼（鲈花）	58	439(105)	77.7	18.6	3.4	—	0	1.5	19	0.03	0.17	3.1	—	0.75	138	37	2	0.04	2.83	0.05	242	33.06

（续表）

类别	食物名称	食部/%	能量/kJ(kcal)	水分/g	蛋白质/g	脂肪/g	膳食纤维/g	糖/g	胡萝卜素/μg	视黄醇/μg	维生素B₁/mg	维生素B₂/mg	维生素B₅/mg	维生素C/mg	维生素E/mg	钙/mg	镁/mg	铁/mg	锰/mg	锌/mg	铜/mg	磷/mg	硒/mg
蛋类、乳类及制品	母乳	100	274(65)	87.6	1.3	3.4	—	7.4	0.3	11	0.01	0.05	0.2	5	—	30	32	0.1	—	0.28	0.03	13	—
	牛乳	100	226(54)	89.8	3	3.2	—	3.4	0.6	24	0.03	0.14	0.1	1	0.21	104	11	0.3	0.03	0.42	0.02	73	1.94
	羊乳	100	247(59)	88.6	1.5	3.5	—	5.4	0.7	84	0.04	0.12	2.1	7	0.19	82	73	0.5	—	0.29	0.04	98	1.75
	牛乳粉（全脂）	86	1 950(466)	2.3	19.9	18.9	—	54	4.9	272	0.08	0.13	0.5	—	1.29	659	11	2.9	0.05	2.16	0.12	571	7.98
	鹌鹑蛋	88	699(160)	73	12.8	11.1	—	2.1	1	337	0.11	0.49	0.1	—	3.08	47	11	3.2	0.04	1.61	0.09	180	25.48
	鸡蛋（红皮）	88	653(156)	73.8	12.8	11.1	—	1.3	1	194	0.13	0.32	0.2	—	2.29	44	11	2.3	0.04	1.01	0.07	182	14.98
	松花蛋（鸭）（皮蛋）	90	715(171)	68.4	14.2	10.7	—	4.5	2.2	215	0.06	0.18	0.1	—	3.05	63	13	3.3	0.06	1.48	0.12	165	25.24
	鸭蛋（咸）	88	795(190)	61.3	12.7	12.7	—	6.3	7	134	0.16	0.33	0.1	—	6.25	118	30	3.6	0.1	1.74	0.14	231	24.04
油脂及调味品类	菜籽油	100	7 361(899)	0.1	—	99.9	—	—	—	—	—	—	微	—	60.98	9	3	3.7	0.11	0.54	0.18	9	—
	花生油	100	3 761(899)	0.1	—	99.9	—	—	—	—	—	微	微	—	42.06	12	2	2.9	0.33	0.48	0.15	15	—
	猪油（炼）	100	3 753(897)	0.4	—	99.6	—	0.2	—	27	0.02	0.03	微	—	5.21	—	—	—	—	—	—	—	—
	豆油	100	3 757(899)	0.1	—	99.9	—	—	—	—	—	—	—	—	93.08	13	3	2	0.43	1.09	0.16	7	—
	玉米油	100	1 657(396)	—	—	99.2	—	0.5	0.1	—	—	—	—	—	50.94	1	3	1.4	0.04	0.26	0.23	18	—
	葵花籽油	100	7 361(899)	—	—	99.9	—	—	—	—	—	—	—	—	54.6	2	4	1	0.02	0.11	—	4	—
	绵白糖	100	1 657(396)	—	0.1	—	—	98.9	—	—	微	—	0.2	—	—	6	2	0.2	0.08	0.07	0.02	3	—

附录三　营养配餐员国家职业技能标准（2009 年修订）

1. 职业概况

1.1　职业名称

营养配餐员。

1.2　职业定义

根据用餐人员的不同特点和要求,运用营养学的基本知识配制适合不同人群合理营养要求的餐饮产品的人员。

1.3　职业等级

本职业共设四个等级,分别为:中级(国家职业资格四级)、高级(国家职业资格三级)、技师(国家职业资格二级)、高级技师(国家职业资格一级)。

1.4　职业环境

室内,常温。

1.5　职业能力特征

具有熟练、准确的计算和操作能力,手指、手臂灵活,并具备一定的语言表达能力;具备正常的色、味、嗅辨别能力。

1.6　基本文化程度

高中毕业(或同等学力)。

1.7　培训要求

1.7.1　培训期限

全日制职业学校教育,根据其培养目标和教学计划确定。晋级培训期限:各级别均≥300标准学时。

1.7.2　培训教师

培训中级、高级的教师应具有本职业技师以上职业资格证书或相关专业中级以上专业技术职务任职资格;培训技师的教师应具有本职业高级技师职业资格证书或相关专业高级专业技术职务任职资格;培训高级技师的教师应具有本职业高级技师职业资格证书 2 年以上或相关专业高级专业技术职务任职资格。

1.7.3　培训场地设备

满足教学需要的标准教室和实习场所。

1.8 鉴定要求

1.8.1 适用对象

从事或准备从事本职业的人员。

1.8.2 申报条件

——中级(具备以下条件之一者)

(1)取得餐饮职业(如烹调、面点、餐厅服务等)初级以上职业资格证书或连续从事餐饮相关职业(如烹调、面点、餐厅服务等)工作3年以上,经本职业中级正规培训达规定标准学时数,并取得结业证书。

(2)取得经人力资源和社会保障行政部门审核认定的、以中级技能为培养目标的中等以上职业学校本职业(专业)毕业证书。

——高级(具备以下条件之一者)

(1)取得本职业中级职业资格证书后,连续从事本职业工作4年以上,经本职业高级正规培训达规定标准学时数,并取得结业证书。

(2)取得本职业中级职业资格证书后,连续从事本职业工作6年以上。

(3)取得高级技工学校或经人力资源和社会保障行政部门审核认定的、以高级技能为培养目标的高等职业学校本职业(专业)毕业证书。

(4)取得本职业中级职业资格证书大专以上本专业或相关专业毕业生,连续从事本职业工作≥2年。

——技师(具备以下条件之一者)

(1)取得本职业高级职业资格证书后,连续从事本职业工作5年以上,经本职业技师正规培训达规定标准学时数,并取得结业证书。

(2)取得本职业高级职业资格证书后,连续从事本职业工作7年以上。

(3)取得本职业高级职业资格证书后的高级技工学校本职业(专业)毕业生和大专以上本专业或相关专业的毕业生,连续从事本职业工作2年以上。

——高级技师(具备以下条件之一者)

(1)取得本职业技师职业资格证书后,连续从事本职业工作3年以上,经本职业高级技师正规培训达规定标准学时数,并取得结业证书。

(2)取得本职业技师职业资格证书后,连续从事本职业工作5年以上。

1.8.3 鉴定方式

分为理论知识考试和技能操作考核。理论知识考试和技能操作考核均采用闭卷笔试方式。理论知识考试和技能操作考核均实行百分制,成绩皆达60分以上者为合格。技师、高级技师还须进行综合评审。

1.8.4 考评人员与考生配比

理论知识考试考评人员与考生配比为1:20,每个标准教室不少于2名考评人员;技能操作考核考评员与考生配比为1:5,且不少于3名考评员;综合评审委员不少于5人。

1.8.5 鉴定时间

理论知识考试时间不少于90 min;技能操作考核时间:中级不少于120 min,高级不少于120 min,技师不少于150 min,高级技师不少于150 min;综合评审时间不少于15 min。

1.8.6 鉴定场所设备

理论知识考试在标准教室进行;技能操作考核在实习场所或标准教室进行。

2. 基本要求

2.1　职业道德

2.1.1　职业道德基本知识

2.1.2　职业守则

(1)忠于职守,热爱本职。

(2)讲究质量,注重信誉。

(3)钻研业务,开拓创新。

(4)遵纪守法,协作互助。

2.2　基础知识

2.2.1　常用烹饪原料基础知识

(1)蔬菜类

(2)水产类

(3)畜禽类

(4)粮食类

(5)果品类

(6)调辅类原料

2.2.2　饮食营养学知识

(1)营养学基本知识。

(2)人体能量需要知识。

(3)食物中营养素的消化,吸收和代谢基本知识。

(4)平衡膳食基本理论及合理膳食制度。

(5)中国居民膳食指南及膳食宝塔。

2.2.3　食品安全知识

(1)食品的安全

(2)食品的卫生

(3)食品添加剂的合理使用

(4)烹饪用具、食品容器和餐具的卫生

(5)环境的卫生

(6)个人卫生知识

2.2.4　食品污染与食物中毒

(1)食品污染

(2)食品中毒

2.3　相关法律、法规知识

(1)《中华人民共和国食品安全法》相关知识。

(2)《中华人民共和国劳动法》相关知识。

(3)《中华人民共和国消费者权益保护法》相关知识。

(4)《中华人民共和国商标法》相关知识。

食品营养与健康

（5）《中华人民共和国环境保护法》相关知识。

（6）《中华人民共和国野生动物保护法》相关知识。

3. 工作要求

本标准对中级、高级、技师和高级技师的技能要求依次递进，高级别涵盖低级别的要求。

3.1 中级

职业功能	工作内容	技能要求	相关知识
一、信息收集	（一）就餐对象的调查	1.能对就餐人员的口味进行调查 2.能对就餐人员慢性病史进行调查	1.与人沟通的基本方法 2.常见慢性病的分类
	（二）食物原料的调查	1.能对时令性食物原料进行调查 2.能对食物原料的营养功用进行说明	1.时令性食物原料的性味特点 2.食物原料的营养功用
	（三）餐饮特点的调查	1.能对所在地域的烹饪特点和饮食习惯进行调查 2.能对所在地域的少数民族饮食习惯进行调查	1.不同地区饮食结构的优缺点 2.各地特产食材的营养特点 3.我国部分少数民族饮食习惯
二、营养计算	（一）食物营养素的计算	1.能计算各种食物原料的食部 2.能计算各种食物原料食部的营养素含量	1.食物成分表的使用方法 2.食物中营养素含量的特点
	（二）能量的计算	1.能计算食物的能量 2.能计算一人一天所需的能量 3.能计算一日三餐所需的能量	1.标准体重的意义 2.体力劳动分级及能量的消耗
三、零点食谱设计	（一）主食品种设计	1.能根据零点特点要求设计主食品种 2.能根据食物多样性要求设计主食品种 3.能根据不同地域、季节和人群特点设计主食品种	1.食物交换份法的使用 2.面点的种类 3.面点的特点
	（二）菜肴品种设计	1.能根据零点特点要求设计菜肴品种 2.能根据食物多样性要求设计菜肴品种 3.能根据不同地域、季节和人群特点设计菜肴品种	1.菜肴的种类 2.菜肴的特点
	（三）食谱编制和分析	1.能根据就餐对象编制零点带量食谱 2.能根据要求对食谱进行分析和调整	1.食物交换份法的特点 2.酒水的能量计算

3.2 高级

职业功能	工作内容	技能要求	相关知识
一、信息收集	（一）就餐对象的调查	1.能对就餐人员的结构进行调查 2.能对就餐人员的就餐主题进行调查 3.能对不同人群的营养需求进行调查	1.宴会的分类 2.宴会的禁忌 3.不同人群的生理特点
	（二）食物原料的调查	1.能为不同档次的宴会选择食物原料 2.能对食物原料的质地进行检验	1.高档食物原料的应用方法 2.食物理化检验方法介绍
	（三）就餐环境的调查	1.能对中餐就餐场所功能进行调查 2.能对西餐就餐场所功能进行调查	1.就餐场所的分类 2.西餐的分类

（续表）

职业功能	工作内容	技能要求	相关知识
二、营养 计算	（一）产能营养素的计算	1.能计算一人一天蛋白质、脂肪和碳水化合物的需求量 2.能计算一日食物中蛋白质、脂肪和碳水化合物的含量	三大产能营养素的特点
	（二）宴会和自助餐能量的计算	1.能计算宴会的功能及产能营养素需要量 2.能计算自助餐的能量及产能营养素需要量	1.宴会中三大产能营养素的比例特点 2.自助餐的分类及特点
	（三）不同人群能量的计算	1.能计算孕妇和乳母的能量及产能营养素需要量 2.能计算婴儿的能量及产能营养素需要量 3.能计算学龄前儿童和青少年的能量及产能营养素需要量 4.能计算老年人的能量及产能营养素需要量	1.孕妇和乳母的饮食特点 2.婴儿的饮食特点 3.学龄前儿童和青少年的饮食特点 4.老年人的饮食特点
三、宴会和自助餐食谱设计	（一）主食品种设计	1.能根据宴会、自助餐能量需要设计主食 2.能根据不同人群的能量需要设计主食	1.食物配平法的使用方法 2.宴会、自助餐主食的设计特点
	（二）菜肴品种设计	1.能根据宴会、自助餐能量需要设计菜肴 2.能根据不同人群的能量需要设计菜肴	1.营养配餐软件的使用方法 2.宴会、自助餐菜肴的设计特点
	（三）食谱编制和分析	1.能根据就餐对象的需要设计带量食谱 2.能根据要求对食谱进行指导和调整 3.能建立就餐档案	1.食物配平法的特点 2.食谱的调整技巧 3.编制就餐档案的方法

3.3 技师

职业功能	工作内容	技能要求	相关知识
一、营养配餐宣教	（一）企业内部人员的宣教	1.能宣教烹饪过程中食物的变化特点 2.能宣教营养配餐的意义 3.能宣教菜肴的营养特点	宣教的方法
	（二）社会人员的宣传	1.能按时令宣传营养配餐的意义 2.能按时令和营养需要宣传四季食养的原则	1.时令食养知识 2.四季食养食物

（续表）

职业功能	工作内容	技能要求	相关知识
二、特殊工作环境人员食谱设计	（一）主食品种设计	1.能为高温环境作业人员设计主食品种 2.能为高寒缺氧环境作业人员设计主食品种 3.能为辐射环境作业人员设计主食品种 4.能为粉尘环境作业人员设计主食品种	1.高温作业环境特点和饮食需要特点 2.高寒缺氧作业环境特点和饮食需要特点 3.辐射作业环境特点和饮食需要特点 4.粉尘作业环境特点和饮食需要特点
	（二）菜肴品种设计	1.能为高温环境作业人员设计菜肴品种 2.能为高寒缺氧环境作业人员设计菜肴品种 3.能为辐射环境作业人员设计菜肴品种 4.能为粉尘环境作业人员设计菜肴品种	
	（三）食谱编制和分析	1.能根据高温环境作业人员营养需要设计食谱 2.能根据高寒缺氧环境作业人员营养需要设计食谱 3.能根据辐射环境作业人员营养需要设计食谱 4.能根据粉尘环境作业人员营养需要设计食谱	1.富含维生素C的视频 2.富含B族维生素的食品 3.富含钾的食品 4.高脂肪的食品 5.高膳食纤维的食品
三、常见病人群食谱设计	（一）主食品种设计	1.能根据肥胖病、高脂血症和脂肪肝病人群营养需求设计主食品种 2.能根据高血压病和冠心病人群营养需求设计主食品种 3.能按糖尿病和痛风病人群营养需求设计主食品种 4.能根据骨质疏松症人群营养需求设计主食品种	1.肥胖病、高脂血症和脂肪肝病的临床特点 2.高血压病和冠心病的临床特点 3.糖尿病和痛风病的临床特点 4.骨质疏松症的临床特点 5.常见病的临床化验指标
	（二）菜肴品种设计	1.能根据肥胖病、高脂血症和脂肪肝病人群营养需求设计菜肴品种 2.能根据高血压病和冠心病人群营养需求设计菜肴品种 3.能按糖尿病和痛风病人群营养需求设计菜肴品种 4.能根据骨质疏松症人群营养需求设计菜肴品种	
	（三）食谱编制	1.能根据肥胖病、高脂血症和脂肪肝病人群营养需求设计带量食谱 2.能根据高血压病和冠心病人群营养需求设计带量食谱 3.能按糖尿病和痛风病人群营养需求设计带量食谱 4.能根据骨质疏松症人群营养需求设计带量食谱	1.肥胖病、高脂血症和脂肪肝病人群的膳食要求 2.高血压病和冠心病人群的膳食要求 3.糖尿病和痛风病人群的膳食要求 4.骨质疏松症人群的膳食要求

（续表）

职业功能	工作内容	技能要求	相关知识
四、培训与 指导	（一）培训	1.能对中级、高级营养配餐员的工作进行评估 2.能编制中级、高级营养配餐员培训计划	1.中级和高级营养配餐员的 工作特点和要求 2.专项培训计划的编制方法
	（二）指导	1.能对中级、高级营养配餐员进行理论指导 2.能对中级、高级营养配餐员进行技能指导	1.指导的方法 2.案例教学法

3.4　高级技师

职业功能	工作内容	技能要求	相关知识
一、食养 宣教	（一）企业内部人员 的宣教	1.能对厨师宣教烹饪过程中药食同源食物的变化 特点 2.能对厨师宣教药食同源食物的使用方法 3.能对服务人员宣教药食同源食物应用的意义	1.药食同源食物 2.药食同源事物的挑选方法 3.使用药食同源食物的注意 事项
	（二）社会人员的宣传	1.能宣传药食同源食物应用的意义 2.能宣传药食同源食物的功能	药食同源食物使用的误区
二、食养 食谱设计	（一）主食品种设计	1.能根据季节变化和食养需要设计养肝主食品种 2.能根据季节变化和食养需要设计健脾胃主食 品种 3.能根据季节变化和食养需要设计养心主食品种 4.能根据季节变化和食养需要设计养肺主食品种 5.能根据季节变化和食养需要设计养肾主食品种	1.中医五行学说基础知识 2.中医季节养生知识
	（二）菜肴品种设计	1.能根据季节变化和食养需要设计养肝菜肴品种 2.能根据季节变化和食养需要设计健脾胃菜肴 品种 3.能根据季节变化和食养需要设计养心菜肴品种 4.能根据季节变化和食养需要设计养肺菜肴品种 5.能根据季节变化和食养需要设计养肾菜肴品种	中医脏腑生理知识
	（三）食谱编制和调整	1.能根据季节变化和食养需要调整和编制养肝食谱 2.能根据季节变化和食养需要调整和编制健脾胃 食谱 3.能根据季节变化和食养需要调整和编制养心食谱 4.能根据季节变化和食养需要调整和编制养肺食谱 5.能根据季节变化和食养需要调整和编制养肾 食谱	1.食补的误区 2.食物的性味归经和功效 3.食物的配伍原则

（续表）

职业功能	工作内容	技能要求	相关知识
三、培训与指导	（一）培训	1.能设计低级别营养配餐员培训课程 2.能对低级别营养配餐员实施培训	1.培训的基本方法 2.咨询指导的方法 3.常见病的食养食疗知识
	（二）指导	1.能对低级别营养配餐员做口头指导 2.能对低级别营养配餐员做文案指导	

4. 比重表

4.1 理论知识

	项目	中级（%）	高级（%）	技师（%）	高级技师（%）
基本要求	职业道德	5	5	5	5
	基础知识	20	15	10	5
相关知识	信息收集	25	20	—	—
	营养计算	25	30	—	—
	零点食谱设计	25	—	—	—
	宴会和自助餐食谱设计	—	30	—	—
	营养配餐宣教	—	—	15	—
	特殊工作环境人员食谱设计	—	—	30	—
	常见病人群食谱设计	—	—	30	—
	培训与指导	—	—	10	10
	食养宣教	—	—	—	40
	食养食谱设计	—	—	—	40
合计		100	100	100	100

4.2 技能操作

	项目	中级（%）	高级（%）	技师（%）	高级技师（%）
技能操作	信息收集	20	20	—	—
	营养计算	40	30	—	—
	零点食谱设计	40	—	—	—
	宴会和自助餐食谱设计	—	50	—	—
	营养配餐宣教	—	—	20	—
	特殊工作环境人员食谱设计	—	—	30	—
	常见病人群食谱设计	—	—	30	—
	培训与指导	—	—	20	20
	食养宣教	—	—	—	30
	食养食谱设计	—	—	—	50
合计		100	100	100	100